中医经典
·跟读名师手记·

U0121813

伤寒辑

总主编　周春祥

总　审　顾武军

[清]　张隐庵／注释

[清]　高士宗／纂集

吴颢昕／笺注

伤寒论集注

上海科学技术出版社

图书在版编目（ＣＩＰ）数据

伤寒论集注 ／（清）张隐庵注释 ；（清）高士宗纂集；
吴颢昕笺注. -- 上海 ： 上海科学技术出版社，2021.9
（中医经典·跟读名师手记 / 周春祥总主编. 伤寒
辑）
ISBN 978-7-5478-5451-8

Ⅰ. ①伤… Ⅱ. ①张… ②高… ③吴… Ⅲ. ①《伤寒
论》－注释 Ⅳ. ①R222.22

中国版本图书馆CIP数据核字(2021)第170226号

伤寒论集注
［清］张隐庵/注释
［清］高士宗/纂集
吴颢昕/笺注

上海世纪出版（集团）有限公司
上海科学技术出版社 出版、发行
（上海钦州南路 71 号　邮政编码 200235　www.sstp.cn）
上海盛通时代印刷有限公司印刷

开本 787×1092　1/16　印张 18.75
字数：370 千字
2021 年 9 月第 1 版　2021 年 9 月第 1 次印刷
ISBN 978－7－5478－5451－8/R·2361
定价：58.00 元

伤寒论集注

内容提要

　　汉代张仲景所著《伤寒论》一书,创立了中医辨证论治体系,是中医临床奠基之作。两千多年来,历代医家应用、研究《伤寒论》的著作汗牛充栋,其中清代名家张志聪及其弟子高士宗纂集的《伤寒论集注》一书首创六经气化说,并以五运六气、标本中气之理全面注解《伤寒论》,是《伤寒论》注家中气化派代表作。

　　本次笺注,以张志聪《伤寒论集注》为引,力主从临床应用出发,结合当今伤寒名师写就的手札笔记,从"注文浅释""医理探微""临证薪传""案例犀烛"四个方面,对注文中的医理、辨治思路、应用要点、存在争鸣处进行诠释与解读,使《伤寒论》深厚的理论更加通俗易懂,使读者在名师的点拨下领悟经典的含义,明确方药理论的应用思路。

　　本书以笺注形式全面、深入诠释《伤寒论集注》,希冀读者能在笺注者的心得体会中全面、深入领悟张志聪注解《伤寒论集注》之宗旨,汲取《伤寒论》精华,提升临证能力。

王序

学中医,不可不读《伤寒论》,已是自隋唐至今的医界通论。其原因在于,《伤寒论》所蕴含的理法方药一以贯之的理论体系,奠定了中医临床各科学术发展的基础,是以古代学者称其为"开万世之法程,诚医门之圣书"。

《伤寒论》虽贵为圣书,但其难以参悟,也是医界之共识。古今医家,皆深谙读懂《伤寒论》难,用好《伤寒论》更难,故历代名家纷纷将一得之见记录于笔端,以至千余年来《伤寒论》注本卷帙浩繁,难以数计。而正是这些注本铺就起后世读者读懂《伤寒论》的坚实阶梯。

《伤寒论》的注本,种类繁多。据不完全统计,截止于中华人民共和国成立前,有名可查的注本竟达1040本之上;而注本之中,各家又观点各异:有非议王叔和、成无己,倡言错简者;有反对乱编原文,维护旧论者;也有另辟蹊径,重在研究辨证精华者。如此浩繁之注书,如此杂乱之注家,如何参考,如何择善而从,又给现今的《伤寒论》学人带来了迷惘、疑惑乃至后续的懈怠。

古语有云"将登泰岱,舍径奚从;欲谒扶桑,无舟莫适",如何在众多的注本中选取平正公允、观点上乘的注本,如何在伤寒学派中选取最具代表性的注家,如何对注家的观点进行进一步的注疏阐释,从而为当今的学者开拓一条攀登《伤寒论》高峰的蹊径,为欲达仲景学术彼岸的追求者提供一叶扁舟,是当前众多学者应当认真思考的问题。基于此,上海科学技术出版社编辑出版了这套"中医经典·跟读名师手记"伤寒辑,丛书力求承先贤之见,并能对注本玄幽奥秘之处做全面深入解析,意在从艰深玄奥的医理中明晰其理路,领会其精神,把握其要领,进而更好地将《伤寒论》理论灵活运用于实践,可谓用心良苦!

通过对《伤寒论》注本不同学术流派的梳理,丛书选取迄今伤寒界最具学术代表性的注本为底本,包括《注解伤寒论》《伤寒论条辨》《伤寒论集注》《伤寒溯源集》《伤寒来苏集》《伤寒贯珠集》《伤寒论纲目》七种,由二十世纪八十年代享誉全国的南京中医学院陈亦人教授的嫡传弟子们作深层次的笺注解读。鉴于他们都是国内高等中医药院校及三级医院的学科带头人,深厚的理论功底与丰富的临床经验,使得笺注内容异彩纷呈。

余早年在刘渡舟先生门下攻读博士研究生时,曾遵恩师之嘱,借在全国遍访《伤寒论》各家注本之机,专程去南京拜见陈亦人先生。当时曾多蒙教诲,而本人对陈老之著作,更是认真研习,受益颇深。此次"中医经典·跟读名师手记"伤寒辑书成,出版社邀余作序,又认真学习了各位专家的注疏之文。笺注中各位名师对辨治思路、应用要点的解析,对前人注本内容的补充与订正,以及切中要点、彰显隐秘的临床案例,都对余有很大的启发与开拓。

相信这套丛书对读者领悟经典原文、熟悉历代中医大家学术特点、拓宽经典临床应用视野都大有裨益。

是为序。

北京中医药大学

王庆国

2021 年 8 月

刘序

仲景祖述轩岐越人,宪章神尹,作《伤寒论》,将医经经方裁合为一,为医道之久远奠立法脉准绳。其论言至简而义蕴深,若非经年累月精究细琢,并得名师点拨,实难入其堂奥。因之,不少读伤寒人喟叹"百年钻故纸,何日出头时"!

忆 1989 年往南京随亦人老学习,吾师常以"孔圣作《十翼》为《周易》注释,垂万古而不弊"之例劝勉我等同门,谓研读《伤寒论》须多读历代注本,以汲取其丰厚滋养。博览众家,激荡思维,不时亦有柳暗花明、豁然开朗或是英雄所见略同之感。

"问渠那得清如许?为有源头活水来"。如今业已成一方伤寒名家的众位同门,各出机杼,由师弟春祥教授担纲,编纂出版一套带笺注的《伤寒论》注本,欲将诵读注本之活水直趋经典之源,使之成为《伤寒论》学习进阶之梯,让后来者明仲景之理,达仲景之事,以期精英辈出。同时,师门众师兄弟还深思熟虑,精心挑选了伤寒界迄今最具学术代表性的注本为底本,融入各人学习心得、临床体会,既实现了与注家的互融互通,以帮助读者较好地把握伤寒学的学术发展脉络,亦可拉近经典理论、注家学术与临床实践的距离。

"百战归来再读书"。理论方药固不可少,但临床应用更为重要。该丛书不仅汇集了陈老师门一众师兄弟们的理论见解,尤为可贵的是其中镶嵌了较多临床案例及诊疗心悟,堪能犀烛后学。

作为师门的一分子,既为众师兄弟付出的努力击掌,亦感惭愧不已。一赞伤寒园中又添新枝,更赞吾师之衣钵有继,是为序。

刘力红

2021 年 8 月

丛书编纂散记
（代 前 言）

看着案头甫定的"中医经典·跟名师读手记"伤寒辑笺注本书稿,思绪不禁拉回到三年前的沪上之旅,忆起与上海科学技术出版社编辑们商讨编纂这套丛书的缘起。

在上海一条记不起名字的弄堂里,一间简陋但却整洁的小酒屋中,我们以茶代酒敲定了这套丛书的编纂出版计划。

上海科学技术出版社曾以出版全国高等中医院校第五版中医教材蜚声海内外。先师陈亦人教授撰写的《伤寒论译释》影响数代中医人,出版方亦是上海科学技术出版社。近年来,在中医本科生、研究生《伤寒论》教材编写、出版方面,我们有过数度愉快的合作。

出版社此次新的编纂出版计划,开初着实令我吃惊!要知道,虽然三年前"读经典,做临床"已成为中医界的蔚然之风,但在崇尚"大道至简"、效率至上的时代,所谓的"读经典"实际是有其特定内涵的。以研读经典《伤寒论》为例,在众多人印象中,且不论诵读带笺注的注本,即或连读全本《伤寒论》似乎亦是问题,大家抱怨全本《伤寒论》太厚、责怪现代教材欠精要,于是经方成为当下最能迎合人们胃口的"快餐"。这样的背景下,确定编纂出版一套带笺注的《伤寒论》注本,无论对出版社还是对作者其实都是莫大的挑战,需要足够的勇气与底气。

这样一件做起来不易且可能难以"叫座"的活儿,为什么我们会欣然接下?这可能与我们过往接受的教诲与训练有关,是曾经的学习与成长经历让我们与出版社产生了强烈的共鸣。

谈起引发上述共鸣的具体动因,要回溯至二十世纪八十年代。考上陈亦人老师研究生、忝列门墙的我,与一众师兄弟都曾有过诵读注本的共同经历,在我们每届研究生的培养计划中赫然条列着《注解伤寒论》《伤寒论条辨》《伤寒来苏集》等必读的注本书目;此外,在培养目标中甚至还会看到诸如读一本注本需要摘记多少张读书卡片、发表几篇读后感等至为具体的考核指标,这俨然是一份放在当下也算时髦的教学过程管理计划。如此培养模式不仅造就了我们这一代,其中的合理内核在我们指导研究生时也得到了全面的继承,在我们师门中,这一读书习惯似乎已浸润骨髓。这可能亦是后来我将丛书编写计划在师门公开后,虽未作过多说明,大家仍踊跃参与的缘由。

为什么读《伤寒论》一定要读注本? 步入师门的第一堂专业课,接受的便是陈亦人老师针对这一问题令人信服的解答。陈师认为经典是示范、是永恒,但是,经典难读。他甚至援引"昔孔圣作《十翼》之传为其注释,将《易》之奥义转变为系统化的哲学思想,垂万古而不弊"来佐证经典注本的重要。谈到《伤寒论》,他感佩前人总结的"经语奥深,句字藏鼹","详其句说,审其字意,知一章各有其源,六经各有其本,片言必有其归,只字必体其蕴",认为《伤寒论》著成后,正是因为众多医家的皓首穷经,并结合自身临床实践,才能从不同学术视角,在注释中见仁见智、各出机杼,明《伤寒论》之理,发其奥旨,使这部经典著作得以流传,珠光闪耀,并亦因此促进了伤寒学术的进步。所以,是不同时代注家为《伤寒论》注入了强大的生命动力,注本提供了维系《伤寒论》历一千八百年而不衰的活力支撑。

讲到这里,或许仍有人质疑,诵读注本对专门从事《伤寒论》教学、理论研究者来说确实无可非议,但与临床家可能关系不大。要回答这一问题,我们不妨从古今医家的众多著述以及他们的成长之路中寻找答案。无论是金元四大家的刘、张、李、朱,还是温病学派的叶、薛、吴、王,在他们著述中都可以窥见对《伤寒论》注家学术的关注与临床运用的剪影。不只这些古代著名的临床大家如此,即或在其他众多近代医家身上也不难发现这样的端倪。如徐灵胎巧妙引用注本理论为《临证指南医案》评点;俞根初汇聚前人著述发扬与完善热病遗证辨治理论……当代众多国医大师在辨治现代疾病时更是从《伤寒论》注本中汲取了充足的养料。周仲瑛教授结合历代医家创见,运用蓄水、蓄血理论辨治流行性出血热;张伯礼院士在后世注家创用《伤寒论》复法启示下,巧用合方,最终成为"新冠"战场的人民英雄……

　　因此，凡是从事医、教、研工作的中医人，对经典的关注都不应仅限于经典本身！如果经典本身是中医学术之源，则经典之注应该是经典学术得以延续的活水。

　　明确了中医人读经典需读注本后，读哪些注本成为需要回答的第二个重要问题。众所周知，在一千八百多年的历史长河中，流传下来的《伤寒论》注本可谓汗牛充栋，这是一个大洋般的知识宝库，如何在偌大的书库中抽取代表性样本，尽最大可能地窥一斑而知全豹，这是一个颇难把握的技术问题。

　　值得庆幸的是，《伤寒论》注本虽然内容、特色各有千秋，但历代医家的研究积累为我们提供了极大的帮助。依照前人经验，结合学界共识，丛书将学界公认的《伤寒论》常见流派及其学术特点作为选取注本时的首要参考，同时充分考虑了注本作者的学术影响力。在上述原则指导下，本套丛书第一批选定了伤寒界迄今最具学术代表性的注本为底本，包括《注解伤寒论》《伤寒论条辨》《伤寒论集注》《伤寒溯源集》《伤寒来苏集》《伤寒贯珠集》《伤寒论纲目》七种，它们或倡导以经解经，或强调维护旧论，或执着错简重订，或属意辨证论治，可谓各显风采，争相斗艳。借助这套丛书，能够大概领略《伤寒论》色彩斑斓的注本世界。

　　在《伤寒论》研究史上，整理、校订《伤寒论》注本有较多的范例，而以注本为底本，针对注释内容进行全面、深入的补充订正与分辨剖析，本套笺注本的编纂可谓是做了一次有益的尝试。本次笺注，拟定从"注文浅释""医理探微""临证薪传""案例犀烛"四个方面，真实记录现代伤寒名师读书心悟，为方家抛砖引玉。亦希冀读者能在名师札记中全面、深入领悟前人注解《伤寒论》之宗旨，更希望以此为契机踏上高效学习《伤寒论》之路。

　　如果将注本喻作攀登经典高峰的阶梯，则笺注应该能成为阶梯上一道道能帮助大家攀梯的鲜明指引。借助笺注，不仅能让读者加深对注家作注的认识、解读出各注本精妙微奥的义蕴、把握住伤寒学术发展脉络，也可以藉由笺注中指出的注释偏颇，帮助大家在攀援阶梯时避开歧路与误区。此外，由于笺注中嵌入了较多的鲜活案例，因而，本套丛书除能帮助读者藉注本进一步领悟《伤寒论》深厚理论外，还能帮读者拉近经典理论、注家学术与临床实践的距离。

　　由于新冠肺炎疫情阻隔，尽管正式编纂前门内师兄弟们曾进行过数度线上交流与论证，但仍不如线下交流那么直接与顺畅，加之作为总主编的我协调能力有限，导致不少有益建议未能悉数摄纳其中，由此可能直接影响了丛书的编纂质量，这些，都应该责之于我。

希望丛书在出版发行后能得到大家批评与教正，以便下次再版时更上一层楼。

周春祥

2021 年 6 月

伤 寒 论 集 注

导读

张志聪与《伤寒论集注》

一、作者介绍

　　张志聪,字隐庵,浙江钱塘(今浙江杭州)人,其生卒年史书无明确记载。张承烈主编《钱塘医派》一书根据张志聪在《侣山堂类辨·戊癸合化论》中所说"顺治辛卯岁,余年四十有二"推算,生于明万历三十八年,即 1610 年。卒年不详。肖衍初在《张志聪生平及著述考》中说:"张氏卒年无可确考,但有几则资料可供推测。一则是其《伤寒论纲目》自序云'余自甲午以后二十年来,每旦必焚香盥手,开卷举笔,翻阅经义……稿几脱而二集之书复成',按此处所云'甲午',只能是顺治十一年(1654)。更后二十年,即是 1674 年,此时张氏 64 岁,著成《伤寒论纲目》问世。另一则是《伤寒论集注》高世栻序云'隐庵先生……耄期未尝倦于学',既称'耄',可知享寿必在七十以上(《辞海》:七十以上皆称耄),即 1680 年尚存;又《伤寒论集注》乃张氏撰述、高氏刊行者,而高氏此序作于康熙癸亥(1683)年,斯时张氏已归道山,可知其卒年当在 1680~1683 年间。"

　　张志聪在《伤寒论宗印·自序》中说:"聪家世南阳,值汉室之乱隐居江右,十一世祖游宦钱塘卜筑湖上,自仲祖及今四十三叶矣。其间以医名者,什有一二。余因髫年失怙,弃儒习医于兹,历三十年。藉卿子师开示广览前代诸书……"张志聪自称先祖为河南南阳人,后迁徙至钱塘,是仲景四十三代后裔,幼年丧父,弃儒习医,师从张卿子(张遂辰)。

二、《伤寒论集注》学术思想

　　《伤寒论集注》是张志聪未完成的一部医著。张志聪在《伤寒论纲目序》云:

"迨庚子而《伤寒初集》告成,越几载而《金匮要略》出,又数载而《素问集注》竣,更数年而《灵枢注疏》就,俱已梓成问世,其于仲祖《伤寒论》,虽未敢云深入阃奥,据余专致之劳,亦可云研几殚虑矣乎,而尤虑尚未有尽也,复聚诸同学而参正之,更集诸及门而讲求之,冀有疑义,与共晰之,或有微悟,与共订之。稿几脱而二集之书复成……"《伤寒论宗印》《伤寒论纲目》成书后,张志聪并不满意,再次撰写《伤寒论集注》,可惜壮志未成,最终遗稿由其门人高世栻整理编纂成书交付刊行。《伤寒论集注》之所以称为"集注",是因为此书是张志聪及其门人集体智慧的结晶,这种研究方式可谓近代科学研究之萌芽。在书中,张志聪综合运用《内经》运气学说中有关标本中气理论、开阖枢理论、六经气化理论注解《伤寒论》,对后世《伤寒论》研究影响深远。现将其学术思想介绍如下。

1. 尊重历史,维护经典

对《伤寒论》原书内容,有部分注家认为《伤寒论》年湮代远,早已失仲景之旧,即使是王叔和编次的,亦为后人所更易,只有按仲景本来意图加以考订移整,才能彻底研究《伤寒论》。后人将这类注家归为重订错简派,其代表人物有方有执、喻嘉言等。自方有执言《伤寒论》错简已甚,喻嘉言继之,此风大盛,和者竞起。至明末清初,始有钱塘张遂辰(字卿子)追本溯源,尊王(叔和)赞成(无己),提出"悉依旧本,不敢去取"的观点,认为王叔和的编次只在卷数上与仲景原书不同,内容无甚出入,史称"维护旧论派"。

张志聪师从张遂辰,因而张遂辰维护伤寒旧论的观点对其影响极大,如《伤寒论宗印·凡例》中说,"细玩章法,联贯井然,实有次第,信非断篇残篇,叔和之所编次也",直至编纂《伤寒论集注》与《侣山堂类辨》时,仍强调后世流传的《伤寒论》文本,必是仲景原文无疑。如在《侣山堂类辨·伤寒书论》中云:"世传《伤寒论》乃断简残篇,借王叔和编次。聿稽仲景生于东汉,叔和西晋时人,相去止百余岁,不遭秦火之劫,奚为断残乎?第经义渊微,鲜有通其义者,故辄诋《伤寒论》为非全书,聋瞽来学,实仲景罪人也。"

张遂辰、张志聪等维护经典的主张,是对历史的尊重,值得肯定。重订错简派因见解差异,随己意更改原文,必将导致仲景条文争议纷纭,莫衷一是。若谓经过错简派重订,便恢复了仲景所著的本来面目,亦未必尽然。

2. 别出机杼,汇节分章

对于《伤寒论》注解方式,张志聪并未墨守成规,而是别出机杼,有所创新。

首先是在编次上，《伤寒论集注》与王叔和编次内容有所不同。《伤寒论集注·凡例》中云："《伤寒》系王叔和编次，以仲祖《辨脉》《平脉》为卷一，叔和序例，合本论《痉湿暍》，复截《太阳》三十条为卷二。夫叔和序例，自称热病证候，既非条例，又非大纲，与本论且相矛盾，混列其中，殊为不合。今先证后脉，首列六篇，次列霍乱、易复，并痉湿暍、汗、吐、下，后列辨脉、平脉，编次之法，永为定规。叔和序例，理应删去，以泯叔和立言之非，以息后人辩驳之衅。"特别对"辨痉湿暍病脉证"一章，张志聪在注文中提出："六淫之邪，风居其首，故《太阳篇》先论中风，后论伤寒。《经》云'风者百病之长，善行数变'，于此故不言风而言痉，痉者，风病也，所以不言风而言痉者，亦善行数变之义也。"即痉、湿、暍三者乃因风病的变化多端所致，故当属伤寒之列。王叔和将其归于《金匮要略》之中，乃编次之误。

其次是在注解形式上，张志聪创造性地采用"汇节分章"的方式注解，将《伤寒论》原文 398 条，共分作 100 节，每节均先标明大义，然后论理阐微。

如《伤寒论》第 58 条："凡病若发汗、若吐、若下、若亡血、亡津液，阴阳自和者，必自愈。"张志聪注："自此以下十三节，首二节言津液虽亡而阴阳自和者愈，三、四、五节言汗下而脉微细、脉沉微、脉沉迟，是为虚寒亡血之证，六、七、八、九、十节言发汗不解致伤五脏之气而阴阳不和，十一、十二节言太阳、少阴之神气虚微，至末第十三节乃言胃实之证以结之。此言发汗、吐、下后虽亡血、亡津液，若阴阳和者必自愈，凡风寒暑湿燥火之病皆然，不独伤寒已也。"将《伤寒论》中 58 条至 70 条原文内容加以总结概括，不仅有利于学习与掌握，而且充分体现了《伤寒论》内在的辨证思维。

3. 推本溯源，知行合一

对研究《伤寒论》的理论基础，张志聪在《伤寒论本义》中明确申明："仲祖著《伤寒》原名《卒病论》，本于五运六气、《阴阳大论》，故释人之阴阳应天地之五运六气……学者当于大论中之五运六气求之，《伤寒》大义思过半矣。"张志聪以其深厚的理论功底，将《内经》运气学说中"标本中气""开阖枢""戊癸合化"等理论综合运用解释《伤寒》六经的生理病理，并在具体注文中一以贯之。

（1）标本中气理论：张志聪主张以运气中的"标本中气"之理来解释伤寒六经的生理病理。"六气标本中气"理论的具体内容，见于《素问·六微旨大论》。《素问·至真要大论》在"六气标本中见"的基础之上，进一步论述了六经变化的规律："少阳、太阴从本，少阴、太阳从本，从标，阳明、厥阴不从标，从乎中也。"所谓从本,是指疾病的变化以本气为主。少阳性质属火,太阴性质为湿,标本性质相同,故从本化。少阴本热而标寒,太阳本寒而标热,标本异气,既可从标而化,亦可从本而化。阳明中见为太阴湿土,燥从湿化,厥阴中见少阳相火,木从火化,所以称"从乎中气"。运用"标本中气理论"注解,是《伤寒论集注》最大的创新与特色。

如《伤寒论》第357条:"伤寒六七日,大下后,寸脉沉而迟,手足厥冷,下部脉不至,咽喉不利,吐脓血,泄利不止者,为难治。麻黄升麻汤主之。"张志聪注云:"此言阴极而初阳不生,致厥阴标、本、中见之气皆虚者,当以麻黄升麻汤启阴中之初阳,而达于肌表也。伤寒六七日,病复交于厥阴也。大下后则阳气下陷,故寸脉沉而迟。阳气外微,故手足厥冷。下部脉不至者,阴极而阳不生也。咽喉不利,乃厥阴风气在上而上焦虚;唾脓血,乃厥阴火化在中而中焦虚,泄利不止,乃厥阴标阴在下而下焦虚。夫风气盛于上,火热见于中,阴液泄于下,乃厥阴标、本、中见之气皆病,不得其法以救之,则束手待毙,故曰'此为难治'。"注文中张志聪运用"标本中气理论"解释,认为厥阴风木为本,咽喉不利是厥阴本气风气在上;泄利不止,是厥阴标阴在下;唾脓血,是厥阴中见少阳相火,木从火化。麻黄升麻汤是厥阴标、本、中见三气皆病,张氏此注简明扼要。

(2)"开阖枢"理论:首见于《素问·阴阳离合论》:"帝曰:愿闻三阴三阳之离合也……是故三阳之离合也,太阳为开,阳明为阖,少阳为枢……是故三阴之离合也,太阴为开,厥阴为阖,少阴为枢。"张志聪运用"开阖枢"理论说明人体内阴阳二气聚散离合的基本规律。他在《伤寒六气会通论略》中说:"夫三阳在外,太阳主天气而常行于地中,阳明主阖而居中土,少阳主枢而内行于三焦,此三阳在内而内有阴阳也。三阴在内,太阴为开而主皮肤之肉理,少阴主枢而外浮于肤表,厥阴为阴中之少阳而通会于肌腠,此三阴在外而外有阴阳也。"张志聪常常将"标本中气"与"开阖枢"理论综合运用来注解《伤寒论》条文。

如《伤寒论》281条:"少阴之为病,脉微细,但欲寐也。"张志聪注云:"'少阴之上,君火主之',本热而标阴,火上而水下。火之精为神,水之精为精,脉微者,神气微也,细者,精气虚也,此少阴水火为病而见于脉也;少阴主枢,外内出入,但欲寐,则神气不能外浮而阴阳枢转不利,此少阴阴阳为病而见于证也。少阴标本,不外水火、阴阳,故此节首论水火、阴阳而为少阴病之总纲也。太阳、少阴本于先天一炁,并主寒水之精、君火之神,夫精取汁于中焦,神内藏于血脉,是以太阳、少阴为病而言脉也。"

张志聪首先运用"标本中气"理论解释本条，认为少阴以热气为本，以少阴为标，本热而标阴，标本异气，既可从本化热，又可以从标化寒。故提出，"少阴标本，不外水火、阴阳，故此节首论水火、阴阳而为少阴病之总纲也"，认为少阴病提纲包括寒化与热化二证。再运用"开阖枢"理论注解"欲寐"的病机：少阴为一阴初生，在脏则为水火，故主枢。神气不能外浮而阴阳枢转不利故见"欲寐"。

（3）"戊癸合化"理论：《素问》运气七篇中，根据天文现象提出"天干化五运"之说，即"甲己化土，乙庚化金，丁壬化木，丙辛化水，戊癸化火"。戊癸对应脏腑为胃、肾，对应六经为阳明、少阴二经，张志聪灵活运用"戊癸化火"理论解读《伤寒论》中阳明、少阴二经之间的生理与病理，颇多发明。

如《伤寒论》288条："少阴病脉紧，至七八日，自下利，脉暴微，手足反温，脉紧反去者，为欲解也，虽烦下利，必自愈。"张志聪注："此言少阴病气得阳明之热化而可愈也。少阴病脉紧者，阴寒为病而外搏于阳也。七八日，当太阳阳明主气。自下利者，邪从阳明之合而下利也。脉暴微者，神气暴虚而脉应之也。夫脉暴微则手足宜冷，自下利则邪气宜陷，今手足反温，脉紧反去者，寒邪从肠胃而出，此为欲解也。虽烦下利，乃少阴得阳热之气而烦，从阳明之合而下利，故必自愈。"

大多注本认为：少阴病内虚而寒，纯阴而无阳，故难治；少阴病阳气未绝，故可愈。考虑到《伤寒论》原文中有"自下利、手足温"等手足阳明经症状，故张志聪从"戊癸合化"解释本条更为合理。

（4）旁征博引，以经解经：张志聪一生致力于《内经》《伤寒论》等的研究，注文中《内经》原文信手拈来，如用《素问·四气调神大论》"春三月，此为发陈"说明茵陈"感春生发育之气，能启冬令水阴之气以上行"的功效；引《灵枢·脉度》"心气通于舌，舌和则知五味矣"解附子汤证中的"口中和"，为君火之热。诸如此类，不胜枚举。

张志聪饱学博识，还体现在以哲释医，特别是运用《易经》理论训解《伤寒论》。如《伤寒论》321条："少阴病，六七日，腹胀不大便者，急下之，宜大承气汤。"张志聪注："此言火入地中，犹明夷自伤之义。夫少阴神机三日在外，三日在内，六七日气机又当来复于外，腹胀不大便乃日入地中，闭塞冒明，若不急下，则一息不运而神机化灭，故亦宜大承气汤急下也。愚按：明夷之上六，曰'不明晦，初登于天,后入于地'。以上首节乃初登于天也,次节两离相继,末节乃后入于地也。所谓始则处高位,以伤人之明,终必至于自伤而坠厥命,救人急难者,当急留意焉。"

张志聪首先以《易经》六十四卦中的明夷卦解释"腹胀不大便"的病机是"阳入中土",即少阴与阳明合病,故宜大承气汤急下;再以明夷上六之卦"不明晦,初登于天,后入于地"说明"少阴三急下"有君火上炎、君相两火煽燔、火入地中等三证,便于学习掌握;最后将"少阴三急下"的病机总结为"君相两火煽燔,水不济火",打破了传统的"阳明腑实"之说。

4. 推究经义,灼见频出

《伤寒论》是我国第一部理法方药比较完善、理论联系实际的古代重要医学著作,然其成书于东汉末年,距今已有 1800 年,其"经语奥深,句字藏奥",因而张志聪在注解原文时,常反复推究原文经义,多有发明。

(1)对外感病重视脾胃的认识:张志聪认为,《伤寒论》中非常重视胃气在外感病中的重要作用。其在《凡例》中说:"本论大旨,谓人以胃气为本,治伤寒者,毋损其胃气,虽有汗下诸方,其中并无消食之法,并无绝谷之说,故桂枝汤且啜糜粥,十枣汤糜粥自养。即汗下诸方,亦各丁宁诚慎,不可妄投,至吐,尤其诚慎。"张志聪在注文中重视脾胃的思想俯拾即是。

如注解桂枝汤条云:"甘草、生姜宣达中胃之气,而辛甘发散;大枣色黄味甘,脾之果也,主助脾气之转输而为胃行其津液。汗乃水谷之津,故歠热稀粥以助药力,中焦之津液外布,即有留舍之邪与汗共并而出矣。津液外泄,则中气暴虚,故忌食生冷、肉面、酒酪、臭恶等物,使勿伤脾胃之气。"

又如注解 280 条云:"此因上文加芍药大黄,而申言胃气弱者,宜减也。太阴为病,脉弱,其人续自便利,乃太阴阴湿为病,土气内虚不得阳明中见之化。设客邪内实而当行大黄芍药者,亦宜减之。减者,少其分两也。以其人胃气虚弱而易动故也,治太阴者,尤当以胃气为本矣。"

再以注解《平脉法》82 条为例:"此以脉之阴、阳而言胃气之乘于脏、腑也。何以知乘腑,何以知乘脏者,承上文之意而问何以知胃脉之乘于六腑,何以知胃脉之乘于五脏。师曰:三部之脉,浮数为阳,迟涩为阴,皆有胃气。诸阳脉而见浮数,为胃气乘于六腑;诸阴脉而见迟涩,为胃气乘于五脏也。上文论脏腑之气乘于胃,此言胃气之乘于脏腑。"张志聪认为,不论阴脉阳脉,均应见到脉有胃气的情况。

（2）对脑的病理有新的认识：因传统脏象学说将脑的功能归于心，因此很少单独论述讨论脑的功能及其病理，张志聪在注解《伤寒论》中则多次提及脑的病理，反映出作者对脑功能及病理有较深入的认识。

如 378 条："干呕，吐涎沫，头痛者，吴茱萸汤主之。"张志聪注："干呕者，阳明胃气虚寒也。吐涎沫者，太阴脾气虚寒也，脾气虚寒不能转输其津液，故涎沫反从脾窍而出。夫津液淖泽，上濡空窍，补益脑髓，今涎沫外溢而头痛者，寒气盛而阳气微也。"这句注释突出了"头痛"的原因是"涎沫外溢，不能上濡头窍"。

再如 252 条："伤寒六七日，目中不了了，睛不和，无表里证，大便难，身微热者，此为实也。急下之，宜大承气汤。"张志聪注："此言悍热之气循空窍而上炎者，急下之。《灵枢·动输》曰：'胃气上注于肺，其悍气上冲头者，循咽，上走空窍，循眼系，入络脑，出颃，下客主人，循牙车，合阳明，并下人迎。此卫气别走于阳明，故阴阳上下，其动若一。'伤寒六七日，气当来复于高表。目中不了了者，乃悍热之气循眼系而上走于空窍也。睛不和者，脑为精髓之海，而髓之精为瞳子，悍热之气入络于脑故也。无表里证者，言悍热之气止上走空窍，而非在表在里也。即有里证而大便难，犹无里证也；即有表证而身微热，犹无表证也。此为空窍不虚而热邪上实也。《经》云：'火热在上，水气承之。'亢则害矣，故当急下之，宜大承气汤，若不急下，则髓枯神散矣。"

张氏从胃经的循行路径，提出火热之邪循经入脑是"目中不了了，睛不和"的根本原因，对临床灵活运用大承气汤治疗流行性脑炎、脑梗死、脑出血等脑部急危重症具有极大启发意义。

（3）对《伤寒论》药物研究的新认识：理解方证之间的对应关系，必须要熟悉药性。张志聪在《伤寒论集注》中倾注了大量的心血用于对《伤寒论》中药物功效的探讨，成就斐然。

如成无己《注解伤寒论》认为，"酸苦涌泄为阴，苦以涌吐，寒以胜热，栀子豉汤相合，吐剂宜矣"，将栀子豉汤指为吐剂，明代方有执、王肯堂、张卿子、程应旄等均因袭成氏之说。张志聪不守旧说，仔细分析栀子、豆豉的功效后，引元人王好古"本草中并不言栀子能吐，奚仲景用为吐药"之言，直接提出"此因讹传讹，宜为改正"。

再如，张志聪注解小柴胡汤云："柴胡根生白蒻，香美可食，感一阳之气而生；

半夏气味辛平,形圆色白,感一阴之气而生,柴胡、半夏启一阴一阳之气而上合于中焦;人参、甘草、生姜、大枣滋补中焦之气而横达于四旁;黄芩气味苦寒,外肌皮而内空腐,能解躯形之邪热。正气内出,邪热外清,此运枢却病之神方也。"据此,张氏认为《伤寒论》中论伤寒、中风,不从表解,太阳之气逆于中土,不能枢转外出,则用小柴胡汤达太阳之气于肌表。因为小柴胡汤具有"藉少阳之枢转而引太阳之邪气外出"的功能,应归于太阳篇主方,否定了前人谓"小柴胡为少阳之主方"之说。

对于大承气汤主药,张志聪将大承气汤与小承气汤、调胃承气汤比较后认为,芒硝生于斥卤之地,感地水之咸气结成,能下承在上之热气;大黄气味苦寒,通利而下行;枳实臭香,形圆,气味苦寒,行留滞;厚朴气味苦温,色性赤烈,破积滞,提出大承气汤具有"承通体火热"之功,而芒硝为"水气",以水克火之故,故能"承在上之热气",因此芒硝为大承气汤"承通体火热"之关键所在。当用承气之时,若只用大黄,不用芒硝,则方意尽失,对临床使用大承气汤启发颇多。

当然,《伤寒论集注》中尚有一些不足之处,一是张志聪执着于用"标本中气"等气化理论注解《伤寒论》,虽然此举确实有所创新,但其理论尚处于探索阶段,未臻成熟,更因临床病情变化复杂,导致有些注解内容晦涩难懂,或牵强附会。二是少数注解因循守旧,落入窠臼。如瓜蒂散证,囿于原文"此为胸有寒也"之言,将其病机仍定为"胸中有寒邪"。三是个别注解的论据不充分。如《凡例》中否认"热极旁流"之说;认为大结胸证是"行气分之结"与小结胸汤是"行血分之结"等,均有待商榷。

但瑕不掩瑜,《伤寒论集注》一书无论是在理论、方法,还是内容上均有所建树,是一部不可多得的《伤寒论》注本,值得后学者深入研究。特别是张志聪勇于创新、敢于探索的精神,值得今天的中医工作者学习。

吴颢昕

2021 年 4 月

伤 寒 论 集 注

目录

伤寒论卷第二

辨太阳病脉证篇第二 ················· 52

伤寒论卷第三

伤寒论卷第四

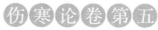

伤寒论卷第五

伤寒论卷第六

伤寒论张隐庵原序

昔宣圣赞《易》韦编几绝^①，而《十翼》之传，垂万古而不敝；考亭^②著书，历几年所而诚意一章，至暮年而始竣。知古圣先贤其于经论，未敢苟焉而辄止也。昔儒有云："易稿则技精，屡斫^③则艺进。"斯言讵诬也哉？！余于《内经》、仲祖诸书，童而习之，白首始获其要。故自甲午以后二十年来，每旦必焚香盥手，开卷举笔，翻阅经义，详其句说，审其字意，知一章各有其源，六经各有其本，片言必有其归，只字必体其蕴，或数日而始得一章，或一朝而连脱数义，昼之所思，夜则梦焉，夜之所得，旦则录焉，不啻笔之几脱矣。迨庚子而《伤寒初集》告成^④，越几载而《金匮要略》出，又数载而《素问集注》竣，更数年而《灵枢注疏》就，俱已梓成问世，其于仲祖《伤寒论》，虽未敢云深入阃奥^⑤，据余专致之劳，亦可云研几^⑥殚虑矣乎，而尤虑尚未有尽也，复聚诸同学而参正之，更集诸及门^⑦而讲求之，冀有疑义，与共晰之，或有微悟，与共订之。稿几脱而二集之书^⑧复成，于是付剞劂^⑨而告诸世曰：甚矣瘁！余书讵

① 【注文浅释】
韦编几绝：现作"韦编三绝"，指孔子勤读《易经》，致使编联竹简的皮绳多次脱断。后用来比喻读书勤奋，刻苦治学。

② 【注文浅释】
考亭：朱熹父朱松生前选定的居住地。朱熹承父志，自绍熙三年（1192）至庆元六年（1200）定居于此并建考亭书院讲学，朱熹居考亭所撰著作有《周易参同契考》《太极通书义》《易本义启蒙》《诗集传》《书集传》《仪礼经传通解》《通鉴纲目》《韩文考异》等。

③ 【注文浅释】
屡斫：指多次修改。斫（zhuó）：砍，削。

④ 【注文浅释】
《伤寒初集》：即《伤寒论宗印》。

庚子日期恐误，据张氏《伤寒论宗印·自序》，《伤寒论宗印》当成书于康熙癸卯年，即公元1663年。

⑤ 【注文浅释】
阃奥：比喻学问或事理的精微深奥所在。

⑥ 【注文浅释】
研几：指穷究精微之理；亦作"研机"。

⑦ 【注文浅释】
及门：指正式登门拜师受业的学生。

⑧ 【注文浅释】
二集之书：指《伤寒论纲目》。

⑨ 【注文浅释】
剞劂（jī jué）：本意指刻镂的刀具，此指刻印。

①【注文浅释】

指出此序言是张氏《伤寒论纲目》之序言。

②【注文浅释】

张氏祖辈九代业医，自诩为仲景第四十三世裔孙。故云"南阳后裔"。

一日之书也欤哉？凡夫经寒暑，历岁月，废寝食，绝交游，春花秋月之莫问，澄水佳山之弗临，总期无负于仲祖之志云尔。俾天下后世之读仲祖之书者，即知仲祖之孙之书，知仲祖之孙之有书，并期更殚心于仲祖之书，则余之心良苦而余之志良快。余幸矣，然安敢必哉。《纲目》原序复梓于此①。

南阳后裔张志聪题②

凡例

一、《伤寒》原名《卒病论》，其新旧刊本正文中有增一字者，有减一字者，有文法虚字各别者，有句语读法不同者，有一节分为二三节者，有重出不作衍文者，今悉详确校正，当以兹刻为定本。夫垂世之书，理宜画一，犹四书五经，不容稍殊一字也。

《伤寒》系王叔和编次，以仲祖《辨脉》《平脉》为卷一，叔和序例，合本论《痉湿暍》，复截《太阳》三十条为卷二。夫叔和序例，自称热病证候，既非条例，又非大纲，与本论且相矛盾，混列其中，殊为不合。今先证后脉，首列六篇，次列霍乱、易复，并痉湿暍、汗、吐、下，后列辨脉、平脉，编次之法，永为定规。叔和序例，理应删去，以泯叔和立言之非，以息后人辩驳之衅。①

二、注解本论，必明仲祖撰论之原，方为有本。其序有"撰用《素问》九卷、《八十一难》、《阴阳大论》、《胎胪药录》"之说。《素问》九卷者，《素问》八十一篇内有遗缺，故举其卷；《灵枢》君臣问难八十一篇毫无遗阙，故举其篇；

① 【注文浅释】

张氏在《侣山堂类辨·伤寒书论》中说："世传《伤寒论》乃断简残篇，借王叔和编次。聿稽仲景生于东汉，叔和西晋时人，相去止百余岁，不遭秦火之劫，奚为断残乎？"他认为后世所流传的《伤寒论》文本必是仲景原文无疑，将原文三百九十八条共分作一百章节，每章节立题均标明大义，"拈其总纲，明其大义"，然后论理阐微。张氏虽然维护旧论，坚持仲景本旨，但又不守陈规，对王叔和、成无己的许多观点持有异议，并提出独到的见解。如"辨痉湿暍病脉证"一章，张氏将其归列为《伤寒论》中，而王叔和将其归为《金匮要略》中。张氏认为，痉、湿、暍都是太阳病气所致，盖证候与伤寒极其相似。且《内经》有云"风为百病之长，善行而数变"，因此，痉、湿、暍三者乃因风病的变化多端所致，故当属伤寒之列。王叔和在整理编次《伤寒论》的同时，撰写了一篇序例《伤寒例》。

一般而言，序例应该是对原著体例的说明或内容简介，但《伤寒例》"自称热病证候，既非条例，又非大纲"，从内容与理论体系来看，其与《伤寒论》不同，因而引起后世医家的争议。自明代方有执《伤寒论条辨》提出"《伤寒例》非仲景之文，乃后人伪撰"，主张删除后，得到了多数注家的赞同。张氏亦主张删除《伤寒例》。

陈亦人认为《伤寒例》已具备后世温病学说的雏形。对后世温病学说的形成、发展，起到了启蒙和奠基的作用。主要表现在：①首次提出"时气病"的概念，认识到"时气病"有"四时正气为病"与"时行疫气为病"的不同。②论证了感邪有即病、不即病之异，开温病学说"新感""伏邪"理论先河。③创"重感异气变病"理论。所谓"异气"，指感邪的复杂性。他认为，对于《伤寒例》应进一步深入研究，而不应简单否定。

①【注文浅释】

因后世未见《胎胪药录》一书,故对《胎胪药录》一书有不同认识:有人认为胎是孕育之始,胪是腹部皮肤,《胎胪药录》是妇儿科专书的名称;有人认为是原始药义,即药学的原始典籍。而张氏则认为《胎胪药录》是类似于《神农本经》《长桑阳庆禁方》之类的书籍。因缺少资料,难以考证。

近代有人认为《胎胪药录》是进入胎息状态、能够进行内证实验的条件下,对药物在体内运动过程的一个记录,纯属臆断。

②【注文浅释】

《伤寒论》23 条:"寸口脉浮而紧,浮则为风,紧则为寒。风则伤卫,寒则伤荣。荣卫俱病,骨节烦疼,当发其汗也。"成无己注:"《脉经》云:风伤阳,寒伤阴。卫为阳,荣为阴,风为阳,寒为阴,各从其类而伤也。《易》曰:水流湿、火就燥者,是矣!卫得风则热,荣得寒则痛,故致骨节烦疼,当与麻黄汤,发汗则愈。"张氏对此提出异议,他从《内经》理论出发,认为风寒之邪先伤皮毛,即风寒之邪既可伤卫又可伤营,否定了"风则伤卫,寒则伤荣"之说,为临床正确辨证选用麻黄汤、桂枝汤与大青龙汤提供了理论依据。

近人多认为后世"三纲鼎立"之说即源于此。然陈亦人经过详细考证后,认为"三纲鼎立"说始倡于朱肱,底定于喻嘉言,陈氏之论言之有据,符合历史。

③【注文浅释】

张氏反对"中风脉缓、伤寒脉紧"的肤浅认识,提出"阳邪伤阳,阴邪伤阴,正邪同类两不相持,其

《阴阳大论》者,《素问》中大论七篇,皆论五运六气、司天在泉、阴阳上下、寒热胜复之理;《胎胪药录》者,如《神农本经》《长桑阳庆禁方》之类。其序又云:"经络府俞,阴阳会通,元冥幽微,变化难极,自非才高识妙,岂能探其理致哉?"由是,而才识之士须知仲祖撰论,本《灵》《素》而补其未尽,必于《伤寒》原序,玩索有得,后观本论集注,始无间然。胎胪者,罗列之谓。①

成无己注解本论,谓风则伤卫,寒则伤荣。凡遇风寒俱执是解,不知此二语乃《辨脉篇》中论神机出入,二节寸口,二节趺阳,另有旨义,非别风与寒也。如谓风必伤卫,寒必伤荣,何以《素问·玉机篇》云:"风寒客于人,使人毫毛毕直,皮肤闭而为热。"《灵枢·五变篇》云:"百疾之始期也,必生于风雨寒暑,循毫毛而入腠理。"《素问·皮部篇》云:"百病之始生也,必先于皮毛。"《灵枢·刺节篇》云:"虚邪之中人也,洒淅动形,起毫毛而发腠理。"须知风寒皆为外邪,先客皮毛,后入肌腠膜,留而不去则入于经,留而不去则入于府,非必风伤卫而寒伤荣也。成氏倡之,诸家和之,固执不解,是举一而废百也,不亦诬乎?!②

成氏谓脉缓为中风,脉紧为伤寒。夫脉缓为风,何以《太阳篇》云"伤寒脉浮缓",《阳明》《太阴篇》云"伤寒脉浮而缓"?脉紧为寒,何以《太阳篇》云"脉紧者,必咽痛",《阳明篇》云"脉浮而紧者,必潮热"?须知阳邪伤阳,阴邪伤阴,正邪同类两不相持,其脉则缓;寒邪伤阳,热邪伤阴,邪正阴阳两相搏击,其脉则紧,不当拘执中风脉缓、伤寒脉紧③。

脉则缓;寒邪伤阳,热邪伤阴,邪正阴阳两相搏击,其脉则紧",合理解释了外感病"紧脉"与"缓脉"

的成因,为临床灵活运用麻黄汤与桂枝汤提供了理论依据。

三、成氏谓伤寒恶寒，中风恶风。诚如斯言，何以本论云"伤寒四五日，身热恶风"，何以"太阳中风，啬啬恶寒"？须知寒为太阳之本气，风乃寒中之动气，病太阳而皮毛凝敛则恶寒，病太阳而皮毛开发则恶风，恶寒恶风随皮毛之凝敛开发而言，如风邪始入，皮窍未开，虽中风而亦恶寒；寒入于肌，邪伤腠理，虽伤寒而亦恶风，并非伤寒恶寒、中风恶风也。①

四、成氏谓伤寒无汗，中风有汗。夫伤寒既无汗，何以本论云"伤寒脉浮，自汗出"？中风既有汗，何以"太阳中风，不汗出而烦躁"？须知风在皮毛亦必无汗，寒入肌腠亦当有汗，并非伤寒无汗、中风有汗也②。

五、成氏谓伤寒恶寒无汗，宜麻黄汤；中风有汗恶风，宜桂枝汤。诚如是也，何以"恶风无汗而喘，宜麻黄汤"，"喘而汗出，麻黄杏仁甘草石膏汤"？何以"外证未解，当以汗解，宜桂枝汤"，"微恶寒者，表未解也，可发汗，宜桂枝汤"？须知麻黄空细如毛，《本经》主治中风伤寒头痛，凡病在皮毛，麻黄可用；桂枝气味辛甘，本论用以解肌，凡病在肌腠，桂枝可用，非必麻黄治寒而桂枝治风也。夫风寒果当异治，其始固可分别，病传于里用柴胡、陷胸诸方，何以别其为风为寒而异治耶？③

六、成氏谓风寒两感，荣卫俱伤，宜大青龙汤，则背谬殊甚。若以太阳中风脉紧无汗恶寒、太阳伤寒脉缓有汗

① 【医理探微】

成无己注："风，阳也；寒，阴也。风则伤卫，发热汗出恶风者，卫中风。营病发热无汗，不恶风而恶寒，以卫为阳，卫外者也，病则不能卫固其外而皮腠疏，故汗出而恶风也。"后世医家大多根据成无己注解，从病因出发认为：风为阳邪，中风即感受了风邪，故恶风；寒为阴邪，伤寒即感受了寒邪，所以恶寒。其实风与寒常相互兼夹为患，难以截然分开，恶寒者必然恶风，恶风者常常兼有恶寒。故12条"太阳中风，阳浮而阴弱。阳浮者，热自发；阴弱者，汗自出。啬啬恶寒，淅淅恶风，翕翕发热，鼻鸣干呕者，桂枝汤主之"；35条"太阳病，头痛发热，身疼，腰痛，骨节疼痛，恶风，无汗而喘者，麻黄汤主之"。

陈亦人在《伤寒论》译释中指出："论中桂枝汤证恶风、恶寒并提，麻黄汤证只提恶风，就是很好的证明。至于'风则伤卫，寒则伤营'，仅是行文方便，绝不等于风只伤卫，寒只伤营，仲景原是论述麻黄汤证的病机，后世附会为大青龙汤证，实属张冠李戴，不应当再墨守下去，这一问题牵涉中医病因学的特点，风寒不单指外因，而是内外因的综合，是对邪正双方病机的概括。因风性疏泄，所以自汗脉缓，名为中风；寒性凝滞，所以无汗脉紧，名为伤寒。"

张氏提出："寒为太阳之本气，风乃寒中之动气，病太阳而皮毛凝敛则恶寒，病太阳而皮毛开发则恶风，恶寒恶风随皮毛之凝敛开发而言，如风邪始入，皮窍未开，虽中风而亦恶寒；寒入于肌，邪伤腠理，虽伤寒而亦恶风，并非伤寒恶寒、中风恶风也。"这段话有助于对中风、伤寒病名的理解。

② 【注文浅释】

张氏反对"伤寒无汗，中风有汗"之说，认为"风在皮毛亦必无汗，寒入肌腠亦当有汗，并非伤寒无汗、中风有汗也"。即伤寒、中风是从寒热而言的，与致病邪气、有汗无汗及恶寒恶风无关。

③ 【注文浅释】

张氏指出麻黄、桂枝为辛温解表之药，寒邪在表即可用之，非必麻黄治寒而桂枝治风。

恶风，便为风寒两感，则本论之风寒两感多矣。如"太阳病，项背强几几，无汗恶风""伤寒汗出而渴""伤寒五六日中风""得病六七日，脉迟浮弱，恶风寒""伤寒发热，其腹必满，自汗出""妇人中风，发热恶寒""阳明中风，口苦咽干，发热恶寒，脉浮而紧""阳明病，脉浮而紧，汗出不恶寒""阳明病，汗出多，微恶寒"等证，例而推之皆为风寒两感，何以不用大青龙汤？所以致背谬者，只因原本未清，其始有风伤卫，寒伤荣；伤寒脉紧无汗宜麻黄汤，中风脉缓有汗宜桂枝汤之说，因遂有风寒两感，荣卫俱伤，宜大青龙汤之说矣。所谓始差毫厘，终失千里，使仲祖本论蒙蔽不明直至今日，良可悲已！

七、本论太阳、阳明、少阳，三阳也；太阴、少阴、厥阴，三阴也。三阳三阴谓之六气，天有此六气，人亦有此六气，无病则六气运行，上合于天。外感风寒，则以邪伤正，始则气与气相感，继则从气而入于经。世医不明经气，言太阳便曰膀胱，言阳明便曰胃，言少阳便曰胆，迹其有形，亡乎无形，从其小者，失其大者，奚可哉！①

八、伤寒传经，并一日太阳、二日阳明等自古未明，今愚略陈其概。夫阴阳之理，从阴而阳，由一而三。厥阴为一阴，少阴为二阴，太阴为三阴；少阳为一阳，阳明为二阳，太阳为三阳。故《素问·至真要大论》论六气司天、六气在泉，皆始于厥阴，终于太阳②。

①【注文浅释】

张氏主张以五运六气、标本中气之理来解释伤寒六经的生理病理。以气化学说解析六经，重在辨别表里，而轻经腑，对全面理解张仲景辨证论治思想具有开拓意义。

"六气标本中气"理论的具体内容，见于《素问·六微旨大论》《素问·至真要大论》。《素问·六微旨大论》以六气分主六经，区分六经性质，并提出六经之间互为中见的特定关系："少阳之上，火气治之，中见厥阴；阳明之上，燥气治之，中见太阴；太阳之上，寒气治之，中见少阴；厥阴之上，风气治之，中见少阳；少阴之上，热气治之，中见太阳；太阴之上，湿气治之，中见阳明。"

张氏在《素问集注》中云："风寒暑湿热火，在天之六气也；三阴三阳合于地之十二支，而上奉天之六气，是以天气为本，而三阴三阳为标。"六气是自然界变化之本源，故六气为本。三阴三阳为阴阳二气所化，故为标。而中见之气则是三阴三阳互为表里之气。所以"六气标本中气"的本质是用阴阳学说来解释六气对疾病病机的影响及其传变机制。

《素问·至真要大论》在"六气标本中见"的基础之上，进一步论述了六经变化的规律"少阳、太阴从本，少阴、太阳从本、从标，阳明、厥阴不从标，从乎中也"。所谓从本，是指疾病的变化以本气为主。少阳性质属火，太阴性质为湿，标本性质相同，故从本化。少阴本热而标寒，太阳本寒而标热，标本异气，既可从标而化，亦可从本而化。阳明中见为太阴湿土，燥从湿化，厥阴中见少阳相火，木从火化，所以称"从乎中气"。

这一认识对理解六经传变的一般规律有一定的价值。但是疾病传变是复杂的，如阳明既可化湿出现湿热郁蒸的发黄证，亦可见胃寒气逆证，如243条："食谷欲呕，属阳明也，吴茱萸汤主之。"因此拘泥于"六气标本中气"的传变难于全面深入掌握《伤寒论》的本质，更无益于《伤寒论》理论的临床应用。

②【注文浅释】

运气学说中用"主气"来说明四时气候的正常规律。六气主时，简称六步，分属于每年各季节中，固定不变，所以称为"主气"。主气从大寒日开始推算，将二十四节气分属于六气六步之中，从每年的大寒之日算起，按五行木无病之人,六气循行亦从厥阴而少阴,少阴而太阴,太阴而少阳,少阳而阳明,阳明而太阳。若伤寒一日,太阳受病,则从阳而阴,由三而一。须知本论中纪日者,言正气也,传经者,言病气也。正气之行,每日相移,邪病之传,一传便止。《素问》云:"传,乘之名也。"乃从此乘彼之意也。③

本论有脉静为不传者,有不见阳明少阳证为不传者,有作再经者,有过经十余日不解者,夫病解,则其行复旧,仍从一而三,不解,则从三而一,此纪日传经之大概也。若谓风寒之邪,一日太阳,二日阳明,三日少阳,而传三阳,四日太阴,五日少阴,六日厥阴,而传三阴,则非矣④。嗟嗟!人同此心,心同此理,平日参究未明,并为诸家所惑,妄立传经、直中之说者,愚言未必无小裨也。

九、太阳、阳明、少阳、太阴、少阴、厥阴,乃人身经气,而各有分部。太阳分部于背,阳明分部于胸,少阳分部于胁,太阴分部于腹,少阴分部于脐下,厥阴分部于季胁、少腹之间,如七政丽天,各有方位。须知周身毫毛,乃通体之太阳而如天,分部六气,位列于毫毛之内而如七政。故曰通体太阳如天、分部太阳如日,此人与天地相参、与日月相应之理。《经》云:"三阳者,天为业。"又云:"阳气者,若天与日。"本论云太阳病,多者热,故病项背而循经者,属分部太阳;病周身毫毛肌腠者,属通体太阳。其余病气随经,各有部位,学者所当体认者也。⑤

十、六气纪日,自有一日太阳,二日阳明,以次相纪,

火土金水相生次序顺序推移。春主风,属木,以厥阴风木为初之气;木生火,故以少阴君火为二之气;君火,相火均属于火,同气相随,故以少阳相火为三之气;火生土,以太阴湿土为四之气;土能生金,以阳明燥金为五之气;金能生水,以太阳寒水为终止之气。土能生金,以阳明燥金为五之气;金能生水,以太阳寒水为终止之气。每四个节气为一步,每一步为六十度又八十七刻半,六步为一年。故张氏云:"皆始于厥阴,终于太阳。"

③【注文浅释】

张氏根据《素问·至真要大论》中论述六气司天在泉,从厥阴始终于太阳的顺序,认为人体无病,则人体内六经的运行与天之六气运行规律一致,即由厥阴始,至太阳终,从阴而阳,由一而三,从厥阴而少阴,少阴而太阴,太阴而少阳,少阳而阳明,阳明而太阳。如果外邪入侵,人体六气便依照从阳而阴,由三而一的顺序运行以抵御外邪,即从太阳而阳明,阳明而少阳,少阳而太阴,太阴而少阴,少阴而厥阴。当疾病痊愈后,人体六气重新恢复正常的运行次序。正气之传与病传是不相同的,六气循行每日相移,病邪之传一传即止,张氏以此说明《伤寒论》中既有以时日诊断预后的条文,又有不按时日而传变的条文。

④【注文浅释】

张氏明确批评了机械理解伤寒传经"一日太阳,二日阳明,三日少阳,而传三阳,四日太阴,五日少阴,六日厥阴"的错误,指出病气传变当具体问题具体分析,深得仲景之旨。

⑤【注文浅释】

纵观《伤寒论集注》全书,张氏以六经所属脏腑及所循行的部位反应来归类辨证。根据脏腑及循行部位之不同,太阳病有通体太阳及分部太阳之不同,故云:

"太阳病,多者热,故病项背而循经者,属分部太阳;病周身毫毛肌腠者,属通体太阳。其余病气随经,各有部位",体现了张氏对疾病局部与整体的关系有着较深刻的认识。

日数甚多。注中毫不混乱，皆以正气为主，兼论病邪之有无，读论者常须识此，勿令误也。

十一、本论大旨，谓人以胃气为本，治伤寒者，毋损其胃气，虽有汗下诸方，其中并无消食之法，并无绝谷之说，故桂枝汤且啜糜粥，十枣汤糜粥自养。即汗下诸方，亦各丁宁诚慎，不可妄投，至吐，尤其诚慎。门外诸公，谓仲景伤寒有汗、吐、下三法，又谓饿不死者，伤寒也，冤哉！①

十二、中胃按之而痛，世医便谓有食。夫胃为水谷之海，又为仓廪之官，胃果有食，按必不痛，试将饱食之人，按之痛否？惟邪气内结，正气不能从膈出入，按之则痛；又胃无谷神，脏气虚而外浮，按之亦痛。若不审邪正虚实，概谓有食，伤人必多。又按者，轻虚平按，若按不得法，加以手力，未有不痛者。②

本论六篇，计三百八十一证，霍乱、易复、痓湿暍、汗、吐、下，计九十三证，共四百七十四证，一百一十三方。成氏而后，注释本论，悉皆散叙平铺，失其纲领旨趣，至今不得其门，视为断简残篇，辄敢条裂节割。然就原本，而汇节分章，理明义尽，至当不移，非神游仲祖之堂，不易得也。今注中或合数节为一章，或合十余节为一章，拈其总纲，明其大旨，所以分章也。章义既明，然后节解句释，阐幽发微，并无晦滞不明之弊。不但注释本论，兼晰阴阳血气之生始出入、经脉脏腑之通贯运行，于语言文字之中毫无隙漏，而语言文字之外亦复周详，不敢云尽善尽美，庶可谓本末兼该。读论者因证而识正气之出入，因治而知经脉之循行，则取之有本，用之无穷。若必执书合病以求治，不但非仲祖教人之初心，亦且失后学明论之大法。愚谓本论乃无中生有之元机、先后二天之妙用。因证而识正气，因治而知经脉，此无中生有之元机也；自太阳至少阴受病皆

---

①【医理探微】

中医中的"胃气"，有以下几种含义：一指脾胃的生理功能。中医认为脾胃在人体生命活动中具有极其重要的作用。故曰"有胃气则生，无胃气则死"。二指一身之气或正气，认为胃气有扶正抗邪的作用。胃气壮则能滋养元气，元气壮能促进患病机体的恢复，同时有助于行药祛邪。三指水谷之气，即水谷之精化生的气。"胃气强则五脏俱盛，胃气弱则五脏俱虚"。四指脉象从容和缓，节律一致，称为脉有胃气。此处胃气指脾胃的生理功能。张氏提出"治伤寒者，毋损其胃气"的观点，符合仲景本义，诚如《古今医统》所说："汉张仲景著《伤寒论》，专以外伤为法，其中顾盼脾胃元气之秘，世医鲜有知之者。"

②【注文浅释】

胃按之痛，一般医家认为是胃中有积食。张氏从虚实两个方面解释"中胃按之而痛"的机制，比较全面，同时提出"轻虚平按"的鉴别方法，对胃痛的虚实诊断具有重要意义。

一日起太阳,厥阴受病则一日起厥阴,此先后二天①之妙用也。若徒求之糟粕,毋怪乎终身由之而不知其道者众也。

十三、医理阐自轩岐,《伤寒》撰本《灵素》,千百方书,皆属旁门糟粕,独《神农本经》《黄帝灵素》《仲祖论略》②精义入神,难于窥测。学者能入仲祖之门墙,始克登轩岐之道岸,但理非浅近,"中道而立,能者从之"③,目不识丁者,无论已,即儒理渊深、才识自负者,亦必潜心体认,寻绎再三,瞑目之际,章节旨义宛列于前。如儒门书史,举一言而前后豁然,斯为有得。能如是也,又必开示后学。正文集注,熟读讲明,是刻之所以名集注者。窃效朱子集注经书,可合正文而诵读之,并非汇集诸家也。

遍观经论,并无呃证,论中凡言哕者,俱作呃解。

一、小便不利④,诸家解释,俱属膀胱,谓《经》云:"膀胱者,州都之官,津液藏焉,气化则能出矣。"夫气化则出者,言膀胱津液得太阳阳热之气,化膀胱之寒水,而后能出于皮毛,非津液下出之谓也。盖外出者,津液也;下出者,水道也。《经》云"三焦者,决渎之官,水道出焉",是小便注于膀胱,而主于三焦。本论热结膀胱,则以小便通闭而验血证,其余小便通闭俱属三焦。

二、凡身重,皆太阴脾土为病,盖太阴主肌肉,土气不和不能外通肌肉,故身重。若云身重不能转侧,又属少阳。

三、凡潮热⑤,皆太阴湿土为病。夫无病之人日有潮

① 【注文浅释】
先后二天:从六气而言,始于厥阴,终于太阳。从外感病传变而言,病发于太阳,而终于厥阴。故云一先、一后二天。

② 【注文浅释】
《仲祖论略》:指《伤寒论》与《金匮要略》。

③ 【注文浅释】
该句出自《孟子》。指出《伤寒论》的理论是学好中医的根本,只有有能力并潜心研究的人才能学好《伤寒论》的理论。

④ 【医理探微】
《素问·灵兰秘典论》云:"膀胱,州都之官,津液藏焉,气化则能出矣。"所以诸家认为"小便不利"俱属于膀胱。而张氏依据《灵兰秘典论》"三焦者,决渎之官,水道出焉",认为"本论热结膀胱,则以小便通闭而验血证,其余小便通闭俱属三焦",有助于更全面地认识"小便不利"的病因与病机,弥补了诸注家之不足。

⑤ 【医理探微】
潮热:是指发病按时而至,如潮水按时来潮一样,故称为潮热。其因有三:①是湿温潮热:

身热不扬(肌肤初扪不觉热,扪之稍久,即感灼手者),午后尤甚,伴有身重、脘痞、苔腻等症,常见于湿温病。系湿热蕴结,湿遏热伏,热难透达于表所致。②阳明潮热:热势较高,日晡(即申时,下午3~5时)热甚,亦称为"日晡潮热"。兼有见腹胀腹满、疼痛拒按、便秘、舌红苔黄厚干燥等症,见于伤寒病的阳明腑实证。由于阳明经气旺于申时,胃肠燥热内结,正邪斗争剧烈,故在此时热势加重。③阴虚潮热:午后、夜间低热,伴见形体消瘦、五心烦热、颧红、盗汗、舌红少苔等症,见于阴虚内热证,因阴虚不能制阳,虚热内生所致;严重者自觉有热自骨内向外蒸发之感,称为"骨蒸潮热",多属阴虚火旺所致。由于午后至夜间,卫阳之气渐行入里,使体内偏亢之阳气更盛,故而发热,属于内伤范畴。张氏此处论述外感之潮热,故只提及太阴湿土为病之湿温潮热,以及阳明潮热。

而不觉,病则随潮发热,乃太阴受邪,湿热外注也。若云日晡所发潮热,又属阳明。

四、凡谵语①,乃心主神气内虚,言主于心,非关于胃。胃燥谵语而用承气汤者,乃胃络不能上通于心,胃气清而脉络能通之义。今人不明少阴谵语,凡解谵语定属阳明,谓法当下,岂理也哉!

五、凡烦躁②,俱属少阴,病少阴君火之气则烦,病少阴阴寒之气则躁,所谓阳烦出于心,阴躁出于肾。

六、肠胃燥实,用大小承气,并无旁流之说。若大便旁流,便为肠胃空虚,急宜温补;倘病人初鞭后溏,旁流粪水,犹谓内有燥屎而攻下之,必致殒躯。③

七、下利脓血④,属厥阴心包之证,包络内虚不能循经脉外行,则气机下陷而便脓血,世医谓伤寒转痢疾者,非也。若下瘀血,又属太阳循经下入之证。

八、《本草》《灵素》,圣经也;《伤寒》《要略》,贤论也;

①【医理探微】
《素问》"灵兰秘典论"篇云:"心者,君主之官,神明出焉。""阴阳应象大论"篇亦云:"心主舌……在窍为舌。"可见,"谵语"乃心神失常所致,张氏从心神释义,符合临床实际,别具手眼。

②【医理探微】
胸中热而不安称"烦",手足扰动不宁称"躁"。临床烦与躁常并见。《类证治裁·烦躁》云:"伤寒有邪在表而烦躁者,脉浮紧,发热身痛,汗之则定,大青龙汤。有邪在里而烦躁者,脉数实有力,不大便,绕脐痛,下之则定,承气汤。有阳虚而烦躁者,汗下后,昼烦躁,夜安静,脉沉微,身无大热,干姜附子汤。有阴盛而烦躁者,少阴症,吐利,手足冷,烦躁欲死,吴茱萸汤。"可见张氏所注"阳烦出于心,阴躁出于肾",并不全面。

③【案例犀烛】
曹颖甫医案:陈姓少年住无锡路矮屋,年十六,幼年丧父,唯母是依,终岁勤劳,尚难一饱。适值新年,贩卖花爆,冀博微利。饮食失时,饥餐冷饭,更受风寒,遂病腹痛拒按,时时下利,色纯黑,身不热,脉滑大而口渴。家清寒,无力延医。经十余日,始来求诊。察其证,知为积滞下利,遂疏大承气汤方,怜其贫也,并去厚朴。计大黄四钱,枳实四钱,芒硝三钱。书竟,谓其母曰:倘服后暴下利更甚于前,厥疾可瘳。其母异曰:不止其利,反速其利,何也?余曰:服后自知。果一剂后,大下三次,均黑粪,干湿相杂,利止而愈。此《金匮》所谓宿食下利,当有所去,下之乃愈,宜承气汤之例也。

佐景按:大论曰"少阴病,自利清水,色纯青,心下必痛,口干咽燥者,切下之,宜大承气汤",可以互证。《温疫论》曰:"热急旁流者,以胃家实,内热壅闭,先大便闭结,续得下利纯臭水,全钛无粪,日三四度,或十余度,宜大承气汤,得结粪而止。服汤不得结粪,仍下利,并臭水,及所进汤药,因大肠邪胜,失其传送之职,知邪犹在也,病必不减,更宜下之。"延陵吴又可先贤能言此,诚不愧为仲圣之入室弟子矣。(摘自《曹颖甫医案大全》,作者曹颖甫)

由上可见无论是前人医案,还是前人论述,皆证明"热急旁流"一证的存在。

可见张氏否认"热急旁流"一说,欠妥。张氏认为临床病人大便初鞭后溏,乃内虚所致,当温补,切忌攻下,实属经验之谈。

④【医理探微】
张氏提出伤寒后病人出现"下利脓血",其病机属于"厥阴气机下陷",而非伤寒转成痢疾,独具慧眼。如大便见瘀血,则又是外邪入里灼伤血络所致,治当清热凉血为主。而痢疾乃外感湿热之邪所致,治疗当以清热化湿为要。

贤论犹儒者之《四书》，圣经犹儒者之本经。奈千古以来，天下之医只求方技以行术，不求经旨以论病。仲祖序云"不念思求经旨，以演其所知，各承家技，终始顺旧，举世昏迷，莫能觉悟"者是也。夫本论虽论伤寒，而经脉脏腑、阴阳交会之理，凡病皆然。故内科、外科、儿科、女科，本论皆当读也，不明《四书》者，不可以为儒，不明本论者，不可以为医。《经》云："非其人勿授。"论云：传与贤人，甚哉！人之不易得也。

伤寒论

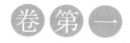

钱塘　张志聪隐庵　注释
同学　高世栻士宗　纂集
　　　朱景韩济公
门人　曾时泰玉阶　订
　　　曹　镕自玉

辨太阳病脉证篇第一

太阳之为病，脉浮，头项强痛而恶寒。

太阳为诸阳主气，有通体、分部之不同。通体太阳如天，主周身皮肤毫毛肌表，一似天之环绕于地外；分部太阳如日，主头项脊背尾闾血室，一似日之旋转于躔度。此首明太阳主通体之毫毛，而复有循经之分部也。太阳之为病脉浮，言太阳运行于周身之肤表，病通体之表阳，故其脉应之而浮也。头项者，太阳经脉所循之分部也。病在表而涉于分部，故强痛也。[①]恶寒者，恶本气之寒也。盖太阳之上，寒气主之，以寒为本，以热为标故也[②]。《天元纪大论》云："太阳之上，寒气主之，所谓本也。"《六微旨大论》云："本之下，中之见也，见之下，气之标也[③]。"六气皆然。此下五节，言太阳受风寒之邪而传阴传阳之义。

太阳病，发热，汗出，恶风，脉缓者，名为中风。

此言风伤太阳通体之肌腠，而为中风证也。夫风者如冬令之寒风，寒为太阳之本气，风乃寒中所生之动气也。发热者，风伤太阳之标阳也。汗出者，风性鼓动，开发毛腠故也。汗出而毛腠虚，故恶风。风为阳邪，伤人阳

① **【注文浅释】**
张氏以六经所属脏腑及所循行的部位反应来归类辨证。认为太阳病有通体太阳及分部太阳之不同，脉浮是全身阳气对外邪侵的反应，头项是太阳经脉所循之分部，头项强痛是局部经脉之气不畅。躔度（chán dù），指日月星辰运行的度数。

② **【注文浅释】**
因元气是气之本源，天之六气乃元气所化，一分为六。三阴三阳是依据阴阳之气的多少而划分的，以应天之六气。故三阴三阳对应六气，天之六气为本，三阴三阳是标。太阳经对应的是六气中的寒气，故寒为本，热为标。

③ **【注文浅释】**
在天之气为本故居上，在地之三阴三阳为标故在下，与本气相表里之气居于中。

气,两不相持,故脉缓也。此风邪开发太阴之毛窍,而薄于通体之肌腠,故名为中风。①

太阳病,或已发热,或未发热,必恶寒,体痛,呕逆,脉阴阳俱紧者,名为伤寒。

太阳病者,病太阳通体之表气也。或已发热者,感太阳之标阳而为热也。或未发热者,寒邪始袭于皮毛未得太阳之热化也。太阳以寒为本,故无分已未发热,而必恶寒也。通体之气为阴邪所伤,故体痛。凝敛于周身之毛窍,则里气不疏,故呕逆也。夫阴阳邪正相持,其脉则紧,今寒伤通体之表阳,故脉阴阳俱紧②,而名为伤寒③也。

伤寒一日,太阳受之,脉若静者为不传;颇欲吐,若躁烦,脉数急者,为传也。

此太阳受邪,而即可传于少阴也。伤寒一日,太阳受之,言平人六气周流环转不息,若以天之寒邪伤人毛腠,则太阳正气受之,而即以一日起太阳矣,要知伤寒者言邪,而太阳者言正。脉若静者,太阳正气自和,故为不传④。颇欲吐者,即少阴之欲吐不吐也。若躁烦者,感少阴阴寒之气则躁,感少阴君火之气则烦。脉数急者,诸数为热,诸急为寒,寒热相持而脉不静,此太阳受邪而感少阴之气化者,为传也⑤。高子曰:"本论中凡云传者,言邪传于某经则见某经之证,若纪日而云一日太阳、二日阳明等者,止论正气非关邪也。"

伤寒二三日,阳明少阳证不见者,为不传也。

此承上文言"伤寒一日,太阳受之",传则或入于阳或入于阴,若二三日而不见阳明、少阳之证者,病气只在太阳,为不传也。

太阳病,发热而渴,不恶寒者,为温病。若发汗已,身

灼热者,名曰风温。风温为病,脉阴阳俱浮,自汗出,身重,多眠,睡息必鼾,瘛疭语言难出。若被下者,小便不利,直视,失溲;若被火者,微发黄色,剧则如惊痫,时瘛疭;若火熏之,一逆尚引日,再逆促命期。

冬伤于寒即病者,名为伤寒;不即病者,至春随阳气而发,变为温病。温病者,热病也。邪病太阳之标阳,故但发热而渴,不恶寒。所谓"冬伤于寒,春变为温"者是也。此言寒邪伏匿而变为温病也。夫寒邪伏匿,汗出必解,若发汗已而身反灼热者,此非寒邪伏匿,乃风邪伏匿而名为风温也①。风邪从内以出表,故脉阴阳俱浮。腠理开,故自汗出。身重者,风伤通体之肌肉也。多眠者,风邪壅滞而神机不出也。邪薄于阴,致颃颡②不通,故睡息必鼾。邪薄于阴,致生气不达,故语言难出,此风温危险之证。若被下则水津内竭,始则小便不利,继则津液不濡于上,而目直视矣,水道不约于下而小便失溲矣。若被火攻,风火交炽,微则身必发黄,剧则火热伤神,故如惊痫病之手足时瘛疭也③。此被火为一逆,火熏为再逆。一逆尚引日,再逆促命期,由是而知风热之证,当滋养其血液,不宜汗、下、火攻也④。

① 【医理探微】

张氏认为"寒邪伏匿而变为温病",从伏邪的角度解释了温病的起源,并引用王叔和《伤寒例》"冬伤于寒,春变为温"之理加以说明,其理论与王叔和基本相同,并无新意。

从《伤寒论》原文分析,此条当为新感,如成无己注云:"发热而渴,不恶寒者,阳明也。此太阳受邪,知为温病,非伤寒也。"温为阳邪,侵犯人体,扰乱营卫,耗气伤津。故发病之初,在发热的同时便有口渴。对于原文中"不恶寒"应当辨证分析。根据太阳病提纲,恶寒为必具之证,不恶寒不得称为太阳病。从后世温病学来看,恶寒也是卫分证的必见证状,乃风热之邪伤卫,卫外失固所致,只不过其恶寒程度轻而已。故原文中"不恶寒"只是相对于中风与伤寒而言,切不可拘泥认为病位在"阳明"。

对于"风温"的解释,张氏着眼于外邪,认为"风邪伏匿而名为风温也"。目前认为此处"风温"指温病误用辛温发汗后的一种病名,与后世温病学中的"风温"不同,切勿混淆。

张仲景在太阳病提纲下,分

别列出中风、伤寒、温病三证,三者均属于广义伤寒范畴,但在病因上温病为感受温热病邪而起,中风、伤寒多为感受风寒之邪而来。从证候而言,温病以发热、口渴、微恶寒、脉浮数为主;中风以发热、汗出、恶风、脉浮缓为主;而伤寒则是以恶寒、无汗、身痛、脉浮紧为主。

② 【注文浅释】
颃颡(háng sǎng):位于会

厌之上,上腭与鼻相通之窍是也。参见张志聪《黄帝内经灵枢集注》。

③ 【注文浅释】
薄:通"迫",阳邪内盛,津液大伤,不能上承,故"语言难出"。被火:火,指灸、熏、熨、温针等治法。被火,指误用火法治疗。瘛疭(chì zòng):指手足抽搐。瘛,收缩;疭,松弛。

④ 【注文浅释】
仲景未提出温病治疗方药。张氏提出风温的治疗大法当以滋养阴血为主,并提出禁用"汗、下、火攻"。

现代认为治疗此证虽然有热盛伤津,但里无形之实,故只宜辛寒清解。不宜攻下,误用攻下可致水液枯竭,小便不利,甚则热盛动风,两目直视,足抽搐。

病有发热恶寒者,发于阳也;无热恶寒者,发于阴也。发于阳者,七日愈,发于阴者,六日愈,以阳数七、阴数六故也。

此言太阳、少阴之标阳、标阴为病也①。以寒邪而病太阳之标阳,故发热恶寒,而发于太阳也;以寒邪而病少阴之标阴,故无热恶寒,而发于少阴也。成氏曰:"阳法火,阴法水,火成数七,水成数六。发于阳者七日愈,火数周也;发于阴者六日愈,水数周也②。"此下凡四节皆论愈证。

太阳病,头痛至七日以上自愈者,以行其经尽故也。若欲作再经者,针足阳明,使经不传则愈。

此论太阳为诸阳之首,六气运行,七日来复,环转之无端也。太阳病头痛者,所谓阳因而上,病气随太阳之在高也。七日以上自愈者,以六气已周而行其经尽,太阳之气来复于高表故也。若太阳为邪所薄,不能上出于高表,而欲作再经者,针足阳明。盖阳明主经脉,经脉流通而使表邪不传则愈。高子曰:"以行其经尽,言六气之环绕于外内也,使经不传,言使经无病邪之传也,故传经者言邪,而纪日者论正,于此可见矣。"

太阳病欲解时,从巳至未上。

午乃太阳中天之时,巳未③,前后之气交也。夫天有

① 【医理探微】
历代对于发于阳、发于阴的观点不一。张氏认为发于阳是发于太阳经,发于阴是发于少阴。此论对指导临床选用方药具有一定的指导意义。如宋代朱肱说:"均是恶寒,发热而恶寒者,发于阳也,麻黄桂枝小柴胡主之;无热恶寒者,发于阴也,附子四逆汤主之。"当然,临床通过寒热症状来分析病证的阴阳属性,只是一个重要的依据,并非唯一。若病在太阴与少阳,应当结合病人的全部病情,综合分析,才能得出准确的诊断。

② 【注文浅释】
张氏引成无己以水、火生成之数释"发于阳者,七日愈,发于阴者,六日愈,以阳数七、阴数六故也"过于拘泥。按《内经》原文,一日、二日指的是外感疾病的不同阶段,而非固定日期。所谓"七日愈"指疾病从太阳经发病传遍六经后,如太阳病衰则向愈;如由阴经发病,病传至厥阴,厥阴病衰故向愈。故六日当指病至厥阴病阶段。

③ 【医理探微】
巳时:上午9时至11时。未时:下午1时至3时。这是一天之中阳气最旺盛的时候,此时人体的阳气得到自然界阳气的资助,有助于驱散外邪,病情会适当减轻。当然病情减轻与否与邪正进退、感邪性质、调护是否得当等多种因素有关,应当灵活看待,具体情况具体分析,切勿一概而论。
刘力红在《思考中医》中认为巳午未至少有三个层面:"第一个层面是一天之中午的巳午未三时,也就是上午9时至下午3时

这一时间区域;第二个层面是一月中的巳午未三时,即月望及其前后的这段区域;第三个层面是一年中的巳午未三时,亦即老历(应为农历)四月、五月、六月这个区域。"因而提出:"如果疾病表现在一天的巳午未这个区间缓解,那就要考虑至太阳病的可能。如果疾病是个慢性过程,超过一两

个月,甚至一年两年,而且疾病在日周期内的变化很不显著,或者没有规律,那么,我们就应该看看它在月周期甚至年周期这些层面有没有规律可循。倘若疾病是表现在望月的这段时间或者夏天(四、五、六月)这段时间欲解,我们仍需考虑太阳的可能性。"这段话可供参考。

六气，人有六气，人得天时之助则正气盛而邪病解矣。

风家，表解而不了了者，十二日愈。

风乃阳邪，六为阴数。表解而不了了者，里邪未尽也，故遇重阴则愈①。《辨脉篇》曰："以阳得阴则解也。"

病人身大热，反欲得近衣者，热在皮肤，寒在骨髓也；身大寒，反不欲近衣者，寒在皮肤，热在骨髓也。

此言太阳之根于少阴也。皮肤者，太阳表气之所主也；骨髓者，少阴里气之所主也。身大热而反欲近衣，太阳标阳外呈而少阴之阴寒方盛于内，故反欲近衣也；大寒而反不欲近衣，太阳本寒外呈而少阴之火热方盛于里，故反不欲近衣也。此申明太阳主皮肤，少阴主骨髓与发热、无热，而太阳、少阴并呈乎外者之不同也。②

太阳中风，阳浮而阴弱。阳浮者，热自发；阴弱者，汗自出。啬啬恶寒，淅淅恶风，翕翕发热，鼻鸣干呕者，桂枝汤主之。

桂枝汤方

桂枝三两，去皮。桂枝只取稍尖嫩枝，内外如一，若有皮骨者去之，非去枝上之皮也，后仿此　芍药三两　甘草二两，炙　生姜三两，切　大枣十二枚，劈

上五味咬咀，以水七升，微火煮取三升，去滓，适寒温，服一升。服已须臾，歠热稀粥一升余，以助药力，温覆令一时许，遍身漐漐微似有汗者益佳，不可令如水流漓，病必不除。若一服汗出病差，停后服，不必尽剂；若不汗，更服，依前法；又不汗，后服小促其间，半日许，令三服尽；若病重者，一日一夜服，周时观之，服一剂尽，病证犹在者，更作服；若汗不出，乃服至二三剂。禁生冷、黏滑、肉

①【注文浅释】
所谓"里邪未尽也，故遇重阴则愈"，指阳邪未尽，遇重阴之日，得阴气相助，易于好转。不了了：指病证缓解，但未彻底痊愈。了，了结、结束之意。此指病情较轻，一段时间内仍在表，未影响及内脏，可自愈。

②【医理探微】
大多注家认为此条是论述寒热真假的辨证。对于现象和本质的关系，仲景提出要通过现象看清本质，才不会被病的现象所迷惑，作出正确的诊断。

"病人身大热"，即病人出现高热，应当恶热喜凉，却相反地表现出欲得近衣的症状，反映阳虚的实质。因此，仲景认为这是外显假热，里有真寒。后世将这种现象称为"格阳"。周身寒冷的病人，反不要靠近衣被，因为这是里有真热而外显假寒。后世将这种现象称为"格阴"。

成无己注：皮肤言浅，骨髓言深。皮肤在外，骨髓言内。身热欲得衣者，表热里寒也；身寒不欲者，表寒里热也。张氏遵成氏注，并从标本理论解释此条：太阳与少阴互为表里，"身大热而反欲近衣，太阳标阳外呈而少阴之阴寒方盛于内，故反欲近衣也；大寒而反不欲近衣，太阳本寒外呈而少阴之火热方盛于里，故反不欲近衣也"。即表寒里热或表热里寒。从《伤寒杂病论》本义分析，成、张作二注可作参考。

另"欲"与"不欲"辨别寒热源于《灵枢·师传第二十九》："夫中热消瘅，则便寒；寒中之属，则便热。"便，是喜好之意。

① 【注文浅释】

成无己认为,阳脉浮者,卫中风也;阴脉弱者,荣气虚也。释为脉象,认为轻取见浮,沉取见弱。张氏则释为病机,认为阳气浮越于外,营阴不足于内。二注相结合可使理解更全面。

② 【注文浅释】

动起合聚:指像鸟类收拢羽毛。

入于肌腠则三焦不和而干呕:《金匮要略》云:"腠者,三焦通会元真之处,为气血所注;理者,是皮肤脏腑之文理也。"腠理与三焦相通,三焦中的元气和津液向外流入腠理,以濡养肌肤,并保持着人体内外元气与津液的不断交流。故下文云:"三焦木火之气通会于肌腠。"外邪入侵肌腠,可影响三焦,中焦气机失调,故可见干呕。

③ 【注文浅释】

《素问·评热病论》云:"人所以汗出者,皆生于谷,谷生于精",指出汗与脾胃之气的关系。基于《内经》理论,张氏认为桂枝汤证属于邪伤肌腠,影响三焦,进而影响脾胃;且从桂枝汤中甘草、生姜、大枣的配伍以及服桂枝汤后要求啜热稀粥,资谷气、补脾胃的方法与饮食禁忌,提出桂枝汤的方义是补脾胃而祛外邪,深得《伤寒论》之旨。故章楠在《伤寒本旨》中论桂枝汤时亦云:"此方立法,从脾胃以达营卫,周行一身,融表里,调阴阳,和气血,通经脉。"

④ 【注文浅释】

高表:指循行于头面部位的太阳经脉。

面、五辛、酒酪、臭恶等物。

此论风邪薄于太阳通体之肌表,而为桂枝汤证也,盖风寒之邪必先毫毛而入于肌腠。太阳中风阳浮而阴弱①者,太阳主表,故阳气外浮而热发。风伤肌腠,故阴气内弱而汗出,此风伤太阳之肌腠而然也。若风邪始薄于毫毛而未入于肌腠之际,则有啬啬、淅淅、翕翕之象,啬啬者,皮毛栗栗之状,邪在皮毛,故啬啬恶寒;淅淅者,洒淅不宁之貌,肌膜未开,故淅淅恶风;翕翕者,动起合聚之意,太阳邪正之气相持,故翕翕发热。夫风邪从表入肌,在皮毛则肺气不利而鼻鸣,入于肌腠则三焦不和而干呕。②桂枝汤主之,本论云"桂枝本为解肌",盖三焦木火之气通会于肌腠,桂为百木之长,气温色赤,秉木火之性,主助肌中之气,以解肌表之邪;芍药气味苦平,花开赤白,放于二气之中,得少阴君火之气,主益神气以助肌中之血,肌腠之血气调和而邪自不能容矣;甘草、生姜宣达中胃之气,而辛甘发散;大枣色黄味甘,脾之果也,主助脾气之转输而为胃行其津液。汗乃水谷之津,故歠热稀粥以助药力,中焦之津液外布,即有留舍之邪与汗共并而出矣。津液外泄,则中气暴虚,故忌食生冷、肉面、酒酪、臭恶等物,使勿伤脾胃之气③。

太阳病,头痛发热,汗出恶风者,桂枝汤主之。

太阳病头痛者,风伤太阳高表④之气而循经上行也。发热、汗出、恶风与"名为中风"节相同,咸属风伤肌腠之为病,前节未立汤方,故于此复言之,而宜桂枝汤以解肌也。金氏曰:"自此以下凡八节,皆明桂枝本为解肌之义。"

太阳病,项背强几几,反汗出恶风者,桂枝加葛根汤主之。

桂枝加葛根汤方

葛根汤有麻黄，桂枝加葛根者，以桂枝汤加葛根而无麻黄也。

桂枝三两，去皮　芍药三两　甘草二两，炙　生姜三两，切　大枣十二枚，劈　葛根四两　桂枝去皮、甘草炙、生姜切、大枣劈，后不赘，俱仿此

上六味，以水七升，内诸药，煮取三升，去滓。温服一升，不须啜粥，余如桂枝将息及禁忌法。

此承上文头痛而及于项背，以见太阳循经自上而下之义也。几几者，乃短羽鸟之伸颈鼓翼、飞翔不能之状。太阳经脉循于脊背之间，今风邪涉于分部，而经气不舒，故项背强而几几然也。循经下入，是当无汗，反汗出者，分部受邪而肌腠不密也，肌腠虚故恶风。用桂枝汤以解太阳肌中之邪，加葛根①宣通经脉之气而治太阳经脉之邪。②

太阳病，下之后，其气上冲者，可与桂枝汤。若不上冲者，不得与之。

金氏曰："此亦明桂枝本为解肌之义也。"气上冲者，谓太阳之气从下而上，根气盛，不因下后内陷，故上冲也，可与桂枝汤以解肌中之邪。若不上冲者，太阳之气下陷，邪亦从之内入，无庸桂枝以解肌，故曰"不得与之"。

太阳病三日，已发汗，若吐、若下、若温针，仍不解者，此为坏病，桂枝不中与也。观其脉证，知犯何逆，随证治之。

太阳病，至三日而已发汗，则肌表之邪已去。假使里证未除，若吐之而治其中膈，若下之而清其肠胃，若温针

①【临证薪传】

张氏没有拘泥于葛根是阳明经药的传统说法，而提出葛根具有宣通经脉之气，治太阳经脉之邪的功用，对临床运用葛根治疗肩颈部疾病具有指导意义。

②【案例犀烛】

陈亦人治疗颈椎增生案：男，49岁，1997年2月18日初诊。颈椎4～7椎骨质增生，椎-基底动脉供血不足。颈部不适，时有头昏、手麻，舌红，苔薄，脉沉。证属痰瘀痹阻，治当化痰和络，略佐和胃。处方：葛根15克，板蓝根15克，牡蛎15克，薏苡仁15克，桃仁10克，枸杞子10克，天麻10克，徐长卿15克，紫苏梗10克，丹参15克。7剂，水煎服。二诊：药后仍头晕不清，前法增入太子参15克、生黄芪15克、炒白术10克，14剂。三诊：头晕好转，时有腰酸，仍守原意。上方去白术，加骨碎补10克、络石藤10克。上方加减连服2月余，诸症皆除。

陈亦人认为，颈椎增生是由各种原因引起体内痰瘀阻络，久而化热，痹阻太阳经俞所致，故治疗当以清热化痰逐瘀为基本大法。自拟一基本方，由桃仁、牡蛎、葛根、薏苡仁、板蓝根等药组成。方中桃仁活血，薏苡仁化痰，牡蛎软坚，板蓝根清热，葛根宣通太阳经之气，既能清热，又能疏经和络，诸药合用，共奏清热化痰逐瘀之效。临床应用本方时，尚需根据病人的具体情况辨证加减，如见肾阴不足，可加枸杞子、熟地黄等滋阴之品；如有血虚，可加当归、鸡血藤、桑寄生等养血之品；如寒甚，则可加桂枝、川乌、草乌、细辛等散寒之品。（摘自《陈亦人治疗疑难杂症拾萃》，作者吴颖昕）

而理其经脉，里证仍不解者，此为坏病①。夫自败曰坏，言里气自虚而自败也。但胸膈肠胃经脉非肌腠之病，桂枝本为解肌，故不中与也。观其脉证，知犯何逆，或逆在膈，或逆在胃，或逆在经脉，随其证之所在而治之可也。

桂枝本为解肌，若其人脉浮紧，发热汗不出者，不可与之。常须识此，勿令误也。

其人脉浮紧，发热汗不出，乃寒伤太阳，邪正相持，拒于肤表，非桂枝解肌者所宜与也，常须识此，勿令误也。

若酒客病，不可与桂枝汤，得之则呕，以酒客不喜甘故也。

《经》云："饮酒者，随卫气先行皮毛，先充络脉②。"若酒客③病者，盖假酒客以喻病在皮毛络脉也。在皮毛则涉肌腠之外；在络脉则涉肌腠之内，故不可与桂枝汤。盖桂枝本为解肌又主辛甘发散之剂，得之则皮毛之邪从肌腠而入于中胃，故呕，夫辛走气而甘缓中，得之则呕者，以酒客不喜甘味，以缓中故也。张氏曰："此节言甘味以缓中，下节凡服桂枝汤吐者，言辛味以走气。此节言皮毛之邪，入于中胃而呕；下节言络脉之邪，散于经脉而吐脓血。"④

喘家作，桂枝汤加厚朴、杏子佳。⑤

此承上文言皮毛之邪不从肌腠而入于中胃，则闭拒皮毛而为喘。夫喘家肺气之不利，由于脾气之不输⑥，故

---

① 【注文浅释】

坏病：阴阳错杂，证候表现复杂，难以称其名者。张氏认为是正气不足所致，因邪已入里，故非桂枝解肌者所宜。

② 【注文浅释】

该句出自《灵枢·经脉》，指饮酒之人，酒随卫气先行到达皮肤，首先使络脉充盈。《灵枢》以酒比喻卫气的慓急滑利，走表的特点。

③ 【注文浅释】

酒客：好饮酒的人。

④ 【医理探微】

张氏此注仍从桂枝汤主治部位在肌腠而论证酒客病人不可服用桂枝汤，从病位解释有一定新意，但义理难明。其实平素嗜酒之人，多内蕴湿热，即使是典型的桂枝汤证，亦忌用桂枝汤，因桂枝汤中桂枝辛温，芍药酸寒，甘草、大枣甘性壅滞，皆不利于湿热证的治疗。用之则助热生湿，湿热壅遏，胃气上逆，发生呕吐，故仲景云"酒客不喜甘"。

⑤ 【案例犀烛】

刘渡舟治验：刘某，男，33岁，1994年1月25日初诊。感冒并发肺炎，口服头孢氨苄，肌注青霉素，身热虽退，但干咳少痰，气促作喘，胸闷，伴头痛，汗出恶风，背部发凉，周身骨节酸痛，阴囊湿冷，舌苔薄白，脉来浮弦。证属太阳中风，寒邪迫肺，气逆作喘。法当解肌祛风，温肺理气止喘。桂枝10克，白芍10克，生姜10克，炙甘草6克，大枣12克，杏仁10

克，厚朴15克。服药7剂，咳喘缓解，仍有汗出恶风，晨起吐稀白痰。上方桂枝、白芍、生姜增至12克。又服至7剂，咳喘得平，诸症悉除。医院复查，肺炎完全消除。

本案病人在感冒后出现肺炎，刘渡舟抓住病人"汗出恶风，气促作喘"的主证，运用桂枝汤加厚朴杏子汤，收到显著疗效。

⑥ 【临证薪传】

张氏提出"喘家肺气之不利，由于脾气之不输"，颇有见地。临床桂枝汤加厚朴杏子汤对于老年慢性支气管炎，属于痰湿阻遏，脾胃不和者效佳。

作桂枝汤，必加厚朴以舒脾气，杏子以利肺气乃佳，不宜但用桂枝以解肌也。

凡服桂枝汤吐者，其后必吐脓血也。

此承上文"得之则呕"，而言凡服桂枝汤吐者，不但甘味以缓中，而辛味更走气，则络脉愈伤，故其后必吐脓血也。按：《经》云："阳络伤则吐血。"《厥阴篇》云："呕家有痈脓。"盖厥阴亦主包络也。莫氏曰："此节当在'喘家'之前，疑编次之误也。"

太阳病，发汗，遂漏不止，其人恶风，小便难，四肢微急，难以屈伸者，桂枝加附子汤主之。桂枝汤加附子一枚，炮。

按此节至"证象阳旦^①"节，一气相承，论太阳之气从肤表而肌腠，从肌腠而外行于三阳，内行于三阴，有出有入，有升有降，故末二节论太阳之气入于太阴坤土之地中，而见三阴之证也。太阳病发汗漏不止者，阳气外驰而致津液漏泄也。恶风者，肌腠虚也。津液漏泄，故小便难。四肢为诸阳之本，阳气虚故微急。液脱者，骨属屈伸不利。宜桂枝汤助心主之神、资中焦之精，加熟附子固补其表阳。盖太阳之气合神气以外浮，阳气外脱宜熟附以固补，阳气欲绝于下而手足厥冷又宜生附以回阳^②。

太阳病，下之后，脉促胸满者，桂枝去芍药汤主之。若微寒者，桂枝去芍药加附子汤主之。汤方明晰故不复赘。

太阳病下之后，则内亡其阴矣。脉促胸满者，太阳之气不得阴气相接而仍在于外也。故宜桂枝汤调和太阳之气于肌腠间，芍药苦泄，恐更亡其阴，故去之。若微寒者，阳气益虚，故加熟附以固补其生阳。曾氏曰："微寒者，乃脉微而身寒，故加附子。"愚按：上节论太阳之气运行于肤

① **【注文浅释】**
阳旦：指阳旦汤，即桂枝汤所治的病证。

② **【注文浅释】**
张氏认为熟附子以温补阳气为主，生附子以回阳救逆为主。

表,此论出入于外内;上节论阳在外为阴之固,此论阴在内为阳之守。

太阳病,得之八九日,如疟状,发热恶寒,热多寒少,其人不呕,清便欲自可,一日二三度发,脉微缓者,为欲愈也。脉微而恶寒者,此阴阳俱虚,不可更发汗、更下、更吐也。面色反有热色者,未欲解也,以其不能得小汗出,身必痒,宜桂枝麻黄各半汤。

桂枝麻黄各半汤方

桂枝一两十六铢　芍药　生姜　麻黄去节,后仿此　甘草各一两　大枣四枚　杏仁二十四枚,汤浸去皮尖及两仁者,后仿此

上七味,以水五升,先煮麻黄一二沸,去上沫,内诸药,煮取二升,去渣,温服一升。

此病三阳在外,而合并于太阳也。太阳病得之八九日者,七日来复,八日阳明,九日少阳,乃三阳所主之日也。如疟状者,太阳主开,阳明主阖,少阳主枢转以出入故如疟状之往来寒热也。发热恶寒者,太阳之气化也。热多寒少者,三阳之气盛也。其人不呕者,不病阳明之气于内也。清便欲自可者,不病少阳之气于内也。此三阳合并于太阳也。日出而阳气微,少阳之所主也;日中而阳气隆,太阳之所主也;日晡而阳气衰,阳明之所主也。一日二三度发者,感三阳之气而发也。《辨脉篇》曰:"阴脉与阳脉同等者,名曰缓也。"脉微缓者,三阳在外得阴气以和之,此阴阳和平为欲愈也。若脉微而恶寒,此阴阳俱虚,不可更行汗、吐、下也。三阳之气皆在于面,面色反有热色,乃三阳之气怫郁①于上,未欲解也。所以未解者,以其不能得小汗出而肌表未和,故身必痒,宜桂枝汤以解

①【注文浅释】
佛郁:郁结不舒,此处指阳气蒸越,形于头面体肤之间,聚而不散。

肌,麻黄汤以通表①。

太阳病,初服桂枝汤,反烦不解者,先刺风池、风府,却与桂枝汤则愈。

太阳病者,病太阳而涉于肌腠也。故初服桂枝汤以解肌,反烦不解者,肌腠之邪而入于经脉矣。故宜先刺少阳经之风池及督脉之风府,却与桂枝汤以解太阳肌腠之邪则愈②。张氏曰:"风池、风府虽非太阳穴道,仍属太阳经脉所循之部署,故刺之以解太阳之病。"

服桂枝汤,大汗出,脉洪大者,与桂枝汤如前法。若形似疟,日再发者,汗出必解,宜桂枝二麻黄一汤。③

桂枝二麻黄一汤方④

桂枝—两十七铢　　芍药—两六铢　　麻黄十六铢　　生姜—两

① 【临证薪传】

面赤、身痒,其本质为表有郁热,透达不利,临证不必拘泥于这两个症状。

本证治疗在于小发其汗,属汗法中的小汗法。

临床可用于:感冒、流感及其他热病之轻微表邪稽留较久者;皮肤瘙痒为特征,如皮肤瘙痒症、面部瘙痒症等;其他引起的面赤、身痒;低热无汗、汗出则舒等。

② 【注文浅释】

本为太阳外感病,在治疗策略上不同于前面,采用了针药并用的方法,值得借鉴。

③ 【注文浅释】

本条文为桂枝汤灵活应用,因原书注解的顺序,张氏将本条置于此,实际当结合前面桂枝汤证相互印证理解。

④ 【案例犀烛】

王右,六月二十二日。寒热往来,一日两度发,仲景所谓宜桂枝二麻黄一汤之证也。前医用小柴胡,原自不谬,但差一间耳!川桂枝五钱,白芍四钱,生草三钱,生麻黄二钱,光杏仁五钱,生姜三片,红枣五枚。

佐景按:病者服此,盖被自卧,须臾发热,遍身漐漐出,其病愈矣。又服药时,最好在寒热发作前约一二小时许,其效为着。依仲圣法,凡发热恶寒自一日再发(指发热二次,非谓合发热恶寒为二次)以至十数度发,皆为太阳病。若一日一发,以至三数日一发,皆为少阳病。少阳病多先寒而后热,太阳如疟证却有先热而后寒者,观大论称少阳曰寒热往来,称太阳如疟曰发热恶寒,热多寒少,不无微意于其间欤。以言治法,少阳病宜柴胡剂,太阳病宜麻桂剂,证之实验,历历不爽。若反其道行之,以柴胡剂治寒热日数度发之太阳如疟,每每不效,以麻桂剂治寒热一作之少阳病,虽偶或得效,究未能恰中规矩。

《方极》云:"桂枝二麻黄一汤治桂枝汤证多,麻黄汤证少。桂枝麻黄各半汤治桂枝汤麻黄汤二方证相半者。"此言似是而非,将令人有无从衡量之苦。余则凭证用方,凡发热恶寒同时皆作,有汗者用桂枝汤,无汗者用麻黄汤,发热恶寒迭作间作,自再发以至十数度发者,择用桂二麻一等三方,层次厘然,绝无混淆。

曹颖甫曰:少阳病之所以异于太阳者,以其有间也。若日再发或二三度发,则为无间矣。太阳所以异于阳明者,以其有寒也,若但热不寒,直谓之阳明可矣,恶得谓之太阳病乎?固知有寒有热,一日之中循环不已者为太阳病,寒热日发,有间隙如无病之人者为少阳病,此麻桂二汤合用与柴胡汤独用之别也。病理既明,随证用药可矣。(摘自《曹颖甫医著大全》,作者曹瑛)

本案中曹颖甫与其弟子姜佐景对桂枝二麻黄一汤的临床应用论述甚详,无需赘言。本方剂量取桂枝汤原方剂量的1/4,越婢汤原方剂量的1/8而成,两方之比为2:1,为解表清里之轻剂,属于小汗范畴。

六铢　　杏仁十六个　　甘草一两二铢　　大枣五枚

上七味，以水五升，先煮麻黄一二沸，去上沫，内诸药，煮取二升，去渣，温服一升，日再服。

此言太阳通体之气从肌腠而外合于肤表也。服桂枝汤者，承上文而言太阳之邪入于肌腠，故宜服桂枝汤也。大汗出、脉洪大者，肌腠之气而外合于肤表，标阳气盛，故脉洪大而汗出也，与桂枝汤如前啜粥之法，以助药力①。若服汤不解而形似疟，日再发者，日中而阳隆，太阳之气从肌出表，日西而阳衰，太阳之气从表入肌，外邪未尽而寒热随之，故似疟而再发也。此肌表相持，汗出必解，故宜桂枝二麻黄一汤合解肌表之邪②。

服桂枝汤，大汗出后，大烦渴不解，脉洪大者，白虎加人参汤主之。汤方载《阳明篇》。

此言太阳之气入于肌腠之中而与阳明相合也。服桂枝汤大汗出者，承上文之意而言，阳气盛于肌表，汗出必解。若大汗出后，复大烦渴不解而脉仍洪大者，此病气交于阳明，非关肌表，故宜白虎加人参汤主之。愚按：此节以上论太阳之气从表入肌而外行于三阳，下节以下论太阳之气从肌入里而内行于三阴。

太阳病，发热恶寒，热多寒少，脉微弱者，此无阳也，不可发汗，宜桂枝二越脾一汤。

桂枝二越脾一汤方

桂枝　芍药　麻黄　甘草各十八铢　　大枣四枚　　生姜一两二铢　　石膏二十四铢，碎，绵裹，后仿此

上七味，以水五升，煮麻黄一二沸，去上沫，内诸药，煎取二升，去滓，温服一升。

① 【医理探微】
服桂枝汤后病人出现大汗、脉洪大，是大汗出导致的阳气浮盛于外，与白虎汤之大汗、脉洪大迥异。一属于表虚寒，一属于里实热。

② 【医理探微】
此指服桂枝汤大汗之后，腠理闭塞，正邪相争，出现寒热间歇一日复发的情况，形似疟疾。由于大汗之后，表闭较轻，宜用桂枝二麻黄一汤，小发其汗。

此言太阳阳热多、本寒少，表邪从肌腠而内陷者，治宜发越其病气也。太阳病发热恶寒者，言病太阳标本之气，当发热恶寒。今热多寒少，乃寒已化热，阳热多而本寒少。脉微弱则表阳乘虚内陷，故曰"此无阳也"，谓内陷则无在表之阳。不可发汗者，不可发太阳之表汗也。此表阳从肌入里，故宜桂枝二以解肌、越脾一以发越表阳之内陷。盖石膏质重入里，纹理疏而象肌，味辛甘而发散，直从里而外越者也；脾为阴中之至阴，植麻黄之地冬不积雪，能通泄阳气于至阴之下，藉石膏之导引直从里阴而透发于肌表也。此言太阳之气从表入肌而外合于三阳，从肌入里而内合于三阴，外内出入，环转无端，太阳之正气如此出入，无病则无发热恶寒，若受风寒之邪，则病随正气内陷，故用越脾诸方，盖发越其病气也。①

服桂枝汤，或下之，仍头项强痛，翕翕发热，无汗，心下满微痛，小便不利，桂枝去桂加茯苓白术汤主之。

桂枝去桂加茯苓白术汤方②

芍药三两　甘草二两　生姜　白术　茯苓各三两　大枣十二枚

上六味，以水八升，煮取三升，去滓，温服一升，小便利则愈。

此言肌腠之邪而入于里阴也。服桂枝汤者，言病气之在肌也。或下之者，借下之以喻太阳之气去肌而入于里阴也。服汤不解，故仍头项强痛，翕翕发热。入于里阴，故无汗。邪从胸膈而入于中土，故心下满微痛。脾不能转输其津液，故小便不利。桂枝去桂者，言邪不在肌也，入于中土而津液不输，故加茯苓、白术助脾气之充达

①【医理探微】

张氏对仲景去桂的机制及加茯苓、白术的机制论述详尽，但对为何用白芍未作讨论。徐灵胎云："头痛发热，桂枝证仍在也，以其无汗，则不宜重用桂枝。心下满则用白术，小便不利，则用茯苓，此证乃亡津液而有停饮者也。"汗下津伤，故用芍药以益阴利水。

《医宗金鉴》提出："去桂当是去芍药，此方去桂，将何以治仍头项强痛发热无汗之表乎，而心下有水气者，立治法也。"亦可参考。

于肌腠，俾内入之邪仍从胸膈而外出焉。曰小便利则愈者，亦言脾气之转输也。①

伤寒脉浮，自汗出，小便数，心烦，微恶寒，脚挛急，反与桂枝欲攻其表，此误也。得之便厥，咽中干，烦躁，吐逆者，作甘草干姜汤与之，以复其阳。若厥愈、足温者，更作芍药甘草汤与之，其脚即伸。若胃气不和谵语者，少与调胃承气汤。若重发汗，复加烧针者，四逆汤主之。谵，尼兼切，一音谵，后仿此。调胃承气汤载《阳明篇》，四逆汤载《少阴篇》。

甘草干姜汤方

甘草四两　干姜二两

上二味，以水三升，煮取一升五合，去渣，分温再服。

芍药甘草汤方

芍药　甘草炙，各四两

上二味，以水三升，煮取一升五合，去滓，分温再服。

此论太阳之气去肌而入于三阴，在太阴所主之地中，而病三阴之气化也。伤寒脉浮者，浮为在表。自汗出者，邪入于肌而肌腠外虚也。小便数者，病太阴脾土之气不能转输其津液，故小便频数而短也。心烦者，病少阴君火之气也。微恶寒者，病少阴标阴之气也。脚挛急者，病厥阴风木之气而筋脉拘挛也。此太阳之气入于里阴，反与桂枝，欲攻其表，则表里阴阳之气不相顺接，便为厥矣。咽中干者，病厥阴、少阳之气也；烦躁者，病少阴、太阳之气也；吐逆者，病太阴、阳明之气也。此病三阴而兼及于三阳,阴阳外内之相通也。夫太阳之气内入,在太阴所主之地中,作甘草干姜汤温太阴之土气,以复其阴中之太阳。若厥愈者,太阳之阳气复也;足温者,太阴之土气和也。更作芍药甘草汤与之,以和厥阴之气,故其脚即伸。若胃气不和谵语者,胃络上通于心,少阴君火亢极而胃气不和,神气烦乱而因发谵语,故少与调胃承气汤以和少阴君火之气,以安少阴心主之神。若重发汗复加烧针者,则神气外亡而阳气益虚,故宜四逆汤主之。①

问曰:证象阳旦,按法治之而增剧,厥逆,咽中干,两胫拘急而谵语。师言:夜半手足当温,两脚当伸。后如师言。何以知此?答曰:寸口脉浮而大,浮为风,大为虚,风则生微热,虚则两胫挛。病形象桂枝,因加附子参其间,增桂令汗出,附子温经,亡阳故也。厥逆,咽中干,烦躁,阳明内结,谵语,烦乱,更饮甘草干姜汤。夜半阳气还,两足当热,胫尚微拘急,重与芍药甘草汤,尔乃胫伸,以承气汤微溏,则止其谵语,故知病可愈。

此复申明上文之意,桂枝一名阳旦汤,谓秉阳春平旦之气也。厥逆、咽干、胫急、谵语,通承上文之意以为问,皆因桂枝发汗而阴阳之气不相交济之所致也。后如师言者,诊脉而得其真也;风为阳邪而内虚故生微热。虚则阳气不足,故两胫挛。病形象桂枝者,似是而实非也。因加附子参其间者,言加附子参于甘草干姜汤之间,是为四逆。以阳旦汤增桂令汗出,盖汗出亡阳,附子温经而能追复其亡阳故也。所以明上文重发汗、烧针,用四逆汤以治少阴之神气外亡者如此。不但此也,更有太阴合阳明之厥冷而吐逆,厥阴合少阳之咽中干,少阴合太阳之烦躁,少阴火热合阳明之内结、谵语、烦乱。在太阴,更饮甘草

①【医理探微】

张氏从太阳之气入三阴之里解释此条,易于理解,并有利于临床应用。即邪入太阴用甘草干姜汤;邪入厥阴用芍药甘草汤;邪入阳明与调胃承气汤,"若胃气不和谵语者,胃络上通于心,少阴君火亢极而胃气不和,神气烦乱而因发谵语,故少与调胃承气汤以和少阴君火之气,以安少阴心主之神。"张氏认为"谵语"是胃热上扰心神,心神失常所致,符合《内经》原旨。另邪入少阴与四逆汤。

干姜汤,夜半阳气还而两足热,所以明上文作甘草干姜汤与之,以复其阳而厥愈足温者如此;在厥阴,胫尚微拘急,故重与芍药甘草汤,尔乃胫伸,所以明上文作芍药甘草汤与之,其脚即伸者如此而未已也。以调胃承气汤微溏,泄其心热,则止其谵语,所以明上文"胃气不和谵语,少与调胃承气汤"以和君火之气,以安心主之神者如此。如此故知病可愈。①

太阳病,项背强几几,无汗,恶风,葛根汤主之。

葛根汤方

葛根四两　麻黄三两　芍药二两　生姜三两　甘草二两　大枣十二枚　桂枝二两

上七味,以水一斗,先煮麻黄、葛根,减二升,去上沫,内诸药,煮取三升,温取一升,覆取微似汗。

自此以下凡四节,皆论太阳分部之表阳,邪薄之而循经下入也。夫邪薄于太阳之表而为太阳病,项背强几几则循于太阳之分部矣。邪拒于表,故无汗。从表而入于肌故恶风。葛根汤主之,葛根藤引蔓延,能通经脉,为阳

---

①【注文浅释】

张氏将此文分为三段进行注解。

第一段:"问曰:证象阳旦,按法治之而增剧,厥逆,咽中干,两胫拘急而谵语。"张氏认为这是说明"因桂枝发汗而导致阴阳之气不相交济之所致"。

第二段:"师言:夜半手足当温,两脚当伸。后如师言。何以知此? 答曰:寸口脉浮而大,浮为风,大为虚,风则生微热,虚则两胫挛。病形象桂枝,因加附子参其间,增桂令汗出,附子温经,亡阳故也。"所谓"后如师言",即"在太阴,更饮甘草干姜汤,夜半阳气还而两足热,所以明上文作甘草干姜汤与之,以复其阳而厥愈足温者如此;在厥阴,胫尚微拘急,故重与芍药甘草汤,尔乃胫伸"。仲景为什么会作出正确诊断? 张氏认为:"诊脉而得其真也;风为阳邪而内虚,故生微热。虚则阳气不足,故两胫挛。"

张氏同时指出,"病形象桂枝者,似是而实非也。因加附子参其间者,言加附子参于甘草干姜汤之间,是为四逆。以阳旦汤增桂令汗出,盖汗出亡阳,附子温经而能追复其亡阳故也。所以明上文重发汗、烧针,用四逆汤以治少阴之神气外亡者如此"。提出此段是对上文"若重发汗,复加烧针者,四逆汤主之"的进一步说明,突出了《伤寒论》条文之间的联系,颇有新意。

第三段:"厥逆,咽中干,烦躁,阳明内结,谵语,烦乱,更饮甘草干姜汤。夜半阳气还,两足当热,胫尚微拘急,重与芍药甘草汤,尔乃胫伸,以承气汤微溏,则止其谵语,故知病可愈。"张氏认为此段是解释对误治后可能出现的各种复杂表现的应对措施。即太阴虚寒用甘草干姜汤;厥阴不

足予芍药甘草;少阴火热合阳明之内结、谵语、烦乱,可以调胃承气汤治之。

此条文字比较费解,因而历代有不同解释。如陈无己认为:"前证脉浮,自汗出,小便数,心烦,微恶寒,脚挛急,与桂枝汤证相似,是证象阳旦也。与桂枝汤而增剧,得寸口脉浮大,浮为风邪,大为血虚,即于桂枝汤加附子,温经以补虚,增桂令汗出以祛风。"

尤在泾则认为:"此即前条之意,而设为问答,以明所以增剧及所以病愈之故。然中间语意殊无伦次,此岂后人之乎耶。"程郊倩认为:"一证中亡阳、阳结互具,故以厥逆,咽中干十五字并举,而治法之层次,因出其中。"

张氏之注文条理分明,切合临床,实"无负于仲祖之志云尔"。

明宣达之品，主治太阳经脉之邪；麻黄中空而象毛孔，主散表邪，配桂枝汤助津液血气充于肌腠皮肤。故取微似汗，而病可愈。

太阳与阳明合病者，必自下利，葛根汤主之。

此言太阳合阳明之气于皮部，从阳明之阖而下利，以见循经下入之义。合病者，合病二阳之气也。太阳主开于上，阳明主阖于下，此太阳从阳明之阖，故必自下利。病背俞之分而循经下入，故亦主葛根汤。[1]愚按：合病下利，乃天气下降，气流于地；葛根汤主之，乃地气上升，气腾于天之义也[2]。

太阳与阳明合病，不下利，但呕者，葛根加半夏汤主之。

不下利但呕者，太阳之气仍欲上腾，故加半夏宣通阳明燥气，以助太阳之开[3]。

太阳病，桂枝证，医反下之，利遂不止，脉促者，表未解也，喘而汗出者，葛根黄芩黄连汤主之。

葛根黄芩黄连汤方[4]

葛根半斤　　甘草二两　　黄芩三两　　黄连三两

上四味，以水八升，先煮葛根，减二升，内诸药，煮取二升，去滓，分温再服。

① 【医理探微】

"开阖枢"理论出自《素问·阴阳离合论》："是故三阳之离合也，太阳为开，阳明为阖，少阳为枢……是故三阴之离合也，太阴为开，厥阴为阖，少阴为枢。"《灵枢·根结》亦云："太阳为开，阳明为阖，少阳为枢……太阴为开，厥阴为阖，少阴为枢。"

王冰注："开合枢者，言三阳之气，多少不等，动用之殊也。夫开者所以司动静之基，合者所以执禁固之权，枢者所以主动转之微。由斯殊气之用，故此三变之也。"张氏在《素问集注》中云："开阖者，如户之扉，枢者，扉之转牡也。舍枢不能开阖，舍开阖不能转枢。是以三经者不得相失也。开主外出，阖主内入，枢主外内之间。"邪从太阳入阳明，阳明不能主阖，故下利。

新校正云："按《九墟》太阳为关，阳明为阖，少阳为枢。故关折则肉节溃缓而暴病起矣，故候暴病者，取之太阳。合折则气无所止息，悸病起，故悸者皆取之阳明。枢折则骨摇而不能安于地，故骨摇者取之少阳"。其认为"开阖枢"应作"关阖枢"可参。

② 【注文浅释】

太阳阳明合病，邪入大肠，故见下利。用葛根汤治下利，实开后世逆流挽舟治泄痢之先河。

③ 【注文浅释】

太阳阳明合病，胃气上逆，故予半夏止呕。

④ 【案例犀烛】

吕某，男，20岁，学生，因吃鱼引起下利便脓血，伴高热39.5℃，大便镜检有脓球，诊为细菌性痢疾，舌尖边红、苔黄腻，脉浮弦有力。予葛根、车前草各30克，黄芩、地榆各15克，川黄连、甘草各5克，苏叶12克。3剂后症状明显缓解，9剂而愈。（摘自《运用葛根黄芩黄连汤的体会》，作者陈奖文）

本方临证辨证要点是：腹泻、身热、粪便臭秽、肛门灼热、尿短赤、舌红苔黄，脉滑数。本方用以治疗急性肠炎、细菌性痢疾、中毒性菌痢。现代有人运用本方治疗形体肥胖、面色通红、结膜充血、舌质坚老的高血压病人。因葛根主"项背强"，因此对于高血压病伴颈项不舒的病人更为适宜。

全小林善用本方治疗以大便黏臭、舌苔黄厚腻为主要表现的 2 型糖尿病或代谢综合征病人。常用量为葛根 9～30 克，黄芩 9～15 克，黄连 9～30 克。全小林曾总结其临床应用黄连的经验，认为取其辛开苦降、调理脾胃之义，1.5～6 克投之即可；清热泻火解毒，短程应用，多在 15～30 克之间；而降糖，15～30 克为常用量，低于此剂量很难发挥其降糖效用，治疗糖尿病酮症，最大甚至可用至 120 克，在肥胖 2 型糖尿病初期，可予大剂量消导，"直折火势"，血糖平稳期选择中剂量，糖尿病胃肠病变时使用小剂量，取"四两拨千斤"之效。同时，由于本方以清热为主，三药药性均偏寒凉，故大剂量应用时务必注意配伍。姜为黄连的天然伴侣，在葛根芩连汤中，全小林常将甘草易为生姜或干姜，即取其辛温暖胃之力强于甘草之意。为防苦寒伤胃，脾胃正常者，黄连和干姜可以 6：1 的比例配伍；脾胃虚弱者，黄连和干姜的比例可达 3：1 甚至 1：1，如此配伍，可存其降糖之用，而去其苦寒之性。

（摘自《葛根、黄连、黄芩治疗 2 型糖尿病胃肠湿热证——全小林三味小方撷萃》，作者王涵）

⑤【医理探微】

葛根黄芩黄连汤制方之理在于太阳表邪未解，邪陷阳明，大肠湿热壅滞，里热蒸肺迫肠，升降失调，津液外泄，主治表邪未解，邪陷阳明。

脉促：《伤寒论》中通常以"浮脉"提示表证，因此这里的"脉促"当指类似于"浮脉"之类的趋于体表的脉象。故张注："脉促者，太阳阳气外呈，不与里阴相接"，而非《伤寒论》辨脉法篇所云

高子曰："上三节乃太阳经脉之从上而下者，复可从下而上；此言太阳肌腠之从外而内者，亦可从内而外也。"太阳病桂枝证者，病太阳之气而涉于肌腠也。医反下之，则妄伤其中土，以致利遂不止。脉促者，太阳阳气外呈，不与里阴相接，故曰表未解也。喘而汗出者，乃肌腠之邪欲出于表，故宜葛根黄芩黄连汤主之。葛根、甘草从中土而宣达太阳之气于肌表，黄芩、黄连清里热而达肺气于皮毛⑤。

太阳病，头痛发热，身疼，腰痛，骨节疼痛，恶风，无汗而喘者，麻黄汤主之。

麻黄汤方⑥

麻黄三两　　桂枝二两　　甘草一两　　杏仁七十个

"脉来数，时一止复来"之促脉。

"喘而汗出"的喘，指呼吸喘促，是由于发热所致，非哮喘或肺部热盛引起。故张注："喘而汗出者，乃肌腠之邪欲出于表。"

⑥【案例犀烛】

案 1：范佐，伤寒六七日，形寒发热，无汗而喘，头项腰脊强痛，两脉浮紧，为不传也，麻黄汤主之。治以麻黄一钱，桂枝一钱，炙草八分，杏仁三钱。

佐景按：此吾师早年之方也，观其药量之轻，可以证矣。师近所疏麻桂之量常在三五钱之间，因是一剂可愈疾。师常诏余侪曰：予之用大量，实由渐加而来，非敢以人命为儿戏也。夫轻剂愈疾也迅。医者以愈病为职也，然则予之用重量，又岂得已

也哉？

案 2：黄汉栋，夜行风雪中，冒寒，因而恶寒，时欲呕，脉浮紧，宜麻黄汤。治以生麻黄三钱，川桂枝三钱，光杏仁三钱，生甘草钱半。

拙巢注：汉栋服后，汗出，继以桔梗五钱，生草三钱，泡汤饮之，愈。（摘自《曹颖甫医著大全》，作者曹瑛）

按：麻黄汤主症是恶寒、发热、无汗而喘、头痛、周身疼痛，脉浮紧或浮数，但不必诸证悉具。案 1 形寒发热，无汗而喘，头项腰脊强痛，两脉浮紧，诸症悉具。案 2 仅恶寒，脉浮紧，反而出现时欲呕。此寒犯胃，胃气上逆，确属麻黄汤证之理，故二案皆可用麻黄汤。对于麻黄汤用量，又当根据邪之轻重、体质之强弱、对药物的反应等具体情况灵活运用。

上四味,以水九升,先煮麻黄,减二升,去上沫,内诸药,煮取二升半,去滓,温服八合,覆取微似汗,不须啜粥,余如桂枝汤将息法。

此论寒伤太阳通体之表气,而为麻黄汤证。太阳病头痛者,病太阳之气在上也。发热者,感太阳之标阳而为热也。太阳之气为寒邪所伤,故身疼腰痛。《经》云:"节之交,三百六十五会,神气之所游行出入。"寒伤神气,故骨节疼痛。肌表不和,故恶风。寒邪凝敛于皮毛,故无汗。表气不通,故喘。宜麻黄汤,通达阳气以散表邪。麻黄空细如毛,气味苦温,主通阳气达于肤表;又肺主皮毛,配杏仁以利肺气而通毛窍;甘草和中而发散;桂枝解肌以达表。覆取微似汗者,膀胱之津液随太阳之气运行肤表,由阳气之宣发而后熏肤、充身、泽毛,若雾露之溉,如大汗出,则津液漏泄矣。不须啜粥者,此在表之津液化而为汗,非中焦水谷之精也。

太阳与阳明合病,喘而胸满者,不可下,宜麻黄汤。

太阳之气从胸上出,而膺胸乃阳明所主之分部,故二阳合病,喘而胸满,宜从太阳之表而用麻黄汤,不可从阳明之阖而妄下也。①

太阳病十日以去,脉浮细而嗜卧者,外已解也。设胸满胁痛者,与小柴胡汤。脉但浮者,与麻黄汤。

此言太阳少阴之气合于肌表并主神机出入之义。太阳病者,本太阳之为病也。十日以去,当少阴主气之期。脉浮细者,太阳之为病,脉浮及于少阴则脉细也。嗜卧者,阴阳荣卫之气交相舒应,故曰外已解也。设胸满胁痛者,太少未尽之邪从胸胁而外达,宜与小柴胡汤。脉但浮而不细者,太阳之气从外达表,宜与麻黄汤。愚按:小柴胡汤、麻黄汤,不过假此以明太少之由枢而外,从外而表,

① 【医理探微】

太阳风寒外束可见气喘;阳明里热熏蒸,亦可见气喘。阳明气喘当见腹满,今见胸满,表明病位在肺。膺胸乃阳明所主之分部,喘而胸满,所以说是太阳阳明合病。

非真与之,故曰设也。

太阳中风,脉浮紧,发热恶寒,身疼痛,不汗出而烦躁者,大青龙汤主之。若脉微弱,汗出恶风者,不可服,服之则厥逆,筋惕肉𥆧,此为逆也。𥆧,音舜,动貌。

大青龙汤方①

麻黄_{六两}　桂枝_{二两}　甘草_{二两}　杏仁_{四十枚}　大枣_{九枚}　生姜_{三两}　石膏_{如鸡子大}

上七味,以水九升,先煮麻黄,减二升,去上沫,内诸药,煮取三升,去滓,温服一升,取微似汗,出多者,温粉扑之。一服汗者,停后服。

此言风伤太阳而内干少阴之气化也。太阳中风,脉浮紧者,浮则为风,风乃阳邪,入于里阴,阴阳邪正相持则脉紧也。发热恶寒、身疼痛者,太阳受病也。不汗出者,表邪内入也。

烦躁者,太阳而得少阴之气化也。此风邪随太阳之气内入,与少阴之热气相接,故宜大青龙汤主之②。用麻黄配石膏通泄阳气,直从里阴出表,甘草、姜、枣助中焦水谷之津而为汗,配桂枝以解肌、杏子以疏表。此病气随太阳内入,宜从里阴而宣发于外。若脉微弱,里气虚也,汗出恶风,表气虚也。表里皆虚,大青龙汤不可服。服之,则阴阳表里不相顺接而为厥逆矣。太阳主筋,阳气虚而筋惕;少阴心主之神合三焦出气以温肌肉,心液虚而肉𥆧。筋惕肉𥆧③,此为治之逆也。

伤寒脉浮缓,身不疼,但重,乍有轻时,无少阴证者,大青龙汤发之。

此言寒伤太阳而内干太阴之气化也。伤寒脉浮缓

① **【案例犀烛】**

蒋某,女,20 岁。月经先后不定期四月,本月已三次,量多色黯。时偶有寒热,但始终不作汗,腰背痛,渴喜冷饮,小溲短赤热痛,便秘,舌赤,苔薄黄微干,白苔少许,脉浮紧,左关弦数,右关洪。观其热已甚而表寒未罢,不汗则热不得泄,徒清无益,恐愈遏而愈甚,当发之达之也。议大青龙法:净麻黄 15 克,桂枝 5 克,杏仁 10 克,生石膏(先下)5 克,大枣 10 克,生姜 8 克,炙甘草 5 克。按法服药取汗后,诸证减其大半。继服二、三煎,其汗由少至无,诸证告愈。查,脉已缓,唯左关弦数,舌红无苔,改投丹栀逍遥散加生地,三剂而月事一直正常。(摘自《用大青龙汤一得》,作者蒋元茂)

按:患者偶有寒热,但始终不作汗,腰背痛,仍表寒未除,又见渴喜冷饮,小溲短赤热痛,便秘,舌赤等里热见证,正是外有表寒,内有郁热的大青龙汤方证,故药后三剂而诸证皆除。

现代临床常用大青龙汤治疗流感发热、支气管哮喘、慢性支气管炎合并感染、荨麻疹、痤疮等疾病,以外有表寒、内有郁热为辨证要点。由于本方麻黄用量较大,服用时需要注意:①先煮取麻黄,去上沫;②温分三次服用;③取微微汗出为佳;④如出汗过多,可用温粉扑之以止汗。温粉:孙思邈记为"煅牡蛎、生黄芪三钱,粳米炒一两,共研细末";⑤若过汗甚至亡阳,出现恶风、烦躁、不得眠等变证,应当及时救治。

② **【注文浅释】**

此处指出大青龙汤证外寒里热的本质。

③ **【注文浅释】**

筋惕肉𥆧:体表筋肉不自主地惕然瘛动。

者,邪在太阳则浮,入于太阴则缓。《太阴篇》云:"伤寒脉浮而缓,手足自温者,系在太阴。"身不疼者,邪正之气并陷于内而不在于肌表也。身重者,一身乃太阴坤土之所主,邪薄之而气机不利也。乍有轻时者,太阴主开有时,合太阳之开而外出也。上节"不汗出而烦躁",乃少阴之证,此身不疼而但重,乃太阴之证,故曰"无少阴证者,大青龙汤发之"①。入于坤土之内,故曰发,犹用越脾之发越其病气也。凌氏曰:"此汤与越脾汤大略相同,盖脾主地而主太阴也。"

伤寒表不解,心下有水气,干呕发热而咳,或渴,或利,或噎,或小便不利,少腹满,或喘者,小青龙汤主之。

小青龙汤方②

麻黄　芍药　细辛　干姜　甘草　桂枝各三两　半夏半斤,洗,后仿此　五味子半斤

上八味,以水一斗,先煮麻黄,减二升,去上沫,内诸药,煮取三升,去渣,温服一升。若渴,去半夏,加栝蒌根三两;若微利,去麻黄,加荛花如鸡子大,熬令赤色;若噎,去麻黄,加附子一枚,炮;若小便不利,少腹满,去麻黄,加茯苓四两;若喘,去麻黄,加杏仁半斤,去皮尖。

① 【医理探微】

大青龙汤证有"烦躁"是阳盛则烦,少阴证有"躁烦"是阴盛则躁,须鉴别。

大青龙汤证见身重困倦,乃热壅于太阴,致气机不利;少阴证阳气虚衰,"但欲寐",精神不振,也可出现身重倦怠。但前者乍有轻时,后者无休止状,亦需明辨。

② 【案例犀烛】

张某,男,24 岁。2006 年 7 月 24 日初诊:一周前感冒,恶寒发热,经服西药治疗,现已不恶寒,咳嗽频。脉沉弦拘,舌稍红苔白。

处方:麻黄 8 克,桂枝 10 克,细辛 5 克,干姜 5 克,五味子 5 克,白芍 10 克,半夏 10 克,炙甘草 7 克,杏仁 10 克,鱼腥草 30 克。3 剂,水煎服,一日三服。二诊:咳嗽明显减轻,但未已。脉仍沉弦,拘象略减,舌可。仍宗前方三剂而愈。按:此例证属外寒引动内饮而致的咳嗽,脉沉弦拘为寒饮所致,脉证相符,故投以小青龙汤六剂而愈。(摘自《国医大师李士懋教授运用小青龙汤经验》,作者王超)

按:目前教材均以小青汤治疗恶寒、发热、咳嗽、气喘、呕恶、脉浮紧为主症,认为其病机是风寒外束,水饮内停。陈瑞春先生在《伤寒论实践》一书中认为小青龙"肺脾肾药配伍,是仲景治痰的要药。从生理病理的关系理解,用于寒痰宿肺之证,疗效是十分确切的。至于有人认为本方为治外有表寒,内有里水的说法,不必拘泥之。临床用小青龙汤治痰饮,没有表证亦可运用,方中麻、桂并非为肯证而设,且与干姜、细辛、五味子之辛甘温收之品同用,显然不只是发表"。本案前已经西药治疗,恶寒已除,但水饮仍在,故仍用小青龙。诚如《伤寒论译释》中所说:"心下有水气,是本证的主要原因,由于内饮与外寒相搏,所以发生以上各种病变,不过以干呕,发热,咳嗽,是小青龙汤证的常见症状。"

《经》云："在天为寒，在地为水。"水气即寒水之气而无形者也。太阳秉膀胱寒水之气，运行于肤表，出入于胸膈。今寒伤太阳正气，不能运行出入，故表不解而致心下有水气①。水气逆于心下，故干呕。表不解，故发热。水寒上逆，故咳。气不化而水不行，故有或渴，或利，或噎，或小便不利，少腹满，或喘诸证，但见一证即是，不必悉具，小青龙汤主之。用麻黄、桂枝解肌表之寒邪；甘草、干姜、半夏助中焦之火土；芍药、细辛、味子启春生之木气，达太阳之水气，从胸膈而转达于肌表，表气行而水气散矣。若渴者，水逆于下，火郁于上，去半夏之燥，加蒌根以启阴液。利者，水寒下乘而火气不能下交，莞花②秉性虽寒，能导心气以下降，花萼在上，如鸡子大，熬令赤色，咸助心火下交之义。水得寒气，冷必相抟，其人即噎，加附子以温水寒。小便不利，少腹满者，水气下逆，故加茯苓补中土以制伐其水邪。喘者，水气上乘而肺气厥逆，故加杏仁以利肺气。此皆水寒内逆，故并去其麻黄③。

伤寒，心下有水气，咳而微喘，发热不渴。服汤已渴者，此寒去欲解也。小青龙汤主之。

伤寒，心下有水气，承上文而言也。咳而微喘，即表不解之意也。病太阳之表阳，故发热。内有水气，故不渴。上文言"喘者，去麻黄，加杏仁"，夫肺主皮毛，麻黄中空而利毛窍，喘不必去。又言"渴，去半夏，加栝蒌根"，亦有寒去欲解之渴，不在加减之内，故于此复明之。莫氏曰："小青龙汤主之，当在'服汤已'之上。"马氏曰："所谓大青龙者，乃在天之龙，能行云施雨，涣汗其大号；小青龙者，乃潜藏始蛰之龙，主行泄冬令之寒水。即大、小柴胡、承气、陷胸诸方之命名亦属此义。"

---

① 【注文浅释】
太阳为开，水气的运行依赖于阳气的蒸腾气化。太阳枢机不利，水液运行失常，故易出现各种水液内停之症。

---

② 【注文浅释】
莞花是桃金娘科、瑞香科、莞花属的植物。《本经》曰其"主伤寒温疟，下十二水，破积聚、大坚癥瘕，荡涤肠胃中留癖、饮食，寒热邪气，利水道"。《别录》曰其"疗痰饮咳嗽"。

---

③ 【注文浅释】
指出小青龙汤主要针对水寒内逆，从"去麻黄"可知临床应用本方，表证不必必具。

太阳病，外证未解，脉浮弱者，当以汗解，宜桂枝汤。

自此以下，凡十五节论桂枝、麻黄二汤各有所主，为发汗之纲领。言邪有在表、在肌之浅深，汗有津液、血液之变化。夫皮毛为表，肌腠为外，太阳病，外证未解，肌腠之邪未解也。浮为气虚，弱为血弱，脉浮弱者，充肤热肉之血气两虚，宜桂枝汤以助肌腠之血气而为汗。^①

太阳病，下之微喘者，表未解故也。桂枝加厚朴杏仁汤主之。

桂枝加厚朴杏仁汤方

桂枝三两　甘草二两　生姜三两　芍药三两　大枣十二枚　杏仁五十枚　厚朴二两，炙，去皮，后仿此

上七味，以水七升，微火煮取三升，去滓，温服一升，覆取微似汗。

此言肺气通于皮毛，虽下之，而不因下殒。微喘，表未解者，宜桂枝汤加厚朴杏仁从肌而达表。燕氏曰："此与'喘家作桂枝汤加厚朴杏子'同一义也。"

太阳病，外证未解，不可下也，下之为逆。欲解外宜桂枝汤。

上节言表未解者不可下，此言外证未解者，不可下也，故曰"下之为逆，欲解外者，宜桂枝汤"。张氏曰："下之为逆者，逆于中焦也，'为逆'二字，对上'微喘'二字看表外之证，从可识矣。"^②

太阳病，先发汗不解，而复下之，脉浮者不愈。浮为在外，而反下之，故令不愈。今脉浮，故知在外，当先解外则愈，宜桂枝汤。

此言先汗、复下，仍脉浮而不愈者，先宜桂枝汤以解外也。

太阳病，脉浮紧，无汗，发热，身疼痛，八九日不解，表证仍在，此当发其汗。服药已，微除，其人发烦目瞑。剧者必衄，衄乃解，所以然者，阳气重故也。麻黄汤主之。

此言太阳合并于三阳，用麻黄汤而后衄者，阳热盛而宜解也。脉浮紧、无汗、发热、身疼痛，太阳标阳受病也。八九日不解，表证仍在，乃太阳合阳明、少阳之气而在表，故当发其汗。服药已，微除者，服麻黄汤而表证微除。其人发烦者，阳热盛而病及于络脉也。阳热盛则卫气不得从太阳之睛明而出，故目瞑①。剧者必迫血上行而为衄，衄乃解，所以然者，太阳合阳明、少阳之气在表而阳气重故也。麻黄汤主之，宜在"当发其汗"之下②。愚按："太阳病，得之八九日，如疟状"，乃阳明、少阳之气合并于太阳，故用桂枝麻黄各半汤从太阳而解。此太阳病八九日不解，乃太阳之气合并于阳明、少阳，故发烦、目瞑，必衄，从阳明、少阳而解，观"阳气重"一语而义可知矣。③

太阳病，脉浮紧，发热，身无汗，自衄者，愈。

此申明上文之义，言脉浮紧、发热、无汗，有用麻黄汤因致衄而解者，有不因发汗而自衄以愈者。

二阳并病，太阳初得病时，发其汗，汗先出不彻，因转属阳明，续自微汗出，不恶寒。若太阳病证不罢者，不可下，下之为逆，如此可小发汗。设面色缘缘正赤者，阳气怫郁在表，当解之、熏之；若发汗不彻，不足言阳气怫郁不得越，当汗不汗，其人躁烦，不知痛处，乍在腹中，乍在四肢，按之不可得，其人短气，但坐以汗出不彻故也，更发汗则愈。何以知汗出不彻，以脉涩故知也。

①【注文浅释】
目瞑：眼睛闭合，不欲睁开。阳邪伤血，阳盛则畏光，所以闭目不欲睁眼。

②【注文浅释】
张氏指出"麻黄汤主之"属于倒装句，符合实际。因外邪衄解之后，不可能再服麻黄汤。

③【临证薪传】
张氏指出"太阳病，脉浮紧，无汗，发热，身疼痛，八九日不解，表证仍在，此当发其汗"，当用桂枝麻黄各半汤小发其汗，颇有见地。从后文云，服麻黄汤后病人出现"微除，其人发烦目瞑"，可知是因为服用麻黄汤太温的缘故。严重时病人可出现衄血。由于汗血同源，一衄之后，邪热得外泄，病随之而解。

由此可见，"衄"是机体自身的保护反应，为或有症状，非服麻黄汤之正常反应。下文"太阳病，脉浮紧，发热，身无汗，自衄者，愈"可作佐证。

此言太阳汗出不彻,转属阳明而为并病者,更当小发其汗也。二阳并病,因太阳之表汗不彻而转属阳明。续自微汗出者,阳明水谷之精也。不恶寒者,阳明之热化也。若太阳病证不罢者,不可下,下之为逆,非其治矣,如此可小发汗者,或用桂枝麻黄各半汤可也。[①]设面色缘缘正赤者,此阳明之气怫郁在表,当用汤药熏蒸其面以解之[②]。若因太阳之发汗不彻,不足言阳明之气怫郁不得越矣,盖当小发其汗而不汗,以致其人躁烦,不知痛处者,太阳合少阴之气化也。乍在腹中,乍在四肢者,阳明合太阴之气化也。按之不可得者,经脉为病也。其人短气者,一呼一吸,脉行六寸,血脉涩阻,则呼吸不利而短气也。然此无有定处之证,但坐以汗出不彻故也,更发其汗,使经脉之血气行散于肌腠之外内则愈。何以知汗出不彻?以脉涩故知皮腠之不通,由于经脉之阻塞也。姚氏曰:"更发其汗,宜桂枝汤,'脉涩'二字更贯通节。"

脉浮数者,法当汗出而愈。若下之,身重心悸者,不可发汗,当自汗出乃解。所以然者,尺中脉微,此里虚,须表里实,津液自和,便汗出愈。

此论下焦之津血虚者,不可更发其汗也。脉浮数者,乃太阳标阳为病,法当汗出而愈。若下之,身重心悸者,津气虚而身重,血气弱而心悸也,故不可发汗,当自汗出乃解。所以然者,津血生于下焦,里气主之,尺中脉微,此里虚矣。须俟其表里实,津液自和,便汗出愈,而不可更发其汗也。

脉浮紧者,法当身疼痛,宜以汗解之。假令尺中迟者,不可发汗,何以知之然?以荣气不足,血少故也。

此论胞中[③]之血液虚者,亦不可发汗,故与上节皆以尺候之。假令尺中迟者,以荣气不足,血少故也。夫流

① 【临证薪传】
　　从仲景原文分析,病人"续自微汗出,不恶寒",此乃太阳表证未罢,并发阳明里实。因太阳表证未罢,故不可用下法,阳明里证已见,不宜峻剂发汗,只可小发其汗,兼以清热。张氏提出可以"桂枝麻黄各半汤"小发其汗。桂麻各半汤实为发散邪气,扶助正气之发汗轻剂。但本证阳明之热已显,恐非所宜。用于表郁邪轻,外寒内热之发热多、恶寒少、口微渴、心烦的桂枝二越婢一汤证,恐更适用于本证。

② 【医理探微】
　　面色缘缘正赤:指满面持续发红。缘缘,持续不断。正赤,大红色。怫郁,抑郁,郁闷,引申为阳气被外邪所抑郁。此乃阳明经气被邪气抑郁不散,阳气不得发散所致,大多注家认为应当清解阳明经热,兼解太阳邪郁。张氏则提出"用汤药熏蒸其面以解之",当属于外治之法,或可试用。

③ 【注文浅释】
　　胞中:指女子胞。张氏将"尺中迟"解释为"胞中之血液虚",恐非仲景本意。成无己注:《针经》曰"夺血者无汗",尺脉迟者,为荣血不足,故不可发汗。此注义长。

①【注文浅释】

　　澹渗：慢慢渗透。澹，水波纤缓的样子。

②【案例犀烛】

　　张静远治发热案：病者，女，36 岁，外感发热 1 月余，恶寒，早上不发热，下午开始发热，晚间发热厉害，最高达 40 ℃，胸腹出疹，颈项有水痘，无汗，苔薄黄，脉浮而数，稍滑，在医院用抗生素、物理降温等治疗，中药初以柴胡桂枝汤治疗，后以银翘散加减治疗，均不效。1 个月后转入省中医院，医仿仲师桂枝二越婢一汤制方小汗之。（摘自《〈伤寒论〉第 52 条探微》，作者张静远）

　　按：此为寒伤太阳，久而郁于表，化热之象。因此虽脉浮数，仍不可过早用辛凉之剂，故初用柴胡桂枝汤、银翘散均无效。故用桂枝二越婢一汤小汗。仍可取用麻黄汤之意。

　　临床应当注意："脉浮而数"，若表热已成，毋庸置疑，当以辛凉为主。但若病证仍在太阳，亦可用麻黄汤发汗或小发汗。感受寒邪的表寒证多体温升高，脉跳加快，必定脉数。在《伤寒论》辛温治表中，就有"服桂枝汤，大汗出，脉洪大者，与桂枝汤，如前法……"，所以浮数脉不仅见于风热表证，亦可见于风寒表证，不可拘泥，应全面综合分析。

③【临证薪传】

　　桂枝本为解肌，但对于营卫不和之自汗证，亦可用之止汗。曾治一妇人产后，臀部出汗二月，恶风，汗出不温，虽在冬季，乃汗出不止，脉弱。予桂枝 10 克，白芍 10 克，炙甘草 6 克，生姜 2 片，大枣 3 枚，五剂而愈。

　　溢于胞中之津液，奉心神化赤而为血，从冲脉、任脉布散于外，充肤热肉，澹渗①皮毛。荣气者，血之气也，是以荣气不足则血少，血少者不可发汗，所谓"夺血者无汗"也。

　　脉浮者，病在表，可发汗，宜麻黄汤。脉浮而数者，可发汗，宜麻黄汤。②

　　此反结上文两节之意，上文曰"脉浮数"，曰"脉浮紧"，此但言浮而不言紧，故下文第三节复言"伤寒脉浮紧"，以申明衄血之不同于荣血也。

　　病常自汗出者，此为荣气和。荣气和者，外不谐，以卫气不共荣气和谐故尔。以荣行脉中，卫行脉外，复发其汗，荣卫和则愈，宜桂枝汤。

　　此言桂枝汤能宣发荣卫之气血而为汗，又能调和荣卫之气血而止汗也。病常自汗出者，此为荣气和，言荣气自和于内也。故申言荣气和者，外不谐，所谓外不谐者，以卫气不共荣气和谐故尔，所谓不共和谐者，以荣自行于脉中，致卫自行于脉外。此虽自汗，当以桂枝汤复发之，荣卫和而病自愈，桂枝汤所以能发汗，而复能止汗者如此③。

　　病人脏无他病，时发热，自汗出，而不愈者，此卫气不和也。先其时发汗则愈，宜桂枝汤。

　　上节自汗出，言荣气自和于内，致卫气不与相谐而其病在荣；此节自汗出，言卫气不和于外，致荣气不与相将，故时发热自汗出而其病在卫。时发热者，发热有时也。先其时发汗者，先其未热之时，而以桂枝汤发其汗也。合上二节皆言桂枝汤调和荣卫之义。

　　伤寒脉浮紧，不发汗，因致衄者，麻黄汤主之。

　　朱氏曰："此节当在荣卫二节之前，或编次之误也。"

姚氏曰:"须看'不发汗'三字,言未经发汗因致衄而未解者,麻黄汤主之;若如前节之发汗而衄与自衄者愈,又不必麻黄汤矣。"

伤寒不大便六七日,头痛有热者,与承气汤。其小便清者,知不在里,仍在表也,当须发汗;若头痛者必衄,宜桂枝汤。

此论承气之上承热气,以明头痛有在上、在表、在经之不同。伤寒不大便六七日,热邪内乘也。头痛者,病太阳之在上也。有热者,里有热也。夫承气者,乃承在上之热气而使之下泄,头痛有热,故可与承气汤。其头痛而小便清者,知热不在里,仍在表也,当须发汗。若发汗不已而复头痛者,太阳高表之邪入于经脉,故必衄,宜桂枝汤。言头痛有在上、在表、在经之不同者如此。张氏曰:"当须发汗,宜麻黄汤。"[①]鲁氏曰:"本论中凡言不大便几日,止论大便之日期,非关六气之日期也。"

伤寒发汗已解,半日许复烦,脉浮数者,可更发汗,宜桂枝汤。

伤寒发汗而表邪已解,半日许复烦者,未尽之余邪传舍于肌腠之间,故复烦而脉浮数也,宜桂枝汤更发其汗,以解肌腠之余邪,此言桂枝汤主解肌腠未尽之余邪而为汗也。愚按:半日许复烦者,犹之日西而太阳之气从表入肌之意也。钱氏曰:"上凡十五节,论麻黄、桂枝二汤乃发汗之主方,而各有分别。汗乃津液、血液所化而各有生原,有阳气重而汗随衄解者,有汗出不彻而更发其汗者,有病常自汗出而复宜发汗者,有先用麻黄汤而后用桂枝汤者,有津液气血虚而不可发汗者,有邪复入于肌腠而更宜汗解者,夫伤寒首重汗下,故于此申明发汗之总纲。"

① 【医理探微】

对于本条,注家多认为属于倒装文法,"若头痛者必衄"当在"宜桂枝汤"之后。即仲景从小便辨别病位的表里。病人不大便,症见头痛、发热,若因阳明腑实所致,当用承气汤下之。但临床要验小便:如小便黄赤,当里热无误;若小便清,则里无燥热,断不可用下法,病位仍在表,宜用桂枝汤解外。若太阳经邪不解,头痛日久,阳郁较重,可因热伤阳络而衄血。

而张氏认为本条是对头痛的辨证,提出头痛有在上、在表、在经之不同:头痛有热,可承在上之热气而使之下泄,用承气汤;头痛而小便清者,知热不在里,仍在表也,当须发汗,用麻黄汤;若发汗不已而复头痛者,太阳之邪入于头部之经脉,可见衄血,宜桂枝汤治疗,亦为一家之言。

凡病若发汗、若吐、若下、若亡血、亡津液，阴阳自和者，必自愈。

愚按：自此以下十三节，首二节言津液虽亡而阴阳自和者愈，三、四、五节言汗下而脉微细、脉沉微、脉沉迟，是为虚寒亡血之证，六、七、八、九、十节言发汗不解致伤五脏之气而阴阳不和，十一、二节言太阳、少阴之神气虚微，至末第十三节乃言胃实之证以结之。此言发汗、吐、下后虽亡血、亡津液，若阴阳和者必自愈，凡风寒暑湿燥火之病皆然，不独伤寒已也。

大下之后，复发汗，小便不利者，亡津液故也，勿治之，得小便利，必自愈。

此言大下后，复发汗，津液亡而小便不利，得小便利而自愈者，亦上文"阴阳自和"之意也。[①]

下之后，复发汗，必振寒脉微细。所以然者，以内外俱虚故也。

钱氏曰："合下三节皆论内亡血液，故言证而及于脉也。"下后复汗，必振寒者，太阳阳气虚于外也；脉微细者，少阴阴血虚于内也。所以然者，以阴阳血气内外俱虚故也。

下之后，复发汗，昼日烦躁而不得眠，夜而安静，不呕不渴，无表证，脉沉微，身无大热者，干姜附子汤主之。

干姜附子汤方[②]

干姜一两　附子一枚，生用，去皮，破八片，后仿此

上二味，以水三升，煮取一升，去滓，顿服。

莫氏曰："上节言阴阳血气皆虚，此节言阳气虚，下节言阴血虚。"昼日烦躁不得眠者，昼为阳，阳虚外越故上烦

下躁而不得眠也。夜而安静者，夜为阴，阴气内存故安静而不呕渴也①。无表证者，无太阳表热之证也。脉沉微则生阳之气不升。身无大热则表阳之气外微。故主干姜附子汤，生附启下焦之生阳，干姜温外微之阳热②。

发汗后，身疼痛，脉沉迟者，桂枝加芍药生姜人参新加汤主之。

桂枝加芍药生姜人参新加汤方

桂枝二两　芍药四两　甘草二两　人参三两　大枣十二枚　生姜四两

上六味，以水一斗二升，煮取三升，去滓，温服一升。

发汗后，身疼痛者，血液内亡也。脉沉迟者，血液亡而经脉虚微也。故用桂枝汤助三焦之血液，加人参增姜、芍以资心主之神气，神气充而血液生矣。曰新加汤者，谓集用上古诸方治疗表里之证，述而不作如此汤方，则其新加者也，亦仲祖自谦之意。③

发汗后，不可更行桂枝汤。汗出而喘，无大热者，可与麻黄杏仁甘草石膏汤主之。

麻黄杏仁甘草石膏汤方

麻黄四两　杏仁五十个　甘草二两　石膏半斤

① 【医理探微】

本条的主要变证是烦躁，张氏认为白天阳气旺，内虚之阳乘阳旺之时与阴邪相争，所以昼日烦躁不得眠；夜间阴气盛，体内阳虚无力与阴邪相争，故夜间安静。

② 【临证薪传】

仲景善用生附子以回阳救脱，且多与干姜相伍。《伤寒论》中仲景生附子与干姜相配共有干姜附子汤等8方。

③ 【案例犀烛】

男，45岁。胃病多年，时轻时重，常有发作。近接受胃镜查病理：胃黏膜糜烂溃疡，又有幽门螺杆菌（＋＋）。空腹痛甚，嘈杂刺感，泛酸胀满，肢冷畏寒，喜得温按。

刻诊：面容憔悴萎黄，肌肉瘦削，气短乏力，精神萎靡，脉右关沉迟，余部皆弦。辨证：里虚中寒，菌株感染，蚀膜灼络，血瘀疼痛。

治法：温胃散寒，补中和营，杀菌解毒，活血止痛。方药：新加汤加味。组成：桂枝15克，芍药40克，甘草20克（炙），生姜20克（切），大枣10枚（擘），党参30克，黄连8克，吴茱萸5克，青木香15克，川椒12克，延胡索15

克，汉三七5克（冲）。水煎分2次，早晚温服。复诊：药服10剂，疼痛缓解，欲彻底根治，改制丸剂常服。（摘自《桂枝加芍药生姜各一两人参三两新加汤方证》，作者刘颖）

按：桂枝加芍药生姜人参新加汤为桂枝汤加重芍药、生姜用量，再加人参而成。方以桂枝汤调和营卫，重用芍药以增加和营养血之功；加重生姜用量，外则协助桂枝宣通阳气，内则调和脾胃，以利气血生化。人参益气生津。诸药合用，调和营卫，益气血，除身痛，故有无表证皆可应用。临床常用于慢性心律失常、消化性溃疡、失血性贫血等属于营卫不和兼气营两亏者的治疗。

上四味,以水七升,煮麻黄,减二升,去上沫,内诸药,煮取二升,去滓,温服一升。

此言在表之邪不解,内乘于肺而为喘也。以桂枝汤发汗后,不可更行桂枝汤,盖太阳之气主皮毛,而肺气亦主皮毛。若汗出而喘,乃肌腠虚而表邪未解,致内薄于肺而为喘。无大热者,太阳标阳内乘也。标阳内乘,肺气怫郁,治宜直达太阴之肺气于皮毛,发越太阳之标阳而外出,故可与麻黄杏仁甘草石膏汤主之①。金氏曰:"汤方解义,与越脾汤大略相同。"

发汗过多,其人叉手自冒心,心下悸欲得按者,桂枝甘草汤主之。

——— 桂枝甘草汤方 ———

桂枝四两　甘草二两

上二味,以水三升,煮取一升,去滓,顿服。

此因发汗而虚其心气也。发汗过多,则过伤其心液矣。其人叉手自冒心②者,心主之气虚也。心下悸欲得按者,下焦之气乘虚上奔,故悸而欲按也。宜桂枝保固心神,甘草和中以防御其上逆③。

发汗后,其人脐下悸者,欲作奔豚,茯苓桂枝甘草大枣汤主之。

——— 茯苓桂枝甘草大枣汤方 ———

茯苓半斤　桂枝四两　甘草四两　大枣十五枚

上四味,以甘澜水一斗,先煮茯苓,减二升,内诸药,煮取三升,去滓,温服一升,日三服。作甘澜水法:取水二

---

① 【注文浅释】
张氏认为表邪未解,内迫于肺,热迫津液外泄,故见汗出而喘,无大热为热郁于里,外热反而较轻,所以治疗宜用麻黄杏仁甘草石膏汤直达病所,清泄肺热,宣开肺气。

② 【注文浅释】
叉手自冒心:目前多作两手交叉覆按自己心胸部位。又"叉"作"分叉"解;"冒"为河南方言,当作"摸"解。"叉手自冒心"指叉开手,自摸心前区。于义亦通。

③ 【临证薪传】
此处桂枝配甘草,取《素问·阴阳应象大论》"辛甘发散为阳"之义以温通心阳。本方是治疗心阳不足证的基本方,不仅可用于心阳虚的心悸不安,对于心气衰而水气上泛亦有较好疗效。

斗，置大盆内，以勺扬之，水上有珠子五六千颗相逐，取用之。

此因发汗，而更虚其肾气也。发汗后，其人脐下悸者，是虚其肾脏之精血矣。夫肾脏之精血虚，则虚气反欲上奔，故欲作奔豚。豚乃水畜，其性躁，善奔，故名奔豚。用桂枝、茯苓保心气以下伏其水邪，甘草、大枣助中土而防御其奔逆，用甘澜水者，取其水性无力，不助肾气上奔也。①

发汗后，腹胀满者，厚朴生姜甘草半夏人参汤主之。

厚朴生姜甘草半夏人参汤方②

厚朴炙，半斤　生姜半斤　半夏半斤　甘草二两　人参一两

上五味，以水一斗，煮取三升，去滓，温服一升，日三服。

此因发汗而致脾脏之穷约也。夫脾主腹，为胃行其津液者也，胃腑之津液消亡，则脾气虚而腹胀满矣。厚朴气味辛温，色性赤烈，凌冬不凋，盖得阴中之生阳，具木火之体，用炙香主助太阴脾土之气，甘草、人参资生津液，生姜、半夏宣发胃气而上输于脾。

伤寒若吐、若下后，心下逆满，气上冲胸，起则头眩，脉沉紧，发汗则动经，身为振振摇者，茯苓桂枝白术甘草

① **【医理探微】**

张氏认为发汗后伤其肾气，肾虚水饮内停水，气欲上冲，故欲作奔豚。但张氏又云"桂枝、茯苓保心气以下伏其水邪，甘草、大枣助中土而防御其奔逆"，可见此证既有肾阳不足，又有心阳虚弱。故本方桂枝配甘草温心阳，桂枝配茯苓温肾阳利水邪，大枣和中防水饮奔逆，培土制水。

② **【案例犀烛】**

裴某，男，26岁，2016年11月9日初诊。主诉：腹胀满半月，尤以食后为显，伴嗳气，大便偏稀，舌淡红，苔薄白，脉沉细。处方：厚朴20克，干姜6克，姜半夏12克，炙甘草6克，党参10克，白术10克，陈皮10克，焦三仙各15克，广木香6克，砂仁6克。8剂，颗粒剂，开水冲化，早中晚服。2017年1月13日，因腹痛腹泻就诊时，告知服上方8剂即愈。本案以"腹胀满"为主症，察其舌淡脉细，加之大便偏稀，四诊合参，正合《伤寒论》之厚朴生姜半夏甘草人参汤证。该证为虚实夹杂之证，脾虚为本，湿阻气滞为标。食后腹胀加重及大便偏稀为湿阻气滞之征；舌淡脉细为脾虚之征。方中重用厚朴行气燥湿，干姜、半

夏燥湿化痰，党参、炙甘草补益脾气。原方中用生姜，因患者脉沉，大便偏稀，故改为干姜。成肇仁于原方基础上合香砂六君汤，以加强其健脾行气化湿之力。（摘自《经方治疗腹胀病案三则》，作者雷辉）

按：厚朴生姜甘草半夏人参汤方证表现为腹胀满、心下痞满、食欲不振，或呕吐，苔薄白，脉无力。黄煌在《经方一百首》中认为："本方需要与其他含有厚朴的方剂相鉴别。半夏厚朴汤也可以治疗腹胀满，但其所治纯为实证，用茯苓，其镇静和利水作用强。苏叶降气，其证偏于上部。厚朴七物汤所主有发热等表证，且其人饮食无碍，属于表里两解。本方证设有表证，食欲低下。厚朴三物汤治痛而闭者，为实证。和厚朴七物汤一样，都用大黄，肠腔当存有形之邪。栀子厚朴汤证有心烦及卧起不安等精神症状。大小承气汤的腹证要急迫且为相当的充实。平胃散证与本方证相比，虚实泾渭分明。理中汤类方也能治腹满，但多伴有下利与呕吐等证。"

①【案例犀烛】

陈亦人治频发室性早搏案：男，55 岁，1998 年 3 月 4 日初诊。频发室性早搏已多年，曾作各种检查均无异常发现，屡服中西药皆乏效。刻诊：后背与四肢皆怕冷，咽喉干痛，苔薄脉弦。此伏饮所致，治以温化辛开。处方：茯苓 15 克，桂枝 10 克，白术 10 克，炙甘草 6 克，制半夏 10 克，菖蒲 6 克，淫羊藿 10 克，徐长卿 15 克，瓜子金 15 克。7 剂。二诊：药入早搏未作，咽亦未痛，唯肢冷背寒更甚，前法增入通阳之葱白 2 支，14 剂。3 个月后随访，患者早搏未再发作，背寒亦除。

本案患者早搏伴有后背与四肢怕冷，当属脾肾水饮内停，水气凌心则悸，阳气被遏不能达背及四肢，故见背寒、肢冷；咽喉干痛乃脾虚饮阻，津液不能上承所致。故陈亦人予仲景之茯桂术甘汤以健脾利水，佐以半夏、菖蒲、瓜子金、徐长卿等化痰利水，予淫羊藿以温阳，甚合仲景"病痰饮者，当以温药和之"之旨。审机准确，用药精当，故不治心而心悸自愈，未止痛而咽痛自除。（摘自《陈亦人治疗疑难杂症拾萃》，作者吴颢昕）

②【注文浅释】

成无己注：吐下后，里虚气。上逆者，心下逆满，气上冲胸；表虚阳不足，起则头眩，脉浮紧，为邪在表，当发汗；脉沉紧，为邪在里，则不可发汗。发汗则外动经络，损伤阳气，阳气外虚，则不能主持诸脉，身为振振摇也，与此汤以和经益阳。后世注家多从此说从"阳虚挟饮"分析本条病机。张氏则从肝气虚逆分析病机，从补土助木解释方义，独树一帜。陈亦人在《伤寒论译释》指出："气上冲胸与身体振摇，确实与肝经有一定关联，有的必须从肝论治，因此张注有助于打开思路。"

汤主之。

茯苓桂枝白术甘草汤方

茯苓 四两　桂枝 三两　白术　甘草 各二两①

上四味，以水六升，煮取三升，去滓，分温三服。

此言吐、下、发汗而致肝气之虚逆也。伤寒若吐、若下后，则中胃虚微，以致肝气上逆，故心下逆满也。气上冲胸者，即厥阴之气上撞心也。起则头眩，风气胜也。在表之邪内搏于阴，故脉沉紧。若发汗，则动其肝脏之血而经脉空虚，故身为振振摇。茯苓桂枝白术甘草汤主之，白术、茯苓、甘草补中土之虚，桂枝助肝木之气。②

发汗，病不解，反恶寒者，虚故也，芍药甘草附子汤主之。

芍药甘草附子汤方

芍药　甘草 各三两　附子 一枚，炮

上三味，以水五升，煮取一升五合，去滓，分温三服。

夫发汗所以解病，今病不解；发汗所以散寒，今反恶寒者，里气本虚而太阳之表阳复虚故也。芍药甘草附子汤主之，芍药、甘草资中焦之血气，熟附补内外之阳虚。

发汗若下之，病仍不解，烦躁者，茯苓四逆汤主之。

茯苓四逆汤方

茯苓 四两　人参 一两　附子 一枚，生　甘草 二两　干姜
两半

上五味，以水五升，煮取三升，去滓，温服七合，日三服。

上节言太阳阳气虚微，此节言少阴神气烦乱。盖心主之血气不足则烦，少阴之神机不转则躁，宜茯苓、人参资在上之心气，以解阳烦；四逆汤启水中之生阳，以消阴躁。陆氏曰："启水中之生阳，故用生附。"①

发汗后，恶寒者，虚故也；不恶寒，但热者，实也。当和胃气，与调胃承气汤。

此承上文而申言汗后亦有胃实之证也。发汗后，恶寒者，虚故也，此上文所已言者也。若不恶寒，但热者，乃里气有余而阳热过盛，是为实也。夫实则泻之，热则凉之，故当与调胃承气以和其胃气焉。愚按：《灵》《素》中凡论五脏必兼言胃，凡论虚寒必结实热一证，而本论亦然。

太阳病，发汗后，大汗出，胃中干，烦躁不得眠，欲得饮水者，少少与饮之，令胃气和则愈。若脉浮，小便不利，微热消渴者，五苓散主之。

五苓散方

猪苓十八铢　泽泻一两六铢　白术十八铢　茯苓十八铢
桂枝半两

上五味，捣为末，以白饮和，服方寸匕，日三服，多饮暖水，汗出愈。

徐氏曰："此下凡七节，皆言发汗后不能转输其津液，以致胃中干烦渴者。前四节皆五苓散主之，后三节乃复申前四节之意，言发汗后不但胃燥烦渴，而更有虚其心气、肺气、胃腑之真气者，首尾皆言胃气，伤寒以胃气为本

① 【医理探微】
　张氏认为本条关键在于："心主之血气不足"，故以茯苓、人参资心气。钱潢认为："汗之太过，亡其卫外之阳，下之太甚，损其胃脘之阳，致无阳而阴独也。阴盛迫阳，虚阳搅扰则作烦，阴邪纵肆则发躁。"成无己则认为："发汗外虚阳气，下之内虚阴气，阴阳俱虚，邪独不解，故生烦躁。"徐灵胎则云："少阴伤寒，虚阳夹水气不化，故内扰而烦，欲脱而躁。"本方重用茯苓以利水，故徐氏所论义长。

也。"太阳病，发汗后，大汗出者，竭中焦水谷之津，故胃中干。津液不能滋溉于上，则烦躁。胃不和，则不得眠也。欲得饮水者，不可恣其所欲，须少少与饮之，盖阳明乃燥热之气，水乃阴寒之质，令阴阳合而胃气和则愈，使胃气不能自和，必因脾气之并虚矣。若脉浮者，浮则为虚，脾虚不能为胃行其津液，故小便不利也。身微热者，脾气虚而身热也。消渴者，津液不输而消渴也。五苓散主之，白术助脾土之上输，苓、泽运水道之升已而降，桂枝助三焦之气以温肌肉，用散者取其四散之意，多饮暖水汗出者，助水津之四布也①。

发汗已，脉浮数，烦渴者，五苓散主之。

承上文而言，不但脾气虚微小便不利者，五苓散主之，即脉浮数而证烦渴者，亦五苓散主之。盖发汗而渴，津液竭于胃，必藉脾气之转输而后能四布也②。

伤寒汗出而渴者，五苓散主之。不渴者，茯苓甘草汤主之。

茯苓甘草汤方

茯苓二两　桂枝二两　甘草一两　生姜三两

上四味，以水四升，煮取三升，去滓，分温三服。

此释上文之义，而申明助脾调胃之不同也。夫汗出而渴者，乃津液之不能上输，用五苓散主之以助脾。不渴者，津液犹能上达，但调和中胃可也，茯苓甘草汤主之。方中四味主调和中胃而通利三焦③。

中风发热，六七日不解而烦，有表里证，渴欲饮水，水入则吐者，名曰水逆。五苓散主之。

此言不因发汗，若欲作再经而烦渴者，亦主五苓散，以别上三节"发汗而渴"之意。中风发热,至六七日不解,夫六日一周,七日来复而不解,将值阳明主气之期。烦渴者,胃络不上通于心则烦,风热交炽于内则渴。发热不解,表证也;渴欲饮水而烦,里证也。水入则吐者,胃气之不舒,名曰水逆。夫胃既不能游溢精气上输于脾,仍藉脾气之散精,通调输布,五苓散主之,是其义也。

未持脉时,病人叉手自冒心,师因教试令咳而不咳者,此必两耳聋无闻也。所以然者,以重发汗,虚故如此。重,去声。

此言大汗出后,匪只虚其心液而为烦渴,更有虚其心气者也。病人叉手自冒心者,心气虚而欲得自按也。令咳不咳耳聋者,以心开窍于耳,重发汗而心气虚,故如此。

发汗后,饮水多,必喘,以水灌之,亦喘。①

此言水精四布,匪只脾气转输,更由肺气之通调也。是以发汗后则肺气已虚,若再饮冷、寒形,则肺脏伤而必喘。

发汗后,水药不得入口为逆,若更发汗,必吐下不止。

此言发汗后,匪只胃亡津液而为烦为渴,更有伤其胃腑之真气者。水药不得入口,则胃腑真脏之气将虚,是为逆矣。若更发汗,必上虚下竭而吐下不止。丘氏曰:"为逆者,为之吐逆也,即水药不得入口之义。"

发汗吐下后,虚烦不得眠,若剧者,必反覆颠倒,心中懊憹,栀子豉汤主之。若少气者,栀子甘草豉汤主之。若呕者,栀子生姜豉汤主之。

------ **栀子豉汤方**② ------

栀子十四枚　香豉四合,绵裹,余仿此

① **【注文浅释】**
"饮水多"指饮冷。"以水灌之"指寒形。灌,洗也,即以水洗浴。

② **【案例犀烛】**
陈亦人曾治一幼儿(一周岁多),麻疹后发热已退,但热扰殊甚,其父母日夜轮流抱负,未作处理,幼儿依然哭闹不眠,连续3次去儿童医院门诊,都认为无病,未作处理。根据患儿唇红而干,苔薄腻微黄、舌红,手心热,小便黄,脉小数,诊为疹后余热未净,留扰胸膈,治以清宣郁热。处方:栀子6克,豆豉6克,金银花6克,连翘6克,干芦根15克,1剂,水煎频饮,药后烦止得寐。本案患儿哭闹不眠,苔薄腻微黄,舌红,脉小数,仍属热郁胸膈,故予栀子豉汤,加金银花、连翘、干芦根加重清热生津之品,药证相应,故效如桴鼓。(摘自《〈伤寒论〉求是》,作者陈亦人)
按:栀子豉汤主治热郁胸膈不寐证。症见身热心烦、虚烦不得眠,或心中懊憹、反复颠倒,或心中窒,或心中结痛,舌红苔微黄,脉数。

上二味,以水四升,先煮栀子,得二升半,内豉,煮取升半,去滓,分温二服。旧本有"一服得吐,止后服"七字。此因瓜蒂散中有香豉而误传于此也,今为删正。

栀子甘草豉汤方

栀子十四枚　甘草二两　香豉四合

上三味,以水四升,先煮栀子、甘草,取二升半,内豉,煮取升半,去滓,分温二服。

栀子生姜豉汤方

栀子十四枚　生姜五两　香豉四合

上三味,以水四升,先煮栀子、生姜,取二升半,内豉,煮取升半,去滓,分温二服。

自此以下凡六节,皆论栀子汤之证治。夫少阴主先后天之阴阳、水火,心肾二气上下时交,下焦之阴气上交于心,以益离中之虚;上焦之君火下交于肾,以助坎中之满;中焦之津汁上资于心而为血,下藏于肾而为精。发汗吐下后则中上两虚,是以虚烦不得眠也。不曰"伤寒中风",亦不曰"太阳病",而曰发汗吐下后,谓表里无邪而为虚烦也。心气虚则烦,胃不和则不得眠也。剧,甚也。反覆颠倒者,不得眠之甚也。懊憹者,烦之甚也。栀子豉汤主之,栀子凌冬不凋,得冬令水阴之气,味苦色赤形圆小而象心,能启阴气上资于心,复能导心中之烦热以下行;豆乃肾之谷,色黑性沉,罯熟而成轻浮,主启阴藏之精上资于心、胃,阴液上滋于心而虚烦自解,津液还入胃中而胃气自和①。夫气发原于下而生于中,若少气者,加甘草

①【注文浅释】
　　从药物功效说明栀子豉汤的作用,反映了张氏深厚的药物学知识。
　　罯熟:指以煎过的桑叶、青蒿渣覆盖豆,使之发酵成熟。罯(ǎn),覆盖。

以和中;呕者,中气逆也,加生姜以宣通。曰少气者,谓栀子豉汤之从下而中;曰呕者,由中而上也。本方栀子原无"炒黑"二字,栀子生用,其性从下而上,复从上而下,若炒黑则径下而不上矣①。陆氏曰:"首节论栀子从下而上,以下论栀子从上而下,故末结曰:'病人旧微溏者,不可与服之。'"按:元人王好古曰:"本草中并不言栀子能吐,奚仲景用为吐药?"嗟!嗟!仲祖何曾为吐药耶?即六节中并不言一吐字,如瓜蒂散证,则曰:"此为胸有寒也,当吐之。"况既汗、吐后,焉有复吐之理?此因讹传讹,宜为改正。②沈氏曰:"治伤寒虽有汗、吐、下三法,而本论四百七十四证,内用吐者,止二三证,复列医吐之过者数条,盖吐则伤膻中之宗气,伤中焦之胃气,故不轻用也。"

发汗,若下之而烦热,胸中窒者,栀子豉汤主之。

此言香豉之能上升,而栀子之能下降也。发汗,若下之则虚其中矣。烦热,胸中窒者,余热乘虚而窒塞于心下也。宜栀子导君火之气以下行,香豉启阴中之液以上达,阴阳上下相和而留中之虚热自解矣。

伤寒五六日,大下之后,身热不去,心中结痛者,未欲解也,栀子豉汤主之。

此言外邪未尽而心中结痛者,栀子豉汤能解表里之余邪也。伤寒五六日,病当来复于太阳,大下之则虚其中而热留于内,是以心中结痛而身热不去,此未欲解也。宜栀子豉汤清表里之余热,从外内以分消。盖栀子苦能下泄,以清在内之结痛;香豉甘能发散,启阴液为微汗,以散在外之身热。按:葛翁《肘后方》用淡豆豉治伤寒,主能发汗。

伤寒下后,心烦,腹满,卧起不安者,栀子厚朴汤主之。

① 【注文浅释】

"栀子生用,其性从下而上,复从上而下",当是上文"能启阴气上资于心,复能导心中之烦热以下行"之义。《本草崇原》:"若炒黑则但从上而下,不能起水阴以上滋,故仲祖栀子豉汤生用不炒,有交娠水火,调和心肾之功。"

② 【医理探微】

成无己《注解伤寒论》注:"酸苦涌泄为阴,苦以涌吐,寒以胜热,栀子豉汤相合,吐剂宜矣。"自成无己把本方指为吐剂以来,方有执、王肯堂、张卿子、程应旄等均因袭成氏之说。张氏不守旧说,从栀子豉汤的组成分析栀子豉汤的功能是轻宣郁热,力主栀子豉汤非为吐剂。陈莲舫评论说:"前人皆以栀子豉汤为吐剂,张氏非之,引元人王好古之言,确有见地。不然,虚烦及少气而呕者,何堪一吐再吐乎?"

栀子厚朴汤方

栀子十四枚　厚朴四两　枳实四枚，炒，水浸去穰，后仿此

上三味，以水三升半，煮取一升半，去滓，分温二服。

此言伤寒下后，余热留于胸、腹、胃者，栀子厚朴汤主之也。夫热留于胸则心烦，留于腹则腹满，留于胃则卧起不安。栀子之苦寒能泄心下之热烦，厚朴之苦温能消脾家之腹满，枳实之苦寒能解胃中之热结。高子曰："枳实按《神农本经》主除寒热结气、长肌肉、利五脏、益气轻身，盖枳实臭香，色黄味辛，形圆宣达中胃之品也，炙香而配补剂，则有长肌益气之功，生用而配泄剂，则有除邪破结之力。元人谓'枳实泻痰，能冲墙倒壁'，而后人即为破泄之品，不可轻用。且实乃结实之通称，无分大小，宋《开宝》以小者为实，大者为壳，而后人即谓壳缓而实速，壳高而实下，此皆不明经旨，以讹传讹耳。"①

伤寒，医以丸药大下之，身热不去，微烦者，栀子干姜汤主之。

栀子干姜汤方

栀子十四枚　干姜二两

上二味，以水三升半，煮取一升半，去滓，分温二服。

愚按：本论中凡曰"丸药下之"者，乃假丸药以言邪留于脾胃也，仲祖取意以脾胃属土，形如弹丸，类相感尔。伤寒，医以丸药大下之，则余邪下留于脾矣。身热不去者，太阴外主肌肉也。微烦者，脾是动病则上走于心，故微烦也。用干姜温脾而治身热，栀子泻心以除烦。陈氏

① **【临证薪传】**
本证病机为热郁胃肠，较栀子豉汤证更严重，渐有形成阳明腑实之情形，故栀子豉汤去除可清热宣透之香豉，而添加厚朴、枳实。以栀子甘寒来清胃脘郁热，以厚朴之苦来温行气消滞，枳实苦寒破结消痞。栀子厚朴汤与小承气汤仅一味之差，都治腹满，但本方所主病位偏于上，小承气汤所治病位偏于下。
高士栻根据《神农本草经》枳实的主治内容，得出枳实有长肌益气与除邪破结的双重功效，随配伍药物而异，对正确掌握枳实的临床应用具有重要的指导意义。

曰："栀子、干姜一导心热下行,一宣脾气上达,火土相生亦交姤坎离之义也。"①

凡用栀子汤,病人旧微溏者,不可与服之。

此言栀子而不言豉者,申明栀子之苦能下泄,故病人旧微溏者,不可与服之②。丘氏曰:"至此,亦结胃气一条。"

①【注文浅释】

张氏注"本论中凡曰'丸药下之'者,乃假丸药以言邪留于脾胃也,仲祖取意以脾胃属土,形如弹丸,类相感尔",难以理解。丸药,当如王肯堂所注"所谓神丹、甘遂之类也",指当时流行的一种具有泻下作用的成药。医以丸药大下后,损伤脾胃之阳,而致中焦阳虚,外邪乘机内陷,热扰胸膈,形成上焦有热、中焦有寒之上热下寒证。

②【临证薪传】

栀子清热除烦,前人多有记载,现代研究亦表明栀子具有较强的抗抑郁作用。但栀子苦寒,脾胃虚弱者应慎用。临床如必须使用,可用焦栀子,另加用神曲减少栀子的副作用。亦有极个别病人服栀子后腹泻严重,停药后腹泻即止,可能与过敏有关。栀子久服后易导致眼圈发黑,或面色发青,其机制不清,停药后可以消退。

钱塘　张志聪隐庵　注释
同学　高世栻士宗　纂集

伤寒论

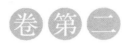

辨太阳病脉证篇第二

太阳病,发汗,汗出不解,其人仍发热,心下悸,头眩,身𤸷动,振振欲擗地者,真武汤主之。方载《少阴篇》。

愚按:自此以下凡八节皆言汗后变证,以示不可轻汗之意,此言发汗夺其心液而致肾气虚微也。太阳发汗仍发热者,太阳之病不解也。心下悸者,夺其心液而心气内虚也。头眩者,肾精不升,太阳阳气虚于上也。身𤸷动,振振欲擗地者,生阳之气不充于身,筋无所养,故有经风不宁之象也。夫发汗则动经,身为振振摇者,乃中胃虚微以致肝气上逆,故但以苓桂术甘调和中土;此身𤸷动,振振欲擗地者,乃心肾两虚,生阳不能充达于四体,故以真武汤主之[①]。真武者,北方元武七宿,镇水之神也。用熟附壮火之原,温下焦之寒水,白术补中焦之土气,生姜达上焦之阳气,茯苓归伏心气,芍药通调经脉,三焦和而元真通畅,心气宁而经脉调和矣。

咽喉干燥者,不可发汗。

高子曰:"此足上文之意,故无下文。夫心脉从心系入肺,上挟咽,咽干而燥,心血虚也;肾脉入肺中,循喉咙,喉干而燥,肾精虚也。若咽喉干燥者,心肾之精血皆虚,

① 【医理探微】
张氏注文指出了苓桂术甘汤与真武汤证的鉴别:二者皆属于阳虚水停,但病变部位有所区别。苓桂术甘汤证以心脾阳虚为主,饮停中焦,故见"心下逆满,气上冲胸,起则头眩"。真武汤证为心肾阳虚,饮停周身,故见"心下悸,头眩,身𤸷动,振振欲擗地"。振振欲擗地:指肢体颤动,欲扑倒于地。

故不可发汗，发汗则心下悸，而有上文之变证矣。上文言汗后之变证，此乃未发之先机，本论错综之妙，读者以意会之。"①

淋家不可发汗，发汗必便血。

太阳之表汗，膀胱之津液也。淋家者，病五淋之人，膀胱之津液已虚，故不可发汗，发汗必动胞中之血而下便。夫膀胱者，胞之室也。②

疮家虽身疼痛，不可发汗，汗出则痉。

诸痛痒疮，皆属心火。身疼痛者，太阳之为病也，太阳之气上合心主之神而外浮于肌表。疮家神气已虚，虽身疼痛，若再夺其汗，则筋脉不能荣养而为痉。金氏曰："血虚则痉，是以产后妇人及跌扑、刀斧伤者多病痉，疮家则失其脓血多矣，故汗出则燥，强而为痉。"

衄家不可发汗，汗出必额上陷，脉紧急，目直视，不能眴，不得眠。

此言三阳之经血虚者，不可发汗。夫三阳之气合并于上，而三阳之脉皆起于鼻额间，衄则三阳之经血皆虚，若更发其汗，则见三阳之剧证矣。夫上部天，两额之动脉，手足少阳脉也，少阳血虚，故额上陷，脉紧急也；太阳之脉上循目眦为目上纲，太阳之经血虚，则目直视而不能眴动矣；阳明之脉起于鼻交頞中，下膈，属胃，阳明之经气逆不得从其故道，故不得眠也。此言三阳之经血虚者，不可更发汗而再夺其血也。③

亡血家，不可发汗，发汗则寒栗而振。

此言吐血、便血及妇人崩淋亡血者，不可发汗，若发汗更夺其血液，则必寒栗而振。本论曰："涩则无血，厥而且寒。"

汗家重发汗，必恍惚心乱，小便已，阴疼，宜禹余

①【注文浅释】
高世栻认为此条是补充上条。心脉从心系上肺，上挟咽；肾脉入肺中，循喉咙。所以"咽喉干燥"属于心肾阴虚，故不可发汗。如果发汗，可出现心下悸之变证。高世栻对"咽喉干燥"是心肾阴虚的认识无疑是正确的。但认为汗后出现上文"心下悸，头眩，身瞤动，振振欲擗地"是阳虚水停，于理不符。心肾阴虚使用汗法，特别是辛温发汗之剂，当发生伤津化热等变证。

②【注文浅释】
五淋：《医部全录·淋》指：血淋、石淋、气淋、膏淋、劳淋。胞：同"脬"，即膀胱。

③【注文浅释】
张氏从三阳经脉的循行解释"额上陷，脉紧急，目直视，不能眴，不得眠"，甚为中肯。

粮丸。

夫汗家则虚其水谷之精矣，中焦之津液入心化赤而为血，下挟膀胱而运行于肤表。水谷之津液虚而重发其汗，则上动心主之血液而恍惚心乱矣，下动膀胱之所藏则小便已而阴疼矣。禹余粮生于山泽中，秉水土之专精，得土气则谷精自生，得水气则阴疼自止，此方失传，或有配合。①

病人有寒，复发汗，胃中冷，必吐蚘音蛔，余同。

夫阴阳气血皆生于胃府水谷，病人有寒，胃气虚矣。若复发汗，更虚其中焦之气，则胃中冷，必吐蛔。夫蛔乃阴类，不得阳热之气，则顷刻顿生而外出矣。血气津液皆胃腑之所生，故本论凡论汗、吐、下后，必结胃气一条，治伤寒者，当以胃气为本也。

本发汗而复下之，此为逆也；若先发汗，治不为逆。本先下之，而反汗之为逆；若先下之，治不为逆。

愚按：自此以下凡六节，论太阳之气从内而出，复从表而入，由升而降，复由降而升。病气因正气之出入，即可从外内以分消，故有先汗复下、先下复汗之法也。病气在外，宜从汗解，而复下之，此为逆也。若先发汗而外邪不尽，复随太阳之气内入，即可从乎下解，故治不为逆。若病气在里，宜先从下解，而反汗之，为逆。如下之而里邪不尽，复随太阳之气外出，又可从乎汗解，故治不为逆。此言病随正气之环转者如此。

伤寒医下之，续得下利，清谷不止，身疼痛者，急当救里；后身疼痛，清便自调者，急当救表。救里宜四逆汤，救表宜桂枝汤。

天气下降，地气上升，此言地气下陷而正气虚脱者，当急救其表里焉。伤寒医下之，则正气随之内陷矣。续得下利,清谷不止者,土气虚也。身疼痛者,邪未解也。土虚则下焦之生阳不升,而外邪未解,故先宜四逆汤急救其里,启下焦之生阳,助中焦之土气;后清便自调而身仍疼痛者,里和而表未和,复宜桂枝汤急救其表。盖桂枝汤主宣发中焦之精气,充肤热肉,濡养筋骨,血气充溢而疼痛始解。从下焦而达于中焦,四逆汤也;从中焦而达于肌表,桂枝汤也。由是则地气升而天气降矣。①

病发热,头疼,脉反沉,若不差,身体疼痛,当救其里,宜四逆汤。 差,钗去声,余同。

病发热、头痛,邪在太阳之高表,其脉当浮反沉者,阳气内入也。《平脉篇》曰:"病人若发热,身体疼,脉沉而迟者,知其差也。"今不差,身体疼痛而脉沉,则知正气之虚陷矣,故当救其里,宜四逆汤。曾氏曰:"上节论地气下陷,则天气亦不能从地而升;此言天气下陷,则地气亦不能上腾于天,故并宜四逆汤,四逆汤助中下二焦之生气者也。"又曰:"合上两节论太阳之气从天而降,下节论从地而升,末二节论从中而出。"

太阳病,先下之而不愈,因复发汗,以此表里俱虚,其人因致冒,冒家汗出自愈。所以然者,汗出表和故也,得里未和,然后复下之。

此言太阳之气入于地中,而复上腾于天表也。先下之不愈而复发汗者,先降而后升也。表里俱虚者,内外之邪皆去也。其人因致冒者,在地之气上腾于天,所谓戴阳于上也。《金匮要略》云:"冒欲解,必大汗出。"故冒家汗出自愈,所以然者,阳气分布于肤表,汗出则表和故也。得里未和,然后复下之者,谓正气宜从上以出表,得里有邪然后复从下解,如无里证,不必下也,此仲祖微言,以证

①【医理探微】

冒家：头目眩晕之人。太阳表证先下表证不解，再发汗伤表阳，故表里俱虚。表里俱虚，清阳不能上荣，微邪郁结于上，病人头目眩晕。因正虚不甚，邪气亦微，故有望阳气回复，汗出而愈。张氏将"冒"释为"戴阳"，如"冒"是"戴阳"之证，恐难"汗出自愈"。本条与"少阴病，下利止而头眩，时时自冒者死"病机不同，临床应当认真辨别。

《金匮要略》云："冒家欲解，必大汗出。"此冒家乃产后阴血不足，阳气上逆所致，治以小柴胡汤。尤在泾在《金匮要略心典》注曰："以邪气不可不散，而正虚不可不顾，唯此法为能解散客邪，而和利阴阳耳。"

先下之误。①马氏曰："表里俱虚，正气虚也，因先下复汗之故。"

太阳病未解，脉阴阳俱停，必先振栗，汗出乃解。但阳脉微者，先汗出而解；但阴脉微者，下之而解。若欲下之，宜调胃承气汤。

上节论太阳之气降而复升，此论太阳之气出而后入。停，均也。脉阴阳俱停者，表里之气和平也。振栗汗出乃解者，此言太阳之气由内而外，内外调和而病解也。但阳脉微而汗出解者，所谓阳脉不足，阴往从之，汗乃阴液，随太阳之气俱出而外解也。阴脉微而下之解者，所谓阴脉不足，阳往乘之，太阳之气出已而入，亦可随太阳之入而下解也。若欲下之，宜调胃承气汤者，亦仲祖微言，以示不必果下之意。

太阳病，发热汗出者，此为荣弱卫强，故使汗出，欲救邪风者，宜桂枝汤。

上文论病气随太阳之正气而出入，此言太阳之气又随荣卫之气而出入焉。发热汗出者，太阳中风病也。荣弱卫强者，荣气弱于内而不外，卫气强于外而不内，所谓荣自行于脉中，卫自行于脉外。此邪风薄于太阳而病于荣卫之不和，故使汗出。荣卫不相将，则太阳之气亦逆矣。欲和荣卫而救太阳之邪风者，宜桂枝汤，夫桂枝汤所以和荣卫者也。今曰："救邪风所以救荣卫，救荣卫所以救太阳耳。"

伤寒五六日，中风，往来寒热，胸胁苦满，默默不欲饮食，心烦喜呕，或胸中烦而不呕，或渴，或腹中痛，或胁下痞鞕，或心下悸，小便不利，或不渴，身有微热，或咳者，小柴胡汤主之。鞕，同硬，余仿此。

小柴胡汤方①

柴胡半斤　黄芩　人参　甘草　生姜各三两　半夏半升　大枣十二枚

上七味，以水一斗二升，煮取六升，去滓，再煎，取三升，温服一升，日三服。若胸中烦而不呕者，去半夏、人参，加栝蒌实一枚；若渴者，去半夏，加人参，合前成四两半，加栝蒌根四两；若腹中痛者，去黄芩，加芍药三两；若胁下痞鞕，去大枣，加牡蛎四两；若心下悸，小便不利者，去黄芩，加茯苓四两；若不渴，外有微热者，去人参，加桂枝三两，温覆取微汗愈；若咳者，去人参、大枣、生姜，加五味子半斤，干姜二两。

愚按：自此以下凡十五节，皆论柴胡汤之证治。言太阳之气运行于皮表，从胸膈而出入，若逆于三阴三阳之内，不能从胸膈以出入，须藉少阳之枢转而外出。盖胸乃太阳出入之部，胁为少阳所主之枢，小柴胡汤从枢转而达太阳之气于外者也。伤寒五六日，中风，犹言无分伤寒、中风而至五六日也。六气已周当来复于太阳，若病气逆于五运之中，不能从枢外达是以往来寒热而开阖不利，胸胁苦满而出入不和。默默者，太阳之气不能合心主之神而外出也。不欲饮食者，阳明胃气之不和也。夫默默必

① 【案例犀烛】

赵鸣芳治腹泻案：蔡某，男，64岁，2013年3月26日初诊。脐周疼痛，大便不调，或水样便，或夹黏液一月余，患者平素口苦烦躁，眠差，舌淡红，苔薄白，脉细滑。药用：柴胡10克，川连3克，党参10克，姜半夏10克，炙甘草6克，生姜15克，红枣15克，茯苓15克，炒白术15克，干姜6克，陈皮10克，桂枝10克，炒白芍10克，14剂，水煎服，日1剂。二诊：服上方效果佳，诸症皆失，停药外出饮食不当，症状反复，服药后效果仍可。刻诊：轻度肠鸣，腹痛已除，舌淡红，苔薄白，脉细。效不更方，上方14剂。三诊：肠鸣已除，大便正常，原方14剂调理善后。

按：结肠炎是指各种原因引起的结肠炎症性病变。主要临床表现为腹泻、腹痛、黏液便及脓血便、里急后重，甚则大便秘结，数日内不能通大便；常伴有消瘦乏力等，多反复发作。根据不同病因，结肠炎可分为溃疡性结肠炎、缺血性结肠炎、伪膜性结肠炎等。《伤寒论》对此并无专门论述，只是归入下利的范畴。如主要治疗方剂有四逆散、半夏泻心汤、桃花汤、白头翁汤、乌梅丸、理中汤等。本案患者下利，伴有口苦、烦躁等柴胡证，但患者有腹痛，张仲景小

柴胡汤方后加减法有："腹痛者，去黄芩，加芍药三两。"黄连虽也是苦寒之品，但对下利确有疗效，故用少量黄连取代黄芩，水样便为水湿内泛，故合用苓桂术甘汤。处方根据患者病情，按照仲景加减法灵活化裁，故能取得神效。

赵鸣芳认为临床应用柴胡剂时要注意以下三方面：一是必须要有柴胡证，可以是往来寒热胸胁苦满，可以是口苦咽干，也可以是心烦喜呕。二是"休作有时"也应当看作是一种柴胡证，即凡是具有周期性时发时止的病症，均可酌情选用柴胡剂治疗。三是剂量方面：对于一般的无发热的疾病，柴胡常用10克左右即可；但对于发热性疾病，柴胡用量一定要大。（摘自《赵鸣芳运用小柴胡汤验案四则》，作者赵烽儒）

神机内郁而心烦,不欲饮食必胃气不和而喜呕,呕则逆气少疏,故喜也。或胸中但烦而不呕,涉于少阴心主之气分矣;或渴者,在于阳明也;或腹中痛者,涉于太阴之脾气矣;或胁下痞鞕者,涉于厥阴之肝气矣;或心下悸而小便不利者,涉于少阴之肾气矣;或不渴,身有微热者,无阳明胃热之证,而太阳合心主之神气以外浮,为欲愈也;或咳者,涉于太阴之肺气矣。此太阳之气逆于太阴所主之地中,而见五脏之证,但见一证便是,不必悉具,宜小柴胡汤从中土而达太阳之气于外①。柴胡根生白蒻,香美可食,感一阳之气而生;半夏气味辛平,形圆色白,感一阴之气而生,柴胡、半夏启一阴一阳之气而上合于中焦;人参、甘草、生姜、大枣滋补中焦之气而横达于四旁;黄芩气味苦寒,外肌皮而内空腐,能解躯形之邪热。正气内出,邪热外清,此运枢却病之神方也。②若胸中烦而不呕,烦乃火热上乘,故去半夏之辛燥,不呕,则中胃不虚,无庸人参之助胃,加栝蒌实导胸中之烦热以下降;若渴者,乃阳明燥热之气,故去助火土之半夏,易启阴液之蒌根,倍人参以滋阳明之津液;若腹中痛者,太阴脾土虚寒,故去黄芩之寒凉,加芍药以助心火之神而益太阴之气;若胁下痞鞕,乃厥阴肝木之不舒,牡蛎咸能软坚,能启厥阴之生阳,以解胁下之痞鞕,大枣补脾土而缓中,故去之;若心下悸、小便不利者,肾脏寒水之气欲逆于上,水气上奔,故加茯苓伏心气以助脾土而制伐其水邪,芩乃苦寒之剂,故去之;若不渴、外有微热者,太阳合心主之神气以外浮,故加桂枝三两助心主之血液,而覆取微似汗则愈,无阳明燥渴之证,故不必滋胃之人参;若咳者,太阴肺气之不利,五味子秉阳春宣达之气味,从肝肾而上达于肺,干姜气味辛温,暖太阴之寒金,散肺气之咳逆,人参、大枣、生姜皆补益中

① 【医理探微】

张氏认为小柴胡证的病机是"太阳之气逆于太阴",其治则是"从中土而达太阳之气于外"。"太阳之气不能从枢外达,开阖不利",故见"往来寒热";因"胸为太阳出入之部,胁为少阳所主之枢",太阳之气出入不和,故见"胸胁苦满";"太阳之气不能合心主之神而外出而内郁",故见"默默、心烦";阳明胃气之不和,呕能疏通上逆之气,故病人不欲饮食而喜呕;太阳之气逆于太阴所主之地中,故见"胸中烦而不呕,或渴,或腹中痛,或胁下痞鞕,或心下悸,小便不利,或不渴,身有微热,或咳者"。此即《灵枢·本神》所说"脾气虚则四肢不用,五藏不安"之义。

张氏运用六经气化理论来解释柴胡汤之证治,将其理论落实到实处,对临床小柴胡汤的应用具有指导意义。

② 【注文浅释】

柴胡根生白蒻:指柴胡根似藕。白蒻,藕的别名。张氏提出"太阳之气逆于中土,不能枢转外出",宜用小柴胡汤达太阳之气于肌表。因为小柴胡汤具有藉少阳之枢转而引太阳之邪气外出的作用。故张氏称小柴胡汤为"运枢却病之神方"。

胃之品,肺气逆,故去之。夫三阴者,五脏之气也,在于太阴所主之募原,募原者,脏腑之膏膜,内有肌理,太阳之气逆于募原之中,病三阴而涉于脏气,非病有形之五脏,故末结肝乘脾、肺以分别之[①]。金氏曰:"此节言五脏,亦必兼言胃。五脏者,三阴之所主;胃者,阳明之所主。小柴胡汤从少阳而达太阳,则三阴三阳六气俱该,不但此节论三阴而下节论三阳也邪气因入。"

　　血弱气尽,腠理开,邪气因入,与正气相搏,结于胁下,正邪分争,往来寒热,休作有时,默默不欲饮食。脏腑相连,其痛必下,邪高痛下,故使呕也。小柴胡汤主之。服柴胡汤已,渴者,属阳明也,以法治之。

　　上文论太阳之气逆于五运之中而病在三阴,此言邪气结于少阳之胁下,太阳从阳明之阖而不能外出,病在三阳也。成氏引《灵枢·岁露篇》曰:"月郭空则海水东盛,人气血虚,卫气去,形独居。"[②]血弱气尽者,月郭空之时也。腠理开,正气从太阳之开也。邪气因入,邪从阳明之阖也。与正气相搏,结于胁下,邪正之气并逆而少阳枢转不利也。上节言传邪,此节言自受,故正气欲出,邪气欲入,以致正邪分争,往来寒热。休作有时者,邪正之气相离则休,复集则更作也。上节往来寒热,胸胁苦满,故默默不欲饮食;此节结于胁下,往来寒热,故亦默默不欲饮食也。夫默默者,病在太阳;不欲饮食者,病在阳明。阳明主胃腑而居中土,太阴主脾脏而亦居中土,此脏腑之相连也。三阳之气逆于阳明之中土而不得外出,必下及于太阴之脾脏而为痛,故其痛必下也。邪在太阳之高,痛在太阴之下,而阳明、少阳之气逆于中而不能外达,故使呕也。小柴胡汤主之,转少阳之枢机以达太阳之正气于外。服柴胡汤已,渴者,属阳明也,言服柴胡汤而太阳之气从

①【医理探微】
　　募原:泛指膈间及肠胃之外脂膜的部位。募,亦作"膜"。张氏明确提出小柴胡汤证是"太阳之气逆于募原之中",而非"病有形之五脏",只是影响肝、肺、脾之气。进一步说明了小柴胡汤和解少阳枢机的功效。

②【注文浅释】
　　张氏认为本条是太阳邪气结于少阳之胁下,逆于阳明而不能外出,并引用成无己注说明"血弱气尽,腠理开"是本证的病理基础。"邪气因入,与正气相搏"是本证之因。"脏腑相连"是指脾胃互为表里,相互影响而产生的病理演变。邪在阳明胃为"邪高",影响太阴脾则"痛下"。"阳明、少阳之气逆于中而不能外达",故病人呕吐。

少阳之枢转已外出，阳明燥热之气阖于中土而未解，故使渴也。以法治之者，或从燥渴，或从胃土，审其表里虚实之法而治之也。[①]

得病六七日，脉迟浮弱，恶风寒，手足温，医二三下之，不能食，而胁下满痛，面目及身黄，颈项强，小便难者，与柴胡汤，后必下重。本渴，饮水而呕者，柴胡汤不中与也。食谷者哕。

首节论太阳之气在太阴之地中，次节论太阳之气在阳明之中土，皆柴胡汤主之；此节总论太阴、阳明之气虚者，柴胡不中与也。盖中焦之气本于下焦所生，如土气虚败而与柴胡汤，则拔其根气而元神将惫矣。得病六七日，太阳之气当来复于肌表。脉迟，里虚也，浮为气虚，弱为血弱，脉迟浮弱，里之气血虚也。恶风寒，表之气血虚也。手足温者，系在太阴也。《太阴篇》曰："伤寒脉浮而缓，手足自温者，系在太阴。"后凡言手足温者，俱仿此也。医二三下之，则大伤其中土矣。不能食者，中焦之气虚也。胁下满痛者，生阳之气逆也。面目及身黄者，太阴湿土之虚黄也。颈项强者，太阳之气虚也。小便难者，脾不能转输其津液也。夫里气虚微，急当救里，与柴胡汤启其生气之根源，则地气虚陷而后必下重，太阴之土气将败矣。本渴，饮水而呕者，阳明胃气虚也，入胃之水谷，亦藉下焦之生气以温蒸，故胃气虚者，柴胡不中与也。若再启其根源，则食谷不化而发呃逆，而阳明之土气将败矣。嗟！嗟！后人皆以小柴胡汤为伤寒和解之剂，不知柴胡、半夏启下焦之生阳，黄芩彻太阳之表热，生姜散阳明之胃气。元阳之气，发原在下，根气虚者，误用此汤，是犹揠苗助长，鲜不败矣。张氏曰："柴胡汤不中与，但指柴胡不必拘泥全方，如《厥阴篇》'反与黄芩汤彻其热'

① 【临证薪传】
此阳明热盛，轻者可予白虎汤，重者可予承气汤类。

亦然。"①

伤寒四五日,身热恶风,颈项强,胁下满,手足温而渴者,小柴胡汤主之。

此言太阳分部之邪涉于里阴而不内陷者,小柴胡汤主之。伤寒四五日,乃太阴少阴主气之期。身热恶风,颈项强,太阳分部之邪未解也。胁下满者,少阳主枢而少阴亦主枢也。手足温者,系在太阴也。渴者,表里津液之气不和也。是宜达太阳之邪从枢转以外散,小柴胡汤主之。陆氏曰:"手足温者,手足热也,乃病人自觉其热,非按而得之也。不然何以本论既云身热,而复云手足温?有谓身发热而手足温和者,非也。凡《灵》《素》中言温者,皆谓热也,非谓不热也,时医不知经义,遇不发热之证,而曰温病,曰温疟,更曰温伤寒,随口取给,良可鄙也。"

伤寒,阳脉涩,阴脉弦,法当腹中急痛,先与小建中汤,不差者,与小柴胡汤。

小建中汤方

芍药六两　桂枝三两　甘草二两　生姜三两　胶饴一升
大枣十二枚

以水六升,先煮五味,取三升,去滓,内饴,更上微火消解,温服一升,日三服。

此言小柴胡汤主旋转少阳之枢,能行皮肤气分之邪,又能行经脉外内之血者也。夫皮肤经脉之血,生于胃腑水谷之精,由胃之大络而注于脾之大络,脾之大络名曰大包,从大包而行于脏腑之经隧,从经隧而外出于孙络、皮肤②。伤寒阳脉涩,阴脉弦是皮肤经脉之血气逆于脾络之间,故法当腹中急痛。先与小建中汤,桂枝辛走气,芍药

① 【医理探微】
张氏认为本条病证:"太阴、阳明之气虚败,柴胡不中与也。盖中焦之气本于下焦所生,如土气虚败而与柴胡汤,则拔其根气而元神将意矣。"因"柴胡、半夏启下焦之生阳,黄芩彻太阳之表热,生姜散阳明之胃气",针对少阳枢机不利而设,如患者里气虚微,急当救里,当予理中汤。如误用小柴胡汤,"犹揠苗助长"导致阳气更虚,而出现"地气虚陷而后必下重"之"太阴之土气将败"之证。张氏同时指出:"柴胡汤不中与,但指柴胡不必拘泥全方,如《厥阴篇》'反与黄芩汤彻其热'亦然。"此论颇有见地。

所谓"后必下重",指大便时肛门部重坠。哕,即呃逆。

② 【注文浅释】
脾的大络,名曰大包。从大包穴分出,浅出于渊腋穴下三寸处,散布于胸胁部。它的病变,实证为全身皆痛,虚证为周身骨节都松弛无力。这一络脉像罗网样绕络全身。

苦走血,故易以芍药为君,加胶饴之甘以守中,不宜发谷精而为汗,故名曰建中。曰"先与",便含不差意,不差者与小柴胡汤,夫小柴胡汤主旋转少阳之枢者也,少阳三焦又与厥阴包络相合,而主通体之血脉,少阳枢转则通体之血脉亦行,故可与之。①

伤寒中风,有柴胡证,但见一证便是,不必悉具。

此结上文首节之义,恐认伤寒五六日而复中风,恐泥或烦,或渴,或痛,或痞,或悸,或咳之并呈,故于此申明之。②

凡柴胡汤病证而下之,若柴胡证不罢者,复与柴胡汤,必蒸蒸而振,却复发热汗出而解。

夫柴胡汤证乃太阳之气逆于中土,必从枢转而出,故虽下不罢,复与柴胡汤达太阳之气从地而升,汗出而解。曾氏曰:"柴胡汤原非发汗之剂,而曰'却复发热汗出'者,谓地气上升,天气四布而自能为云为雨也。其言'蒸蒸而振',仍不离少阳枢转之义欤。按下文皆曰'下之',又假医之丸药下之,盖言气分之邪不入于有形之脏腑,因脏腑之气虚而后内入也。"

伤寒二三日,心中悸而烦者,小建中汤主之。

伤寒二三日,乃阳明少阳主气之期。心中悸而烦者,胃络上通于心,少阳三焦与心包相合,心血虚而悸烦也,病气入于心主之血分,故宜小建中汤主之。

太阳病,过经十余日,反二三下之,后四五日,柴胡证仍在者,先与小柴胡汤。呕不止,心下急,郁郁微烦者,为未解也,与大柴胡汤下之,则愈。

大柴胡汤方

柴胡　半夏各半斤　黄芩　芍药各三两　生姜五两　枳

---

① **【医理探微】**
里虚寒重,故病人"腹中急痛",急当救里,故予小建中汤先治其里,然后再予小柴胡汤主旋转少阳之枢。其治疗原则与太阳少阴证同见,先作四逆汤温里,再予桂枝汤解表的精神一致。

② **【医理探微】**
张氏认为本条的含义是:柴胡证应当是"往来寒热,胸胁苦满,默默不欲饮食,心烦喜呕",而不必拘泥于"伤寒五六日而复中风",更不必局限于"烦、渴、痛、痞、悸、咳"同时并见。此论较为中肯。

实四两,炙 大枣十二枚

上七味,以水一斗二升,煮取六升,去滓,再煎,温服一升,日三服。

此言太阳病过在少阴,郁于心下,仍欲合少阳之气而外出也。太阳病过经十余日,此十日已去而过在少阴也,太阳少阴与神气相合而外浮,病气宜从外解,反二三下之,则病气留滞于中矣。后四五日乃十五六日之交,作再经而当少阳主气,柴胡证仍在者,太阳之气不因下殒而仍欲外出也。先与小柴胡汤,藉少阳之枢转以达太阳之病气。若呕不止,心下急,郁郁微烦者,此病气留于心下,为未解也。与大柴胡汤下之则愈,用芍药、枳实、黄芩之苦泄以去心下之烦热,柴胡、半夏、生姜、大枣宣达中下二焦之气,盖病从下解而气仍外出也。①

伤寒十三日不解,胸胁满而呕,日晡所发潮热,已而微利。此本柴胡证,下之而不得利,今反利者,知医以丸药下之,非其治也。潮热者,实也,先宜小柴胡汤以解外,后以柴胡加芒硝汤主之。

柴胡加芒硝汤方

柴胡二两 黄芩 甘草 人参 生姜各一两 半夏二十铢 大枣四枚 芒硝二两

黄芩 10 克,姜半夏 15 克,枳壳 20 克,白芍药 20 克,制大黄 10 克,干姜 10 克,大枣 20 克。15 剂,每日 1 剂,水煎,服 3 日停 2 日。二诊(4 月 9 日):药后大便顺畅,每日 1 次;睡眠、嗳气好转,胃脘隐痛不适缓解,偶有反酸,恶心不适,晨起舌头麻;舌淡红、苔薄腻,

脉弦有力。守方加厚朴 15 克,煎服方法同前。

黄煌认为:大柴胡汤的经典方证可分为主症、次症及腹症。其中主症有胃脘痞闷、腹胀腹痛、恶心呕吐、反酸、心下灼热感、嗳气、便秘、口咽干苦、纳食不馨;次症包括胸胁满痛、往来寒热、倦怠

① 【医理探微】

太阳病,过经十余日:过经即超过了病愈的日程。经,作常解,意指太阳病的病程。过经之后邪在何处?张氏认为:邪留于少阴,郁于心下。如见到柴胡证,是"太阳之气不因下殒而仍欲外出也",故治疗予小柴胡汤,"藉少阳之枢转以达太阳之病气"。如用小柴胡汤不效,病人出现"心下急,郁郁微烦",宜"与大柴胡汤下之则愈,用芍药、枳实、黄芩之苦泄以去心下之烦热,柴胡、半夏、生姜、大枣宣达中下二焦之气"。张氏明确提出"病气留于心下"即在剑突下两肋弓夹角内区域(胆囊、胃、胰腺均在此区域内),对于大柴胡汤方的临床使用具有重要的指向性。

黄煌治杨某萎缩性胃炎案。初诊日期:2012 年 2 月 13 日。体貌:形体中等,肤色黄,目睛充血。现病史:近 3 年来大便干结难解,3~4 天 1 次;近 3 个月胃脘隐痛连及背痛,时有反酸嗳气,进食油腻后易引发胃痛;平素易发口腔溃疡,头晕时作;入睡难,常早醒;舌暗红,苔腻,脉弦滑。既往有乳腺小叶增生史,绝经已 4 年。胃镜及病理报告提示:萎缩性胃炎伴肠上皮化生。查体:血压 130/80 mmHg,剑突下按之不适。处方:柴胡 20 克,

乏力、烦躁失眠、头痛眩晕、黄疸、下利,以及舌红、苔黄,脉弦、数、滑或相兼见,腹症为心下(两肋弓夹角下区域)按之满痛。(摘自《黄煌经方内科医案(七)》,作者薛蓓云)

上八味，以水四升，煮取二升，去滓，内芒硝，更煮微沸，分温再服，不解更作。

此言太阳病气逆于阳明中土不得外出者，先宜小柴胡汤以解太阳之邪，后加芒硝以清阳明之热。伤寒十三日不解，此太阳病气入于中土，从阳明之阖不能枢转以外出，故胸胁满而呕也。日晡所，阳明主气之时也。潮热者，值阳明气旺而热如潮汐之来而有信也。夫阳明居中土，气机内陷，故已而微利。此本属柴胡汤证，虽下之而不得利，今反微利者，知医以丸药下之，夫丸缓留中，不外不内，非其治也。夫潮热为实，先宜小柴胡汤以解太阳之病气于外，后以柴胡加芒硝汤清阳明之实热于内。丸药下义解见"栀子干姜汤"内。莫氏曰："丸药下之，有邪留于脾者，有邪留于胃者；身发潮热，有属阳明胃土而潮热者，有属太阴脾土而潮热者，然潮热亦有虚实，学者于诊病时所当潜心体晰者也。"①

伤寒十三日不解，过经谵语者，以有热也，当以汤下之。若小便利者，大便当鞕，而反下利，脉调和者，知医以丸药下之，非其治也。若自下利者，脉当微厥，今反和者，此为内实也，调胃承气汤主之。

此言病气已入阳明胃府，无分便鞕、自利，审为实热之证者，俱可从乎下解也。伤寒十三日不解，过阳明经而谵语者，以内有热也，当以汤药下之。若小便利者，津液下注，大便当鞕，内热而燥，汤药下之可也。若过经谵语而反下利，脉调和者，知医以丸药下之，夫丸缓留中，徒伤胃气，非其治也。若自下利而涉于里阴者，其脉当微，手足当厥，今反调和者，此为阳明内实而腐秽当下也，调胃承气汤主之。高子曰："上节论逆于中土而病气欲出，宜先从外解，此言过在阳明而入于胃土，宜但从下解，仲贤

① 【临证薪传】
莫氏提出潮热有虚实，实指阳明潮热与湿温潮热；虚为阴虚潮热。此外，临证时要注意瘀血久积，郁而化热亦可见午后或夜间发热，治疗当以活血化瘀为大法。莫氏指何人，已无从考证。可能是莫承艺（仲超），亦或是莫善昌（云从）。

本论有条不紊，学者辨之。"①

　　太阳病不解，热结膀胱，其人如狂，血自下，下者愈。其外不解者，尚未可攻，当先解外。外解已，但少腹急结者，乃可攻之，宜桃核承气汤。

桃核承气汤方②

桃核五十个，取仁　大黄四两　甘草二两，生　桂枝二两
芒硝二两

　　上五味，以水七升，煮取二升半，去滓，内芒硝，更上火微沸，温服五合，日三服，当微利。

　　此言太阳病气合阳明从胸膈而下入于膀胱也。太阳病不解应传阳明，太阳之邪合阳明之热从胸而下，谓之热结膀胱。其人如狂者，乘阳明之热气也，曰如狂，病属气分非若抵当汤之发狂也。血自下，下者愈，无形之热邪从有形而散也。故其外不解者，尚未可攻，当先解外，外内之相通也。外解已，但少腹急而复结者，乃太阳表邪合阳明之气而结于少腹，急欲下而不能出，宜桃核承气汤，微利则愈。用芒硝上承阳明之热气，大黄、桃仁破血散结，配甘草、桂枝资中焦之精，达太阳之气。热邪下解而正气外出，此热结膀胱从胸内入，故列于柴胡汤中，意谓从胸而入，亦可从胸而出也。③

　　伤寒八九日，下之，胸满烦惊，小便不利，谵语，一身

①【注文浅释】

　　"此言病气已入阳明胃府，无分便鞕、自利，审为实热之证者，俱可从乎下解也。"这句话指出攻下的原则以邪热入阳明为要，而不是以大便"硬"与"不硬"、"利"与"不利"作为鉴别标准。

②【临证薪传】

　　王付提出，对桃核承气汤的应用指征可以采用现代医学疾病的系统分类与不同部位的瘀热特点相结合的审机方法，极具现代临床价值，现摘录如下，以供参考：①精神、神经系统：以邪热内猖、攻击血分、神明紊乱等为审机要点。②消化系统：以腹痛、腹泻、便血及饮食异常为审证要点。③循环系统：以邪热郁滞在血分、血热相搏成瘀等病理特征为审机要点。④泌尿系统：以少腹结或硬满及小便异常为审机要点。⑤运动系统：以气血郁滞、运行不畅等血热致瘀为审机要点。⑥妇科：以邪热攻及下焦，并于瘀血相结等病理特征为审机要点。（摘自《〈伤寒杂病论〉汤方现代研究及应用》，作者王付）

③【医理探微】

　　张氏认为本条热结膀胱，"血自下，下者愈"是无形之热邪通过下血散热。如果表证未除，应当先解表；表解之后，少腹部拘急是"太阳表邪合阳明之气而结于少腹"，故用桃核承气汤，"微利则愈"。

　　许多注家根据"热结膀胱"，提出蓄血证是膀胱蓄血，并称为"太阳府证"。

　　张氏注：其人如狂，是"阳明之热气"所致，病在气分而非血分。"少腹急"则是"太阳表邪合阳明之气而结于少腹"，故当以芒硝"承阳明之热气"，大黄、桃仁破血散结，配甘草、桂枝资中焦之精，达太阳之气，此解较切合临床实际，符合仲景原旨。但谓"热结膀胱从胸内入"，过于拘泥。

尽重，不可转侧者，柴胡加龙骨牡蛎汤主之①。

柴胡加龙骨牡蛎汤方

柴胡四两　龙骨　黄芩　生姜　人参　茯苓　铅丹

牡蛎　桂枝各两半　半夏二合　大枣六枚　大黄二两

上十二味，以水八升，煮取四升，内大黄，更煮一二沸，去滓，温服一升。

此言少阳枢折于内不能出入者，须启生阳之气以达之。伤寒八九日，当阳明少阳主气之期，只藉少阳之枢转以外出。若下之则枢转有乖，开合不得，开则胸满，合则烦惊。决渎有愆，则小便不利。阳明内热，则发谵语。一身尽重，不可转侧者，少阳主枢，枢折而不能转侧也。柴胡龙骨牡蛎汤主之，用小柴胡汤达伤寒之邪，仍从胸胁以外出；加龙骨、牡蛎启水中之生阳以助少阳之气。《经》云："少阳属肾。"少阳之气生于水中，上合三焦，与心主包络相合而主血。铅得火而成丹，用铅丹、桂枝、茯苓以助心主之神，而达少阳之气；大黄清阳明之热。盖邪热清而少阳之气转，生气升而少阳之枢续矣。沈氏曰："章内二三日，四五日，六七日，八九日，十余日以至十三日，后四五日，皆六气相传，而各为主气之期，以正气为主，兼论病邪之有无，读者不可以其近而忽之也。"②

伤寒腹满谵语，寸口脉浮而紧，此肝乘脾也，名曰纵，刺期门。

合下两节言病气之在形脏而不涉六气之传变也。《平脉篇》曰"水行乘火，金行乘木，名曰纵"，谓乘所不胜于己者，放纵而自如也；"火行乘水，木行乘金，名曰横"，谓横行而侮其所胜己也。伤寒腹满，病在脾也。谵语者，脾是动病,上走于心,心气烦乱,故谵语也。《辨脉篇》曰:"脉浮而紧者,名曰弦也。"以脾土之病证而见肝木之弦脉,此肝乘脾也,名曰纵,当刺肝之期门以泻肝经之热,盖邪留于有形之脏腑者,当以经取之也。愚按:《伤寒》六篇皆病在穴气,而不涉于经脉之有形,即"太阳之为病,脉浮","少阴之为病,脉微细",乃病气而论通体之脉,非病之在于脉也,故学者当于六气中求之。若本论中凡云刺者,方在有形之脏腑、经脉上看。①

伤寒发热,啬啬恶寒,大渴欲饮水,其腹必满,自汗出,小便利,其病欲解,此肝乘肺也,名曰横,刺期门。

愚按:文义"此肝乘肺也,名曰横,刺期门"十一字当在"其腹必满"之下。伤寒发热,啬啬恶寒者,太阳之气主皮毛,而肺气亦主皮毛,皮毛闭拒,故发热而啬啬恶寒也。大渴欲饮水者,肝主木火之气,肝是动病,甚则嗌干而渴也。其腹必满者,此肝乘肺金,气虚而脾无所制也。名曰横,犹云横行而无忌也,亦刺肝之期门以泻肝经之热。夫刺之而自汗出、小便利者,此肝木平而肺气通,水津布而病欲解也。②高子曰:"按上古《素问》以汤液助正气,用毒药攻邪,病在经脉者,以针取之。此则首论病在三阴三阳之气分,用柴胡汤以助正气,加芒硝、大黄之类以去邪,末结血脉相乘者,以针取之,经气之道乃医学之大纲,学者宜潜心体析者也。"③

太阳病二日,反躁,反熨其背,而大汗出,火热入胃,胃中水竭,躁烦,必发谵语,十余日,振栗、自下利者,此为欲解也。故其汗从腰以下不得汗,欲小便不得,反呕,欲失溲,足下恶风,大便鞕,小便当数而反不数及多,大便已,头卓然而痛,其人足心必热,谷气下流故也。

①【注文浅释】
张氏认为"伤寒腹满",病在脾。《灵枢·经脉》云"是主脾所生病者,舌本痛,体不能动摇,食不下,烦心",脾病影响及心,心气烦乱,故而"谵语"。"脉浮而紧"指弦脉,说明见到肝脏之主脉,即判定此为肝木乘脾,故而刺期门,以泻肝经之实热。这里指有形脏腑的疾病,故从具体的经脉论治。而"太阳病,脉浮""少阴病,脉沉细"等则又要从通体之脉来治之,如风寒之邪治当祛风散寒、火热之邪治当清热泻火等,皆从六气论治。

②【注文浅释】
张氏认为"此肝乘肺也,名曰横,刺期门"十一字当在"其腹必满"之下。这样义理更清楚。
《灵枢·经脉》云:"肝足厥阴之脉……是动则病腰痛不可以俯仰,丈夫㿉疝,妇人少腹肿,甚则嗌干,面尘,脱色。"张氏从《内经》"肝是动病"解释"大渴欲饮水"的病机,体现了深厚的中医理论功底。

③【注文浅释】
肝乘脾、肝乘肺两节运用五行学说,通过"肝乘脾、肝乘肺"实例说明脏腑之间的相互关系及病气之间的传变规律,提示临床病证一般是一致的,应尽量采用统一的病机进行全面分析。

①【注文浅释】

高世栻从气化角度出发认为"太阳病……此为欲解也"一段属于胃中津液大伤，阳明之燥热得少阴阴津以和，可以自解。

"故其汗……谷气下流故也"一段是承接上文，汗后的同时出现下焦阳虚不能气化，水液留于少阴，应当小便多，但病人小便不多，是水液还入胃中，阴阳相济，故病人可出现"振栗、自下利，头卓然而痛"，这是由于"少阴得阳明之气，两相交济而释"，认为此证属于少阴虚寒、胃有燥热之上盛下虚之候。

《伤寒论译释》认为"故其汗……谷气下流故也"一段是说明误火后的另一种变证，亦属于"上盛下虚"之证，但上盛为真盛、下虚为假虚，主要是由于炎邪内壅、阳气上逆不得下达所致。此论可参。

卓然而痛：突然感到头痛。

谷气：饮食后产生的热气。

自此以下凡十一节，皆论火攻之误。盖火为阳，水为阴，太阳为诸阳主气，而上合君火之神，不可妄用火攻者也。高子曰："此节分二段看，'太阳病'至'此为欲解也'一段，言阳明得少阴之气而自解；下段言少阴得阳明之气相济而释所以解之义。"① 太阳病二日者，病在阳明也。反躁者，病在阳而反见少阴之气化也。夫病在于阳，证见于阴，宜交济其阴阳而调和其上下，今反熨其背而使大汗出，津液外泄，火热入胃，则胃中水竭，阴阳上下愈不相济而躁烦矣。火伤神气，必发谵语，至十余日当少阴主气之期，振栗、自下利者，阳明之燥热得少阴阴津以和之，阴阳上下自相交合，为欲解也，此言阳亢于上得少阴之阴气而自解也。夫未解之时，火熨其背而大汗出，故其汗从腰以下不得汗。气不下化，故欲小便不得，反上逆而呕。阴气不升，故欲失溲而足下恶风。胃中水竭，故大便鞕，夫大便鞕则小便当数而反不数及多，及多者，不多也。夫小便少，则津液当还入胃中，不久必大便。夫所谓振栗、自下利者，乃大便已，头卓然而痛之谓也。盖阳明之气在上，足心乃少阴肾脏之涌泉，其人足心必热，以阳明谷神之气下流而交于阴故也，此言少阴得阳明之气，两相交济而释所以解之义也，上下用二"故"字，义可知矣。金氏曰："此下虽论火攻，其中正邪、虚实、表里、上下、阴阳气交、血气流行为治病之张本。"

太阳病中风，以火劫发汗，邪风被火热，血气流溢，失其常度，两阳相熏灼，其身发黄。阳盛则欲衄，阴虚则小便难，阴阳俱虚竭，身体则枯燥。但头汗出，剂颈而还，腹满微喘，口干咽烂，或不大便，久则谵语，甚者至哕，手足躁扰，捻衣摸床，小便利者，其人可治。

太阳病中风，反以火劫发汗，邪风被火热，则血气流溢而失其循行之常度矣。风火之阳两相熏灼,则身色如熏黄,阳热盛于上则欲衄,阴液虚于下则小便难。夫阳气盛则熏肤、充身、泽毛,若雾露之溉;阴液充则腠理发泄,润泽皮肤;阴阳俱虚竭,身体则枯燥矣。孤阳上出,故但头汗出,剂颈而还,此因火攻而致阴阳之不和也。腹满微喘,阴气逆于下也。口干咽烂,阳热盛于上也。或不大便,久则谵语,邪气留于中也。甚者至哕,此上中下三焦之气不和,致胃不输转而为逆呃也。夫四肢为诸阳之本,水谷之津液灌溉于四旁,阴阳虚竭则手足躁扰,捻衣摸床。若小便利者,阴阳虽虚竭,而得三焦中胃之调和,故其人可治。愚按:通节皆危险之证,重在小便利者,其人可治,所谓阴阳自和者,"勿治之,得小便利,必自愈"。凌氏曰:"此假小便之利,以喻三焦中胃之和,勿专泥于小便可也,仲贤之文每当悟于言外。①"

伤寒脉浮,医以火迫劫之,亡阳,必惊狂,起卧不安者,桂枝去芍药加蜀漆牡蛎龙骨救逆汤主之。

桂枝去芍药加蜀漆牡蛎龙骨救逆汤方

桂枝三两　甘草二两　大枣十二枚　生姜三两　牡蛎熬,五两　龙骨四两　蜀漆三两,洗去腥

上七味,以水一斗二升,先煮蜀漆,减二升,内诸药,取三升,去滓,温服一升。

伤寒脉浮,病在太阳之表,以火迫劫则阳气外亡矣,亡阳则神失其养,必惊狂而起卧不安也。用桂枝保助心神;龙骨、牡蛎启水中之生阳;蜀漆乃常山之苗,从阴达阳以清火热;甘草、枣、姜助中焦水谷之精,以生此神;芍药苦泄,故去之。夫太阳合心主之神外浮于肤表,以火迫劫

① 【医理探微】
　本条"小便利",诸家对此注皆言小便自利,张氏从"三焦中胃之调和"而论,凌氏则更明确提出"此假小便之利,以喻三焦中胃之和,勿专泥于小便可也,仲贤之文每当悟于言外",有独到见解,充分体现了仲师重视脾胃的理论思想。

①【医理探微】

本证属太阳中风，用火劫发汗，则风热内迫，汗液大泄，损伤心阳导致神气浮越，出现惊狂、卧起不安等证。方用桂枝辛甘温、复心阳；加龙骨、牡蛎收剑浮越之阳、镇惊安神；甘草、枣、姜助中焦水谷之精。唯有蜀漆一药，因《金匮要略·疟病》篇曰"疟多寒者，名曰牡疟，蜀漆散主之"，认为牡疟乃疟痰深伏作祟，蜀漆即常山苗可涌吐疟痰，使痰去则阳安而愈，多将蜀漆作为劫痰开结之药。张氏提出：蜀漆"从阴达阳以清火热"，符合桂枝去芍药加蜀漆牡蛎龙骨救逆汤方证之本义。故张令韶云："蜀漆乃常山之苗，山泽通气，取其苗以通泄阳热之气。"可见本方与桂枝甘草龙骨牡蛎汤相比较，火热较重。

②【临证薪传】

张氏注"形体虚弱而自作寒热，亦不可以火攻也"颇有见地。特别是认为"谵语"是"神气虚微"所致，符合临床实际。引曾氏"久病虚弱之人，忽作寒热，发热而渴，即形作伤寒也，医以外感治之，而致败者不可胜数矣"之语，点出了本病发热乃气虚发热，其治疗当甘温除热，方选李东垣补中益气汤、升阳益胃汤之类，切不可予麻黄汤等解表之剂，辛凉解表之品更不可用。

③【注文浅释】

到经者：指太阳病到了当解除的日子，一般在六七天左右。圊血：指便血。这句话指太阳病到了解除的日期，病证仍未解除，则火热入血，伤用阴络，可发生大便下血。

《伤寒论译释》认为："到经"只寓有病程日期之义，不必泥定为经脉。从病理上推论，烦躁因火热内陷而生，病延多日，烦躁还未解除，则热势郁久，必然更加炽盛，内伤阴络，则可能续发下血的变证。

之，此为逆也。用桂枝加蜀漆牡蛎龙骨汤启下焦之生气，助中焦之谷精，以续外亡之阳，故名曰"救逆"。①

形作伤寒，其脉不弦紧而弱。弱者必渴，被火者必谵语。弱者发热、脉浮，解之当汗出而愈。

此形体虚弱而自作寒热，亦不可以火攻也。形作伤寒者，形体自作之寒，非感天之寒邪也，夫正受邪克，其脉则弦，邪正相持，其脉则紧，此非外邪，故脉不弦紧而但弱也。弱为阴虚，故弱者必渴。若被火攻，则火热入胃，神气虚微，必发谵语。夫弱为阴虚，不但干渴而且发热矣，得脉浮而气行于周身之肤表，则解之当自汗出而愈矣。曾氏曰："久病虚弱之人，忽作寒热，发热而渴，即形作伤寒也，医以外感治之，而致败者不可胜数矣。"②

太阳病，以火熏之，不得汗，其人必躁，到经不解，必圊血，名为火邪。

太阳病，以火熏之，则伤其表阳之气。不得汗，则不得阴液以和之。火伤心主之神，故其人必躁，躁者，上伤心主之神，而下动少阴之气也。到经者，成氏谓"复到太阳之经"，则当汗出而解，若不解则火气内攻，必动其血而下圊矣。此因火致剧，名为火邪。③

脉浮热甚，反灸之，此为实。实以虚治，因火而动，必咽燥唾血。

脉浮热甚，此为邪实于外而反以陷下之法灸之，是实以虚治也。因火而动其血，故必咽燥唾血。高子曰："上文动皮腠之血而下圊,此动下焦之血而上唾,下节动脉中之血而难复,血气流行确有妙义,读者其致思焉。"

微数之脉,慎不可灸,因火为邪,则为烦逆,追虚逐实,血散脉中,火气虽微,内攻有力,焦骨伤筋,血难复也。

微为虚,数为热,微数之脉则为虚热,故慎不可灸。凡因火为邪则逆于内而必烦,故为烦逆。微数之脉而以火灸之,是徒追其虚而妄逐其实,故充肤热肉之血散于经脉之中而不能外达。[①] 盖火气虽微,内攻于脉中则有力也,夫既内攻,必致焦骨伤筋而血难复于脉中矣。张氏曰:"血脉者,所以利关节、濡筋骨,协火内攻,焦伤必致,故云有力。"

脉浮,宜以汗解,用火灸之,邪无从出,因火而盛,病从腰以下必重而痹,名火逆也。欲自解者,必当先烦,乃有汗而解。何以知之?脉浮,故知汗出解也。

成氏曰:"脉浮在表,宜以汗解之。"医以火灸之,则阴液不施而邪无从出,阳气因火而盛于上,则病从腰以下必重而痹。所以然者,气浮于外而反灸之,则启其身半以下之阳并于上矣,从腰以下阳气虚微,故身重而痹。[②] 此因火而致阳气上逆,名火逆也。夫脉浮者,太阳与心主之神气相合而外浮,心主之血液欲化为汗而自解者,必当先烦,乃有汗而解。何以知之?以脉浮则知气行于周身之肤表,而血液随之外出,血随气行者也。燕氏曰:"此节申明前节'脉浮,解之当汗出而愈'之义。"

烧针令其汗,针处被寒,核起而赤者,必发奔豚。气从少腹上冲心者,灸其核上各一壮,与桂枝加桂汤,更加桂二两。

①【注文浅释】
阴虚有热,误灸则阴更伤,故称追虚;误灸则热更炽,故称逐实。热邪耗伤营阴,血液耗散于经脉之中,不能濡养筋骨,故"焦骨伤筋"。

②【注文浅释】
张氏认为火逆导致"从腰以下必重而痹"的原因是:"气浮于外而反灸之,则启其身半以下之阳并于上矣,从腰以下阳气虚微",认为"腰以下必重而痹"是由于下焦虚寒。
《伤寒论译释》根据程郊倩"火阻其邪,阴气渐竭,下焦乃营血所治,营气竭而莫运,必重著而为痹"之说,认为腰以下重痹,当是阴血虚少,不能濡养筋脉所致。此说更为合理。

① 【案例犀烛】

刘渡舟治崔某案：女，50岁，其病颇奇，自觉有一股气从两足沿阴股一侧往上行，至小腹则胀，至心胸则闷、悸（气短心悸），头出冷汗。少顷气往下行，诸证亦随之而消。每次发作均有欲死的恐惧感，精神极为紧张。素患腰酸、腰冷、带下等症，面色青黄不泽，舌质淡嫩，苔白而润，脉弦数无力。

刘渡舟先生认为：此证当属"奔豚"，然而气不从少腹却沿少阴经脉上窜，实为临床罕见。方以桂枝加桂汤降逆。另送黑锡丹6克（温阳镇冲）。每隔1天服1剂，服5剂而病愈。

此患者自觉有从两足沿阴股一侧往上行，至小腹则胀，至心胸则闷、悸（气短心悸）之感，同时发作时有濒死感，此乃"奔豚"发作，用桂枝加桂汤无疑，因患者有腰酸、腰冷、带下等下元亏损之候，故另用黑锡丹送服以温阳镇冲，病证相符，故疗效极佳。对于患者"奔豚"发作之因，本案未作记载，为白璧微瑕。

② 【临证薪传】

张氏认为"奔豚"气的病机属于心神浮越，肾气上冲。心肾相交，心血依赖于肾精的滋养，烧针令汗，营血不足，耗损肾精，心失所养。当外邪入侵时，心神外浮，引动肾气上奔而发"奔豚"。

张氏提出"加桂者，更加牡桂二两也"，对临床分析桂枝加桂汤证的病机及辨证用药具有重要的指导意义。牡桂即肉桂，顾武军在《桂枝汤类方的证治》一文中指出：对于"加桂"二字，后世注家有二种见解。一种是主张加桂枝，认为可外固卫气，内降冲逆。

一种是主张加肉桂，认为肉桂味厚下行，能散少腹之积寒。要知秦汉以前，桂枝与肉桂不分，肉桂降冲之力优于桂枝，解表之功桂枝胜于肉桂，观《外台秘要》治奔豚方，皆用桂心，且仲景在方后注曰"所以加桂者，以泄奔豚之气也"。因此，仍以加肉桂为是。余无言曾治一产后奔豚证，先以桂枝汤加桂枝不效，复以桂枝汤加肉桂，一剂知，二剂已，三剂令平。亦可作为桂枝加桂汤当为加肉桂的佐证。（摘自《桂枝汤类方的证治》，作者顾武军）

桂枝加桂汤方①

桂枝三两　芍药三两　生姜三两　甘草二两　大枣十二枚　牡桂二两，合桂枝共五两

上六味，以水七升，煮取三升，去滓，温服一升。

夫经脉之血气，主于上焦之心神，而本于下焦之肾精者也。烧针令其汗者，取经脉之血液而为汗也。针处被寒，核起而赤者，寒薄于外而君火之气应之也。神气外浮，必动其肾气而作奔豚，心肾之气相应也。灸其核上各一壮，以开经脉之闭吸，脉道疏通则神机旋转而邪奔自下矣。与桂枝加桂汤，益心主之神，资中焦之汁，申明加桂者，更加牡桂二两也②。

火逆，下之，因烧针烦躁者，桂枝甘草龙骨牡蛎汤主之。

桂枝甘草龙骨牡蛎汤方

桂枝一两　甘草二两　龙骨二两　牡蛎二两，熬

上四味，以水五升，煮取二升半，去滓，温服八合。

火逆者，因火而逆也，逆则阳气上浮，下之则阴气下陷，因加烧针则阴阳水火之气不和。夫太阳不得少阴之气以和之则烦；少阴不得太阳之气以下交则躁。宜桂枝

甘草龙骨牡蛎汤,和太阳少阴、心肾相交之血气。^①

太阳伤寒者,加温针,必惊也。

太阳伤寒者,寒伤太阳之气也。妄加温针,以取血脉之汗,无故而殒,必发惊也,观此则知伤寒病在六气而不涉经脉矣^②。施氏曰:"温者,热也,温针者,即燔针、焠刺之类也;烧针者,既针而以艾火灼之也,皆为火攻之义。"

太阳病,当恶寒发热,今自汗出,反不恶寒发热,关上脉细数者,以医吐之过也。一二日吐之者,腹中饥,口不能食;三四日吐之者,不喜糜粥,欲食冷食,朝食暮吐,以医吐之所致也,此为小逆。

此下凡四节统论吐之之过,而有邪正虚实之分焉。此节言吐伤中土而脾胃虚寒,一二日乃阳明主气,故吐之则伤胃;三四日乃太阴主气,故吐之则伤脾也。病属太阳当恶寒发热,今自汗出,反不恶寒发热而关上脉细数者,何也?以医吐之过也。夫吐之则津液外亡,中气内虚,是以汗出而关脉细数,关以候中也。夫一二日吐之,则伤阳明胃土之气,故腹中虽饥而口不能食,胃主纳谷故也。三四日吐之,则伤太阴脾土之气。夫胃气虚者,糜粥自养,今不喜糜粥;胃气寒者,饮食宜温,今欲食冷食;夫阳明太阴互相资益,朝食暮吐者,脾不磨而反出,脾主消谷故也。^③凡此皆以医吐之所致也。本论曰:"脉浮大,应发汗,医反下之,此为大逆。"今但以医吐之,故为小逆。马氏曰:"正虚邪陷,胃气孤危,此尚得为小逆乎?此为小逆,诘词也,亦通。"金氏曰:"本文虽言一二日、三四日,究以二日、四日为主。所谓言不尽意也。"

太阳病吐之,但太阳病当恶寒,今反不恶寒,不欲近衣,此为吐之内烦也。

①【注文浅释】
张氏认为:火逆导致心阳上亢,下之导致肾阳虚损,再加烧针导致心火更旺,肾阳更虚,水火不济,故见烦躁,桂枝甘草龙骨牡蛎汤交通上下阴阳之气,以龙牡抑亢阳下交于肾阴,桂枝、甘草启少阴之气上交于心阳。此说于理亦通。

②【注文浅释】
张氏认为:温针汗出,汗血同源,汗多必伤心血,导致心惊,并以此进一步证明"伤寒病在六气而不涉经脉"的"六经气化"理论。

③【注文浅释】
张氏认为:一二日吐之,伤胃;三四日吐之,伤脾;并将"不喜糜粥,欲食冷食,朝食暮吐"统属于脾虚不能消谷,失之牵强。

"一二日""三四日"当是说明病程长短与病情轻重有一定的关系,不必拘泥。"欲食冷食"当为胃气受损而产生的内热之象,此即《素问·调经论》所说"有所劳倦,形气衰少,谷气不盛,上焦不行,下脘不通,胃气热,热气熏胸中,故内热"之证。食后因脾胃不能消谷,谷食停滞胃脘,久而化热,胃气上逆,故见朝食暮吐,其治疗当以温胃健脾为大法。

①【临证薪传】

张氏认为此条属于阳热盛而阴液消亡。结合前后两条条文，均为吐后损伤脾胃之阳，因此"今反不恶寒，不欲近衣，此为吐之内烦也"，亦可属于"真寒假热"之候。《伤寒论译释》说："既然假热不能完全排除，就不应仅执真热一端，究竟是真热还是假热，应当结合口的渴与不渴，脉的虚实，舌的燥润等各方面的情况，才能得出确切的判断。"

内烦：正气损伤，烦自内生。

②【注文浅释】

消谷引食：指易饥而多食。消谷，指消化谷物；引食，指能食。

客热：假热。故张注"客热内乘，则真阳不足，胃中正气虚冷"。

高世栻谓"胃中虚冷，得太阳之气而不除中"，认为胃中虚冷，得到太阳之气的资助而未发生除中之症，但晦涩难懂，有蛇足之嫌。所谓除中，指疾病到了严重阶段，本来不能饮食，却突然出现暴食，是中焦脾胃之气将绝之象。

此言吐亡津液，而致阳热过盛也。太阳病反不恶寒至不欲近衣，乃阳热盛而阴液消亡。此为吐之内烦者，言吐伤心主之气而烦也。①

病人脉数，数为热，当消谷引食，而反吐者，此以发汗，令阳气微，膈气虚，脉乃数也。数为客热，不能消谷，以胃中虚冷，故吐也。

愚按：上两节言医吐之之过，此合下两节言病人自致其吐也。病人脉数为热，热当消谷引食，而反吐者，此以发汗令表阳气微，膈内气虚而脉数，数则为虚矣。故数为客热，非太阳之正气，不能消谷也，夫客热内乘，则真阳不足，胃中正气虚冷，故吐也。高子曰："胃中虚冷，得太阳之气而不除中。"②

太阳病，过经十余日，心下温温欲吐，而胸中痛，大便反溏，腹微满，郁郁微烦。先其时，自极吐下者，与调胃承气汤。若不尔者，不可与。但欲呕，胸中痛，微溏者，此非柴胡证，以呕故知极吐下也。

此言邪实于胃，宜调胃承气汤；太阳之邪逆于中土，宜柴胡汤；若少阴之气陷于脾土，便溏、腹满，不能合太阳之神机外出者，急当救里，柴胡不中与也。太阳病，过经十余日，此太阳之邪又传少阴也。少阴合心主之神机出入，欲出而不能，故温温欲吐。胸中痛者，合太阳之气欲从胸而出也。气欲外转而大便反溏，腹微满，则少阴之神机逆而不出，故郁郁微烦。夫欲吐而大便溏，亦有胃实之证，审其未至十余日之时，自极欲吐下而为胃实者，与调胃承气汤。不尔者，不可与，慎之也。但此欲呕、胸中痛、微溏三者，乃少阴之邪陷于脾土，此非柴胡证，救里可也。以呕故知极吐下也，言亦非承气证，不过以呕故审知其极欲吐下否也。愚按："不尔者，不可与"，则承气汤亡矣;又云"以呕故知极吐下",言但以呕之故而自极吐下,又亡矣,学者所当意会者也^①。

太阳病六七日,表证仍在,脉微而沉,反不结胸,其人发狂者,以热在下焦,少腹当鞕满,小便自利者,下血乃愈。所以然者,以太阳随经,瘀热在里故也。抵当汤主之。

抵当汤方

水蛭_熬 虻虫_{去翅足,熬,各三十个} 大黄_{三两,酒洗} 桃仁_{三十个}

上四味,以水五升,煮取三升,去滓,温服一升,不下再服。

此下凡四节,皆以小便而验血证也。夫太阳之气循经而下通于胞中,太阳经脉起于目内眦,从巅下项,挟脊,抵腰,入循膂而内络膀胱,是以病在上则头痛,其次则项背强几几,循俞内入则合阳明,循经下入则结于胞中而为下血证矣。太阳病六七日,环运已周,又当来复于太阳,表证仍在者,太阳之气运行于外内,而病气仍在表也。脉微而沉者,太阳之气随经脉而沉以内薄也。夫太阳之气从胸出入,今反不结胸者,循背下入而不从于胸胁也。其人发狂者,阳热之气薄于血室,"阴不胜其阳,则脉流薄疾,并乃狂",非若如狂之在气分也。以热在下焦,少腹当有形之鞕满,盖血瘀则鞕,气结则满,非若无形之急结也。小便自利者,不在气分而归于血分矣,下血乃愈。所以然者,以太阳随经,瘀热在里故也。抵当汤主之,虻虫、水蛭皆吮血之虫,一飞一潜,潜者下行在里之瘀,飞者上承随经之热,配桃仁以破瘀,大黄以行血。名曰"抵当汤"者,

① 【注文浅释】

不尔者,不可与:指病人出现"温温欲吐,而胸中痛,大便反溏,腹微满,郁郁微烦"之候不是由于"极吐下"所致,而是由于"少阴之气陷于脾土",故急当救里,不可予调胃承气汤。"以呕故知极吐下",是指因"极吐下"导致呕,可知此非柴胡证,故不可与柴胡剂。

温温(yùn):通"愠愠",即烦闷不舒。

极吐下:大吐大下。

①【医理探微】

张氏认为：名曰"抵当汤"者，谓抵当随经之热，而使之下泄也。恐望文生义。

现代学者通过对《伤寒论》抵当汤方名的考证认为：在抵当汤的水蛭、虻虫、桃仁、大黄4味药中，水蛭有多种称谓。考《尔雅·释虫》："蛭蝚，至掌。"《说文解字·虫部》："蛭蝚，至掌也。"段玉裁注："《本草经》水蛭味咸，一名至掌。是《名医》谓即水蛭也。"陶弘景所著《名医别录》载："水蛭，一名蚑，一名至掌。"可见，蚑、蛭蝚、至掌均为水蛭别名。在上古音中，"抵"脂韵端纽，"当"阳韵端纽，"党"阳韵端纽，"至"脂韵章纽，"掌"阳韵章纽。其中"抵""至"韵母相同，声母相近（端、章对转音近）；"当""党""掌"韵母相同，声母相近（端、章对转音近），古音抵当、抵党、至掌读音相近。至掌为水蛭之别名，该方以君药名为"水蛭汤"，方名义通。至南朝陶弘景《名医别录》载"水蛭"亦名"至掌"后，因其说影响广泛，或有传抄者写成至掌汤，后世学者则据其音近而写成抵当汤或抵党汤。（摘自《〈伤寒论〉抵当汤方名考证》，作者曾凤）

高世栻谓："太阳表邪循背下入，则为抵当汤证，而属有形；从胸下入，则为桃仁承气汤证，而属无形。曰抵当，曰承气，则有形、无形、气分、血分从可识矣。"这是以有形、无形区别桃仁承气汤证与抵当汤证，过于牵强，临床难以辨识，不足取。

②【临证薪传】

刘渡舟在《伤寒论诠释》中总结桃核承气汤、抵当汤和抵当丸三方应用的区别时指出："热重于瘀者是桃核承气汤证，瘀重于热

谓抵当随经之热，而使之下泄也。高子曰："太阳表邪循背下入，则为抵当汤证，而属有形；从胸下入，则为桃仁承气汤证，而属无形。曰抵当，曰承气，则有形、无形、气分、血分从可识矣。①"

太阳病，身黄，脉沉结，少腹鞕，小便不利者，为无血也；小便自利，其人如狂者，血证谛也，抵当汤主之。

此言太阳之气，从中土而通于胞中也。太阳病，身黄者，病太阳而见中土之色也。脉沉结者，太阳病气随经脉而沉结于内。少腹鞕者，由地中而下通于泉下也，此气结于中土，循中土而下及于少腹。若小便不利者，此为气结，未涉于血，为无血也。小便自利，其人如狂者，气分之热归于血分。血证谛也，抵当汤主之。谛，审也。加一"谛"字者，言从中土而结于少腹，是循胸膈之气分而下，不循脊背之经膂而下，故如狂而不发狂，必审知其热归血分，方主抵当汤。

伤寒有热，少腹满，应小便不利；今反利者，为有血也，当下之，不可余药，宜抵当丸。

抵当丸方②

虻虫去翅足　水蛭熬，各二十个　桃仁二十五个　大黄三两

上四味，捣分为四丸，以水一升，煮一丸，取七合服之，

者是抵当汤证，瘀热皆轻者是抵当丸证。"该总结对于桃核承气汤与抵当汤之区别运用颇得要领。但刘氏认为"抵当丸治瘀热皆轻"

之说恐非，因抵当丸与抵当汤药物相同，但剂量较轻，故适用于瘀重于热而病势较缓者。

晬时,当下血;若不下者,更服。

伤寒有热,邪在内也。少腹满者,瘀在里也。此热在气分而及于少腹,应小便不利。今反利者,气分之热已归于血分矣。当下之,不可余药,宜抵当丸,谓伤寒之热尽归于胞中,故用丸以清胞中之血。无胞外之余热,故不可余药。丸缓,故至晬时当下。夫热结膀胱,必小便利而后为有血者,何也?盖膀胱者,乃胞之室,胞中有血,膀胱无血,小便不利者,热结膀胱也。小便利,则膀胱气分之邪,散入于胞中之血分,故必下血乃愈,盖膀胱通小便,胞中又通大便矣[①]。

太阳病,小便利者,以饮水多,心下必悸。小便少者,必苦里急也。

此言小便利、不利之不同于血证也。太阳病,小便利者,有以饮水多,夫饮水多,心下必悸矣。小便不利而少者,有以气不化,气不化必苦里急也,其不同于血证者如此。卢氏曰:“以饮水多而小便利,非血证谛而小便利也,故结此以别之。”

问曰:病有结胸,有脏结,其状何如?答曰:按之痛,寸脉浮,关脉沉,名曰结胸也。

自此以下凡十节,论太阳之结胸不同于少阴之脏结、痞气,阳气受病而为大陷胸汤之证也。结胸者,病发于太阳而结于胸也;脏结者,病发于少阴而结于脏也[②]。病气结于胸膈之有形,而太阳之正气反格于外而不能入,故按之痛。太阳之气主高表,故寸脉浮。邪结于胸,故关脉沉,名曰结胸也。张氏曰:“邪结于胸,太阳正气不能内入,则为结胸;太阳正气内结,病邪拒于胸膈而正气不能外出,亦为结胸。然邪结于胸者,可下;太阳正气结于胸者,不可下,观下‘结胸证,其脉浮大’,结胸证悉具‘两节

① 【注文浅释】

《素问·气厥论》:“胞移热于膀胱,则癃、溺血。”张氏在《素问集注》中云“膀胱者,胞之室也”,认为膀胱之中有“胞”之一物。多数医家认为:膀胱藏津液,藏的是五谷五味之津液,同时主气化,膀胱中有胞,主藏尿液。后世则是逐渐将胞的功能归之于膀胱。但张氏在《素问集注》中又云“冲脉起于胞中,为经血之海,胞移热于膀胱,是经血之邪移于膀胱”。似乎又指女子胞。因此,此处“胞”指何物有待进一步考证。

② 【注文浅释】

张氏认为结胸是病发于太阳,脏结是病发于少阴,自成一家之言,有助于学习者“拈其总纲,明其大义”。

而义可知矣。"愚按：自此以下凡三十九节，统论痞结之证。夫结者，结胸、脏结是也；痞者，痞气是也。然结胸有在气、在经之不同，在气则为大结胸，在经则为小结胸；脏结有在心下、胁下之各异，在心下则为痞，在胁下则为三阴脏结之死证。夫大、小结胸，痞气、脏结俱有死有生，今大结胸言死证，而小结胸不言；脏结言死证，而痞气不言，其中各宜体会章法气脉。自"病有结胸，有脏结"始，直至"胁下素有痞，此名脏结"终，其中在气、在经，在上、在下，阴阳、生死，内外证治，井井有条，学者玩索而有得焉，则终身取之而其义无穷矣[①]。

何为脏结？答曰：如结胸状，饮食如故，时时下利，寸脉浮，关脉小细沉紧，名曰脏结。舌上白苔滑者，难治。

此言脏结，状如结胸，而有少阴、太阳之别也。如结胸状者，少阴之神机格于外而不能入，亦如太阳结胸之状。然病气不结于胸膈之有形，故饮食如故。时时下利者，病邪陷于阴也。寸脉浮者，神气浮于外也。关脉小细沉紧者，少阴阴气盛，故脉小细，君火之气陷于阴故沉紧也。此病发于阴，故名曰脏结。舌上白苔滑者，神气格于外，而心气虚寒不得阳热之化也，故为难治。

脏结无阳证，不往来寒热，其人反静，舌上苔滑者，不可攻也。

此承上文脏结而言少阴君火主气有阳热之证。少阴标阴本热而外合太阳有往来之寒热，今脏结无阳证，不往来寒热，故其人反静，意谓病无君火本热之阳，而反见阴寒宁静之象。舌上苔滑者，心火之气已虚，故不可攻也。潘氏曰："按文义，若脏结有阳证，亦属可攻。"[②]

病发于阳而反下之，热入，因作结胸；病发于阴而反

下之，因作痞也。所以成结胸者，以下之太早故也。结胸者，项亦强，如柔痉状。下之则和，宜大陷胸丸。方见注内。

上文言病少阴而不得阳热之气，则为脏结；此言病少阴而上承君火之阳，则下之成痞。痞与脏结咸发于阴，而又有阴阳、上下之殊，不但不同于结胸也。病发于阳者，发于太阳也，太阳主表，宜从汗解，而反下之，则胃中空虚，热邪内入而结于胸膈之阳分，因作结胸。病发于阴者，发于少阴也，少阴上火下水而主神机出入，治当助其君火之阳而反下之，则邪入于胸膈之阴分，因作痞也。^①夫未论痞，先论结胸，其所以成结胸者，以下之太早故也。夫脏结状如结胸，而结胸之状何如？结胸者，项亦强，如柔痉状，所以然者，太阳之气运行于肤表，气结于胸则通体之气机不转，是以项亦强如柔痉之几几然。故下之则和，宜大陷胸丸。芒硝、大黄上承太阳之邪热以下行，葶苈、杏仁利肺气以解太阳之气结，盖太阳之气主通体之皮毛，肺主气而主皮毛也。甘遂气味苦寒，主破坚积、利水道，太阳气结则水道不利，水道行则气结亦解矣。用丸者，丸缓留中，解胸内之邪结，疏太阳之表气，故不第曰"下之"，而曰"下之则和"者，缓下也，若用汤则必一鼓而下矣。

结胸证，其脉浮大者，不可下，下之则死。

合下两节言太阳正气内结不能外出，而非邪结也。夫太阳之气生于下焦，从中膈而外出于肤表。结胸证者，言太阳之气结于中也。其脉浮大者，太阳之气虚于内而浮大于外也。下之则太阳根气益虚，不与表阳相接，外内离脱，故死也。^②张氏曰："治邪结易，治正结难。今之患结胸而死者，皆正结也。"

① 【医理探微】

张氏认为：病发于阳，是病在太阳误下热邪内入而结于胸膈之阳分而成结胸。病发于阴，是病发于少阴，误下后邪结于胸膈之阴分，而成痞证。

笔者认为："胸膈之阳分"当指心肺，"胸膈之阴分"当指脾胃。故大陷胸丸用葶苈、杏仁利肺气以泻胸中之水。

② 【注文浅释】

张氏指出，此处脉浮大是正气虚极、阳浮于外的表现，故禁用下法。

结胸证悉具，烦躁者，亦死。

此亦申明太阳之气生于下焦，上合心主之神以外浮。结胸证悉具者，在外之如柔痓状，在内之膈内拒痛，外内之证悉具也。烦躁者，上下之阴阳不相交济也。故上节外内相离者死，此上下不交者亦死。夫太阳正气流行，环转不息，一息不通则生化灭，一丝不续则穿壤判，是以太阳之气结于中，不同邪结胸中之结胸，医者所当简别者也。

太阳病，脉浮而动数，浮则为风，数则为热，动则为痛，数则为虚，头痛发热，微盗汗出而反恶寒者，表未解也。医反下之鞕，动数变迟，膈内拒痛，胃中空虚，客气动膈，短气躁烦，心中懊憹，阳气内陷，心下因鞕，则为结胸，大陷胸汤主之。若不结胸，但头汗出，余处无汗，剂颈而还，小便不利，身必发黄。

大陷胸汤方①

大黄六两　芒硝一升　甘遂一钱匕

上三味，以水六升，先煮大黄，取二升，去滓，内芒硝，煮一两沸，内甘遂末，温服一升，得快利，止后服。

① 【案例犀烛】

曹颖甫《经方实验录》载：王季寅先生曾作《同是泻药》篇曰：某日，狂风大作，余因事外出，当时冒风，腹中暴痛。服当归芍药汤加生军一剂，不应。时已初更，疼忽加剧，至午夜，疼如刀绞，转侧床头，号痛欲绝。无奈，饮自己小便一盅，始稍安。已而复作，状仍如前。黎明，延医针刺中脘以及各穴，行针历五时，痛始止。该医云，腹部坚硬如石，针虽止痛一时，而破坚开结，非药不克。因服顺气消导之方，不效。翌日，余谓：腹坚硬如石，惟大承气或可见功，因自拟生军三钱，枳实二钱，厚朴三钱，芒硝五分。服后，时许，下积物甚多，腹稍畅。次日，腹仍觉满闷硬疼，进二剂，复下陈积数次。元气顿形不支，因改服六君子汤三剂。元气稍复，而胸腹满疼，仍自若也。更服大承气二剂，不料疼痛丝毫未减，腹中满硬如故。忽忆伤寒小结胸病，正在心下，按之则痛，大结胸则从心下至少腹硬满，不待按，即痛不可近。余之初病，即胸腹坚硬如石，号痛欲绝，得毋类是？惟大结胸以大陷胸汤为主治，此汤之药仅大黄、芒硝、甘遂三味。硝、黄余已频服之矣。其结果既如上述，加少许甘遂，即能却病回生耶？遂决计一试，方用生军二钱，芒硝五分，甘遂末一分，药煎成，一饮而尽。服后，顿觉此药与前大不相同，盖前所服硝黄各剂，下咽即觉药力直达少腹，以硝黄之性下行最速故也。今服此药，硝黄之力竟不下行，盘旋胸腹之间，一若寻病者然。逾时，忽下黑色如棉油者碗许，顿觉胸中豁朗，痛苦大减，四五剂后，饮食倍增，精神焕发。（摘自《经方实验录》，作者曹颖甫）

按：大陷胸汤临床常用于治疗急性肠梗阻、急性胰腺炎、急性胆囊炎、化脓性阑尾炎、结核性腹膜炎、胸腔积液等疾病。辨证要点为心下硬满疼痛、按之石硬，甚者从心下至少腹硬满疼痛、不可触按，大便秘结，苔黄腻或黄厚而燥，脉沉紧或沉滑有力。本案初病，即胸腹坚硬如石，即属于水热互结于胸膈，津液不行，腑气不通之急症。初用大承气汤通腑，腑气通故腹稍畅。但腹中水结未除，故次日腹中满硬如故，遂以甘遂攻逐水邪，水去故胸中豁朗，痛苦大减。

临床应用此方需与大承气汤相鉴别。大承气汤主治肠中燥屎，故以朴枳推逐燥实，先煮朴、枳，后纳大黄，以生大黄行速也。大陷胸汤主治心下水热互结，以泻热逐饮为要，治上者制宜缓。因此，以甘遂攻逐水饮，且先煮大黄，后纳诸药，以熟大黄行迟故也。

合下四节皆为大陷胸汤之证,而有风结、寒结、水结、燥结之不同。此节言风中太阳之表气,医反下之而成结胸也。浮则为风,风邪在表也,数则为热,风乃阳邪,与太阳之气合而为热也。《经》云:"气伤痛。"风伤太阳之气,故脉动,而动则为痛。夫邪之所凑,其正必虚,风伤太阳而为热,则正气虚微,故数则为虚。头痛发热,病在表也。表气虚,故微盗汗出。夫汗出则毛腠疏通,而反恶寒,此表未解也。医反下之,则邪正之气并陷于内,故动数之脉,变为迟矣。下之则邪逆于内,故膈内拒痛而胃中空虚。客邪乘虚动膈,故短气躁烦。盖膈之上心肺也,膈之下肝肾也,呼出心与肺,吸入肝与肾,邪结于中,则呼吸不利,故短气,上下水火不交,故躁烦也。邪留于中,故心中懊恼。阳气内陷,故心下因鞕,则为结胸。大陷胸汤主之,此邪结于内,故用芒硝、大黄、甘遂以破邪,使结邪一鼓而下,不必破气达表之葶苈、杏仁[①]。夫风乃阳动之邪,即陷于胸而有不结者,若不结胸则下陷于中土。但头汗出者,太阳之气不能从枢胁以出表,惟从中土而上逆也,故余处无汗,剂颈而还。中土滞而水道不行,是以小便不利。小便不利则湿热相羁,身必发黄,治当利其小便也。

伤寒六七日,结胸热实,脉沉而紧,心下痛,按之石鞕者,大陷胸汤主之。

此节言寒邪入结于胸膈,不因下而成结胸者,亦大陷胸汤之所主也。伤寒六七日,太阳之气当来复于外,今结胸而热实,乃寒邪之热入结于内,故脉沉而紧,邪气内实,故心下痛而按之石鞕也,大陷胸汤主之。[②]

伤寒十余日,热结在里,复往来寒热者,与大柴胡汤。

①【注文浅释】
张氏认为此条属于风邪内陷,导致水热互结于胸中。水从何来?乃外邪入侵,"中土滞而水道不行"也。

②【注文浅释】
张氏认为此条属于寒邪入其化热,导致水热互结于胸中。

但结胸无大热者,此为水结在胸胁也,但头微汗出者,大陷胸汤主之。

此节言水邪结于胸胁,亦不因下而成结胸者也。伤寒十余日,当少阴主气之期。少阴不能合心主之神气以外出,则热结在里。少阴合太阳之气仍欲外转,故复往来寒热者。与大柴胡汤以清少阴之结,以达太阳之气。如但结胸无大热者,此少阴之气陷于内,而太阳膀胱水气亦不能从胸胁而运行于肤表,此水结在胸胁。夫既结于胸胁,但头微汗出者,此气机尽逆于内,而湿邪上蒸,无从枢转于外,大陷胸汤主之。水气泄于下,则正气出于上,而旋转不难矣。①

太阳病,重发汗,而复下之,不大便五六日,舌上燥而渴,日晡所小有潮热,从心下至少腹鞕满而痛,不可近者,大陷胸汤主之。重,平声。

此节言津液内竭而为太阳燥结之证也,上文以气结而致水结,此因津液竭而致气结,以征水随气行、气随水转之义。太阳病,重发汗,而复下之,过亡其津液矣。不大便五六日,燥结在下也。舌上燥而渴,燥结在上也。"阳明之上,燥气主之",日晡所小有潮热,微见阳明之气化也。从心下至少腹鞕满而痛,下之而邪结于内也。鞕痛而手不可近,乃太阳表气之不和。夫太阳之气主通体之皮毛,非阳明承气之燥结,故主大陷胸汤,以行鞕满而达太阳之气,则液随气转矣。张氏曰:"全在'痛不可近'四字,以证太阳结胸。"②

小结胸病,正在心下,按之则痛,脉浮滑者,小陷胸汤主之。

①【注文浅释】
张氏认为本条属于病人素有饮邪内停,再外感太阳之寒邪入其化热,水热互结于胸中,并指出其治疗当以泻水为主,"水气泄于下,则正气出于上,而旋转不难矣"。

②【注文浅释】
张氏认为本条是太阳水结在胸,阳明燥结在肠,并提出"痛不可近"是大陷胸汤与阳明腑实证的鉴别要点,独具慧眼。

小陷胸汤方①

黄连_{一两}　半夏_{半斤}　栝蒌实_{大者，一枚}

上三味，以水六升，先煮栝蒌，取三升，去滓，内诸药，煎取二升，去滓，分温三服。

自此以下凡十三节，皆论经脉结邪，或涉心主络脉，或干厥阴血分，或病少阴心气，皆为小结胸证，与大结胸之在气分而从胸膈出入者稍异也。小结胸者，太阳之气合心主之神结于络脉之中。故正在心下，按之则痛者，按而始痛，经脉结邪也。脉浮滑者，浮乃太阳心主之气，滑乃经气交结之邪。小陷胸汤主之，用黄连以泻心下之热，半夏达阳明之气而解胸结，栝蒌实清络脉之邪，从上而下。夫行气分之结，故曰大；行血分之结，故曰小也。②

太阳病二三日，不能卧，但欲起，心下必结，脉微弱

①【案例犀烛】

王付治冠心病案：患者女，59岁，有多年冠心病病史，近因心痛、胸闷加重前来诊治。刻诊：心绞痛如石挤压，伴胸中沉闷似不得息，心中沉闷，不欲言语，下肢困重，时有水肿，手足不温，怕冷，舌质红、苔黄腻略厚，脉沉弦。辨为痰热阻结，肝气郁滞，阴寒浸淫证，治当清热化痰，疏肝解郁，温阳散寒，给予小陷胸汤、四逆散与大乌头煎合方，处方：黄连3克，姜半夏12克，瓜蒌30克，柴胡15克，枳实15克，白芍15克，生川乌6克，炙甘草10克。6剂，水煎服，每日1剂，分3次服用。二诊：心痛减轻，胸闷基本解除，续前方6剂。三诊：胸闷明显减轻，略有心痛，续前方6剂。四诊：诸症基本消除，欲巩固治疗效果，以前方为散剂，每次6克，每日3次，随访半年，病情稳定。

按：根据患者胸中沉闷，舌红、苔黄腻辨为痰热，再根据下肢沉重，时有水肿辨为痰热下注，因不欲言语，表情默默辨为肝郁，又因手足不温，怕冷辨为阳虚阴寒，以此辨为痰热阻结，肝气郁滞，阴寒浸淫证。方以小陷胸汤清热燥湿，行气化痰，以四逆散疏肝解郁，调理气机；以大乌头煎温阳散寒。（摘自《小陷胸汤方证思考与探索》，作者王付）

笔者认为，小陷胸汤证为痰（饮、水）与热互结中焦，其所犯脏腑主要为胃，因中焦为气机升降之枢纽，故可波及上焦，出现心与肺的症状；又肝脾同在中焦，脾运失健，土壅木郁，肝失调达，故不欲言语，下肢困重，时有水肿。本案即是病在少阴心气，涉及厥阴、太阴。从临床分析小陷胸汤证所治疾病主要为消化系统、循环系统和呼吸系统疾病。从其药物配伍分析，小陷胸汤辛开苦降，药性偏寒，功在清化热痰。

②【临证薪传】

张氏认为小结胸证是"经脉结邪，或涉心主络脉，或干厥阴血分，或病少阴心气"，符合临床实际；但认为"夫行气分之结，故曰大；行血分之结，故曰小"，有违经义。从大小陷胸汤用药分析：首先是泻热有大小。大陷胸汤大黄用量达六两，是《伤寒论》方中大黄用量之最大者，清热泻火力宏；小陷胸汤黄连一两，以苦寒清热为主。其次是逐饮有轻重。大陷胸汤用甘遂泻水逐饮；小陷胸汤

取半夏化痰开结。再次是散结有缓急。大陷胸汤用芒硝软坚消癖；小陷胸汤取栝楼实涤痰开结。由此可见，在所用药物功效的强弱及用量上，大陷胸汤均强于小陷胸汤。再从大小结胸汤的临床症状分析：大陷胸汤证的"脉沉紧，心下痛"与小陷胸汤证的"脉浮滑，按之则痛（不按不痛）"相比，大陷胸汤证病势更为剧烈，邪结程度更为严重；大陷胸汤证的"从心下至少腹硬满而痛不可近"与小陷胸汤证"正在心下"相比，邪结范围更广。综上，大陷胸汤峻猛泻下，逐邪力强；小陷胸汤主宽胸化痰，祛邪力弱。二方用药均在气分，与血分无关。

者,此本有寒分也。反下之,若利止,必作结胸;未止者,四日复下之,此作协热利也。

合下两节论小结胸之有碍于开合枢也,此节言太阳表邪内陷,不能从开而出者,只可从乎内解也。太阳病二三日,当阳明少阳主气之期。不能卧者,太阳之主开也。但欲起者,少阳之主枢也。心下必结者,阳明之主合也。以太阳之病而干少阳、阳明之气。脉微弱者,此本有太阳之寒分而阳明、少阳之气未盛也。夫病未反本,治当从本,今反下之,病者必利,若利止,则邪不下陷,必结于胸,此亦"病发于阳而反下之,因作结胸"之意。未止者,四日复下之,四日乃太阴主气之期,脾家实不能合太阳之开而外出,则腐秽当下,此为挟太阳之表邪,而作协热利也。①

太阳病下之,其脉促,不结胸者,此为欲解也,脉浮者,必结胸;脉紧者,必咽痛;脉弦者,必两胁拘急;脉细数者,头痛未止;脉沉紧者,必欲呕;脉沉滑者,协热利;脉浮滑者,必下血。

此承上文下之而言或结胸或不结胸,以脉证而验三阴三阳之开合枢也。太阳病下之者,承上文而言也。其脉促,则太阳阳气在表,不与里阴相接。虽下之而不结胸者,太阳表气无亏,此为欲解也。脉浮者,太阳表阳合心主之神气以外浮,不能从胸膈内入,故必结胸,不但以脉而征太阳经脉之结胸,并可以脉而征三阴三阳之开合枢矣。脉紧者,必咽痛,以邪正相持之脉,而见少阴咽痛之证。脉弦者,必两胁拘急,以内减之脉,而见少阳两胁之证。夫少阴少阳主枢,病则不能枢转矣。脉细数者,头痛未止,以里虚风胜之脉,而见厥阴头痛之证。脉沉紧者,必欲呕,以阴阳内搏之脉,而见阳明欲呕之证。夫厥阴阳明主合,病则有碍于合矣。脉沉滑者,协热利,言太阴脾

①【医理探微】
张氏从"四日乃太阴主气之期"推论"协热利"属于脾家实挟太阳之寒邪而利。陈亦人从结胸的特点出发,结合黄元御"内寒协合外热而下利"的观点,提出"寒分"作"痰水"解,认为此条的本义指"素有痰饮之人,患太阳病,误用下法,可引起结胸或协热利的变证",可参。

土实而协阳热下利也。脉浮滑者，必下血，言太阳随经瘀热，外邪内陷而下血也。夫太阴太阳主开病，则有愆于开矣。盖胸乃心主之宫城，而三阴三阳之脉皆主于心，小结胸病正在心下，故经脉为病，咸为小结胸证也。^①

病在阳，应以汗解之，反以冷水潠之，若灌之，其热被却，不得去，弥更益烦，肉上粟起，意欲饮水，反不渴者，服文蛤散。若不差者，与五苓散。寒实结胸，无热证者，与三物小陷胸汤，白散亦可服。

文蛤散方

文蛤五两
上一味，为散，以沸汤和一方寸匕服。

白散方

桔梗　贝母各三分　巴豆一分，去皮心，熬黑，研如脂。分，去声
上三味，为散，内巴豆，更于臼中杵之，以白饮和服。强人半钱匕，羸者减之。

此言邪之中人，必始于皮毛，留而不去，则入于肌腠；留而不去，则入于经脉；留而不去，则入于腑也。病在阳，病在太阳之皮毛也，当是之时，可汗而散也，反以冷水潠之，若灌之，其热被却，则入于肌腠矣。复留而不得去，则入于经脉矣。夫经脉不能合心主之神气以流通则烦，更不能由肌腠而达于皮毛则益烦。弥更者，辗转之意也。夫心主之神合三焦出气以温肌肉，水寒折之，不能合三焦而温肌肉，故肉上粟起。心火不达，故意欲饮水，意欲饮水则当渴矣，反不渴者，假象也。文蛤外刚内柔，秉高明

①【注文浅释】
张氏联系三阴三阳开合枢理论分析本文，具有开创意义，值得探讨。
末句"盖胸乃心主之宫城，而三阴三阳之脉皆主于心，小结胸病正在心下，故经脉为病，咸为小结胸证也"。张氏认为小结胸证是邪结在经脉，义理尚通，但云"经脉为病，咸为小结胸证"则欠妥。

之象以资心主之气,故可服。若不差者,与五苓散助脾土而达三焦,水道行而经脉通矣。[①]设更留而不去,则入于腑而为寒实结胸,无表热之证者,与三物小陷胸汤,以治胸中之实,以通经脉之邪,白散治寒结,故亦可服。按:桔梗色白,味辛,开提肺气之品,故《本经》主治胸痛;贝母色白,其形若肺,能消郁结之疾;巴豆辛热,有毒,主破坚积、开闭塞、利水道;用散者,主开胸痹以行皮肤,而散水气也。[②]

太阳与少阳并病,头项强痛,或眩冒,时如结胸,心下痞鞭者,当刺大椎第一间、肺俞、肝俞,慎不可发汗,发汗则谵语。脉弦,五日,谵语不止,当刺期门。

此言二阳并病,涉于经脉而宜刺也。太阳与少阳并病,言太阳之并病于少阳也。头项者,太阳、少阳经脉所循之部署也。强痛者,邪实于经也。眩冒者,经气之虚也。邪薄于经,经气不能从心主以外达,故时如结胸而心下痞鞭也。当泻在经之邪,而气机自转矣。大椎第一间,乃督脉与太阳所循之经俞;肺俞者,肺主皮毛,刺之所以泻太阳之邪也;肝俞者,厥阴乃少阳中见之气,刺之所以泻少阳之邪也。慎不可发汗以夺心液,夺心液则谵语。夫一日太阳,三日少阳,少阳之脉弦,至五日而谵语不止,当刺肝之期门,使邪不传厥阴,亦所以泻少阳之意也。

妇人中风,发热恶寒,经水适来,得之七八日,热除而脉迟身凉,胸胁下满,如结胸状,谵语者,此为热入血室也,当刺期门,随其实而取之。

合下三节,论妇人中风、伤寒成热入血室之证,亦经脉结邪而为小结胸之义也。妇人素不足于血,若中于风,则血虚而不能热肉充肤、澹渗皮毛,是以发热恶寒,外伤

①【注文浅释】
渼(xùn):用冷水喷洒。病在太阳,治当汗解,反以冷水渼之,水寒郁遏卫阳,故与文蛤渗散水气,肌表水寒得解,则被遏之阳得伸而烦除。

②【注文浅释】
《伤寒论译释》认为:"'小陷胸汤'四字应是衍文,不必深究。其实早在唐代孙思邈所著的《千金翼方》已经直接写作'三物小白散'。宋代庞安常所著的《伤寒总病论》与朱肱所著的《类证活人书》均作三物白散,庞氏并且明确断言'小陷者非也'。"
张氏主张维护旧论,故而依原文释为"留而不去,则入于腑而为寒实结胸,无表热之证者,与三物小陷胸汤,以治胸中之实",过于拘泥原文,反失其真。

风动之邪。内动肝脏之血,故经水适来。得之七八日之期,夫七日太阳,八日阳明。血气虚而不能来复于阳,故热除身凉者,气虚也,脉迟者,血虚也。太阳正气不能循胸胁以外出,故胸胁下满。阳明正气不能循膺胸而内入,故如太阳结胸之状。谵语者,非阳明之为病,此为热入血室之病也。夫经水之血,肝所主也,热入血室当刺肝之期门,随其邪之所实而取之也。

妇人中风,七八日,续得寒热,发作有时,经水适断者,此为热入血室,其血必结,故使如疟状,发作有时,小柴胡汤主之。

上文刺期门,言热邪从血分而出,此主小柴胡汤,言结血从气分而散,以征气血相通之义。妇人中风七八日,承上文而言也,上文云"经水适来,得之七八日",此即申言七八日,经水来而适断也。曰续得寒热,言因经水适断而复得也。发作有时者,邪干血分如潮候之发而有信也,此亦为热入血室。经水适断而其血必结,故使如疟状之发作有时也。小柴胡汤主之,达太阳之气从胸胁外出,则胞中之血结自解,而三阳之气和矣。愚按:"经水适断"四字,当在"七八日"之下。[①]

妇人伤寒发热,经水适来,昼日明了,暮则谵语,如见鬼状者,此为热入血室。无犯胃气及上二焦,必自愈。

妇人有余于气,不足于血者也。妇人伤寒发热者,寒邪在气、在表也。经水适来,则在气之邪入于血分,在表之邪入于里阴矣。夫气属阳而主日,血属阴而主夜,昼日明了者,邪不在气分也。暮则谵语,如见鬼状者,邪入于血分也,此亦为热入血室。盖胞中之血,生于胃腑水谷之精,故无犯胃气及上二焦者,以上焦出胃上口,中焦亦并胃中也,[②]胃气和而三焦通畅,则流溢于中,布散于外,血

① **【医理探微】**
张氏提出"经水适断"四字,当在"七八日"之下。从上下文分析言之有理:前条言"经水适来",指经间期;本条言"经水适断",指月经净净。这两个时间点感受外邪最易见"热入血室"之证。可为一家之论。

《伤寒溯源集》云:"仲景氏虽但曰小柴胡汤主之,而汤中应量加血药,如牛膝、桃仁、丹皮之类。其脉迟身凉者,或少加姜、桂、及酒制大黄少许,取效尤速,所谓随其实而泻之也。若不应用补者,人参亦当去取,尤未可执方以为治也。"对临床运用小柴胡汤加减治疗热入血室之证具有指导意义。

② **【医理探微】**
张氏从生理与病理上认为热入血室如果没有影响胃气及中、上三焦,血流正常且充盛,血室不虚则病可自愈。《伤寒论条辨》云:"无者,禁止之词,犯胃气,以禁下言也,上二焦,谓上、中二焦,以禁汗吐言也。"从治则治法角度提出"无犯胃气及上二焦"是指禁用汗吐下之法。二说并存。

室不虚而外邪自散矣。

伤寒六七日,发热微恶寒,支节烦疼,微呕,心下支结,外证未去者,柴胡桂枝汤主之。

① 【临证薪传】
柴胡桂枝汤即桂枝汤与小柴胡汤两方各用半量的合方,为太少表里双解之轻剂。其主症为发热、微恶风寒、肢节烦疼、微呕、胸胁下微满,伴有舌苔薄白,脉浮弦等。本方临床应用范围极广,凡感冒、胃炎、胆囊炎、胰腺炎、失眠、癫痫、三叉神经痛、偏头痛、小儿多动症等,辨证符合本方病机,均可加减治疗,多有效验。

② 【注文浅释】
支节烦疼:支,通肢,即因四肢关节疼痛而烦扰不宁。心下支结:心下感觉有物支撑结聚。
张氏认为其病机是:厥阴之愆于历络。《灵枢·经脉》云:"心主手厥阴心包络之脉,起于胸中,出属心包络,下膈,历络三焦。"所谓"历络三焦"指手厥阴心包经自胸至腹,依次联系上、中、下三焦。
愆:过失,此指手厥阴心包影响上中下三焦之气的运行。

柴胡桂枝汤方①

柴胡四两　黄芩　人参各一两半　半夏二合半　甘草一两　桂枝　芍药　生姜各一两半　大枣六枚

上九味,以水七升,煮取三升,去渣,温服一升。

此言病厥阴、太阳之气于支节间,结于内而病于外也。伤寒六七日,乃从厥阴而来复于太阳之期也。发热微恶寒者,太阳之气化也。支节烦疼者,厥阴、太阳经脉之为病也。盖厥阴心包主脉络而通贯于支节,太阳合心主之神而游行于支节,病则不能通贯游行,故烦疼也。微呕者,胃络之气不和也。心下支结者,亦厥阴之愆于历络,而太阳之滞于出入也。夫结于内而病于外,外证未去者,柴胡桂枝汤主之。柴胡汤达太阳之气,桂枝汤达厥阴之气,脉络内通而外证自去矣。②

伤寒五六日,已发汗而复下之,胸胁满,微结,小便不利,渴而不呕,但头汗出,往来寒热,心烦者,此为未解也,柴胡桂枝干姜汤主之。

柴胡桂枝干姜汤方

柴胡半斤　桂枝三两　干姜二两　黄芩三两　牡蛎二两　甘草二两　栝蒌四两

上七味,以水一斗二升,煮取六升,去滓,再煎,取三升,温服一升,日三。初服微烦,复服汗出,便愈。

愚按：上节六日厥阴属心包，此节六日厥阴合少阳，以证六气变通，不可执一之义。伤寒五六日，当少阴厥阴主气之期，夫厥阴不从标本，从中见少阳之化，少阳、少阴并主神机枢转者也。如已发汗而复下之，则神机内郁，不能枢转于外。胸胁满者，少阳之气不能合太阳而外出也。微结者，少阴之气不能合太阳而外出也。三焦不和，故小便不利。结在君火之分，故渴。不涉于中胃，故不呕也。但头汗出者，心液上蒸也。往来寒热者，少阳欲出而不能也。心烦者，少阴欲出而不能也。故曰"此为未解也"。宜柴胡桂枝干姜汤，牡蛎启厥阴之初阳，蒌根起少阴之阴液、柴胡、桂枝、黄芩从少阳而达两阴之气于太阳，干姜、甘草和中胃而资其土气，病虽不涉中土，必藉土灌四旁，后能阴阳和，枢机转而汗出愈[①]。

伤寒五六日，头汗出，微恶寒，手足冷，心下满，口不欲食，大便鞭，脉细者，此为阳微结，必有表复有里也。脉沉，亦在里也。汗出为阳微，假令纯阴结，不得复有外证，悉入在里，此为半在里半在外也。脉虽沉紧，不得为少阴病，所以然者，阴不得有汗，今头汗出，故知非少阴也，可与小柴胡汤。设不了了者，得屎而解。

此承上文"伤寒五六日，头汗出"，言少阴心液上蒸为阳气微结，亦为小结胸证，而非少阴纯阴之脏结也。伤寒五六日，头汗出者，承上文而言也。少阴心液上蒸，不能合太阳而外出，故微恶寒。阳气不能周遍于四肢，故手足冷。心下满者，小结胸病也。口不欲食，大便鞭者，邪结于中而上下痞塞也。脉细者，少阴之脉也。少阴君火内郁，故此为阳气微结于内，必有在表之头汗、微恶寒、手足冷，而复有在里之心下满、口不欲食、大便鞭之证也。"结胸章"云："关脉小细沉紧者，名曰脏结。"不但脉细在里，

①【医理探微】

张氏从六经气化学说出发，认为柴胡桂枝干姜汤方病在少阴厥阴。少阳、少阴并主神机枢转。病在厥阴，邪从中气少阳而化。少阳之气不能合太阳而外出，故见胸胁满、往来寒热。少阴之气不能合太阳而外出，故见微结、心烦。少阴君火上炎，故渴；少阴阴液上蒸，故头汗出。治疗当运转枢机，使两阴之邪从太阳而解。从气化理论解方如下：牡蛎启厥阴之初阳，蒌根起少阴之阴液、柴胡、桂枝、黄芩从少阳而达两阴之气于太阳，干姜、甘草和中胃而资其土气。《本草崇原》云"惊恚怒气，厥阴肝木受病也。牡蛎南生东向，得水中之生阳，达春生之本气，则惊恚怒气可治矣"。认为牡蛎散厥阴之结，故升厥阴之一阳。

此乃张氏运用六经气化理论对柴胡桂枝干姜汤证的诠释，对伤寒六经研究具有启示的意义。

① 【案例犀烛】

赵鸣芳治疗复发性口腔溃疡案：陈某，女，42 岁，2010 年 10 月 19 日初诊。有复发性口腔溃疡病史，溃疡孤立，发作过程中常两三个溃疡并见，反复发作，此起彼伏，绵延难愈。平素兼有食后胃胀、嗳气，时有胃痛。大便成形，一日一行。溃疡中央凹陷呈浅碟状，上覆灰白色伪膜，周围黏膜色淡红，疼痛明显。舌质偏红有齿痕，苔薄白，脉细弱。胃镜示慢性浅表性胃炎，HP（＋）。药用姜半夏 12 克，黄连 5 克，炒黄芩 12 克，党参 12 克，细辛 3 克，升麻 6 克，干姜 5 克，甘草 6 克，大枣 15 克。每日 1 剂，水煎服，去滓再煎。服药 7 剂后复诊，口腔溃疡已愈，嗳气减少，腹胀胃痛减轻。上方续服 15 天，诸症消除，随访半年，碳呼气试验示 HP（－），口腔溃疡亦未再复发。（摘自《赵鸣芳用半夏泻心汤治疗复发性口腔溃疡经验》，作者方令，等）

半夏泻心汤辛开苦降甘调，具有升清降浊、散结消痞之功，以"心下痞、呕吐、下利、肠鸣、舌红苔腻"为主证，常用于治疗慢性咽炎、食道炎、反流性食管炎、胆汁反流性食管炎、慢性萎缩性胃炎等消化系统疾病。本方对消化道黏膜病变如复发性口腔溃疡、扁平苔藓亦具有较好的临床疗效。

临床应用本方应当注重患者舌象情况，以舌质为红，或边尖红为主；舌苔以白腻或黄腻，或黄白相间为主。用药时要考虑寒与热、虚与实之轻重，灵活调整辛温药与苦寒药、扶正药与祛邪药的用量。另外要注意脾胃虚弱显著者不宜使用本方，可考虑使用香砂六君子汤。

本方去滓再煎，传统认为其目的是使寒热药性和合，作用协调，并行不悖，利于和解。凌云通

脉沉亦在里也。但头汗出，为阳气外微。假令少阴之纯阴结，不得复有头汗之外证，当痛引少腹，入阴筋而悉入在里，以上诸证则为半在里半在外也。脉虽沉紧，亦不得为少阴脏结之病，所以然者，阴不得有汗，今头汗出，故知非少阴也，可与小柴胡汤以治半里半外之证。设外已解而里证不了了者，更得屎而解。曾氏曰："纯阴结，脏结之结于胁下，而属三阴者也；阳微结，脏结之结于心下，而为痞气者也。此节隐寓痞证，下节明言痞证，并示小柴胡不中与，而治以半夏泻心汤，学者须体认章法昭应之意。"

伤寒五六日，呕而发热者，柴胡汤证具，而以他药下之，柴胡证仍在者，复与柴胡汤。此虽已下之，不为逆，必蒸蒸而振，却发热汗出而解。若心下满而鞕痛者，此为结胸也，大陷胸汤主之；但满而不痛者，此为痞，柴胡不中与之，宜半夏泻心汤。

半夏泻心汤方①

半夏半斤　黄芩　甘草　干姜　人参各三两　黄连一两　大枣十二枚

上七味，以水一斗二升，煮取六升，去滓，再煎，取三升，温服一升，日三服。

此承上文"可与小柴胡汤"之意，而申言痞证之不可与也。此节分三段，上段言柴胡汤证具，虽下不为逆，复

过实验研究认为：半夏泻心汤通过辛开苦降共调改善糖尿病大鼠糖脂代谢异常，其煎煮方法"去滓再煎"对效应的发挥起着重要的作用。（摘自《半夏泻心汤去滓再煎对糖尿病大鼠糖脂代谢的影响研究》，作者凌云等）

可与柴胡汤；中段言下之而成结胸，大陷胸汤；下段言痞证但满不痛，不可与柴胡，而宜半夏泻心汤。黄芩、黄连泻心下之痞热，半夏、人参宜补中胃之气，甘草、干姜、大枣助脾土之气以资少阴心主之神，土气益而中膈舒，火热清而痞气愈矣。莫氏曰："此心下满而鞭痛，小结胸证也，大陷胸汤亦可治小结胸证，于此见之。"沈氏曰："言痞证但满不痛，所以别小结胸之按之而痛，又寓濡软气痞之意。"①

太阳少阳并病，而反下之，成结胸，心下鞭，下利不止，水浆不下，其人心烦。

此节言太阳不能合少阳之枢转，而游行于内外，并又不能并三焦之真气，而出入于经脉，以结小结胸之义。太阳少阳并病，则太阳之病并于少阳，治宜从枢达表，而反下之，则神机内郁，故成结胸。心下鞭者，正在心下，出入有乖也。下利不止者，下焦之气虚寒也。水浆不下者，上焦之气衰微也。其人心烦者，中焦之心脉不舒也。小结胸病正在心下，心合三焦，故言此以结之。

脉浮而紧，而复下之，紧反入里，则作痞。按之自濡，但气痞耳。

自此以下凡十六节皆论痞证，其中有虚实寒热之分，三阳三阴之别。下十二节皆言心下痞，至十四、五、六节则言心中痞、胸中痞、胁下痞，所以结痞证、结胸、脏结之意，而复有至义焉。此节言"病发于阴而反下之，因作痞"。脉浮，言表也，紧者，少阴之邪外与太阳相搏，故浮而紧也。病发少阴而复下之，则挟邪内陷，故紧反入里，则作痞。邪正之气并陷于内，不同太阳之结胸，故按之自濡。濡，软也，虚寒之象也。但气痞耳，不涉于有形也，于泻心汤中求之。首节但言气痞，以明心下痞鞭之属于

①【医理探微】
张氏此注言简意赅，点明了柴胡证、大陷胸汤证与半夏泻心汤证的鉴别要点。沈氏所论"痞证但满不痛，所以别小结胸之按之而痛，又寓濡软气痞之意"，此乃临床辨别使用半夏泻心汤方之关键。

气也。

太阳中风,下利,呕逆,表解者,乃可攻之。其人漐漐汗出,发作有时,头痛,心下痞鞕满,引胁下痛,干呕,短气,汗出,不恶寒者,此表解里未和也,十枣汤主之。

十枣汤方[①]

芫花熬　甘遂　大戟

上三味等分,各别捣为散。以水一升半,先煮大枣肥者十枚,取八合,去滓,内药末。强人服一钱匕,羸人服半钱匕,得快下利后,糜粥自养。

此言太阳痞鞕之证,表解而邪实于内,乃可攻之。太阳中风,表证也。下利呕逆,则太阳之邪陷于中土,似乎可攻,然表解者,乃可攻之。其人漐漐汗出者,风伤肌腠也。发作有时,头痛者,随太阳气旺之时而头痛也。心下痞鞕满,引胁下痛,干呕,短气,乃太阳之邪逆于中土而不能枢转于外。夫漐漐汗出而不恶寒,虽头痛时作,此为表解。其痞鞕满痛、干呕等证,为邪实于内,而里未和也,十枣汤主之。芫花气味辛温,花性在上,熬令赤色,皆取象心从上而下之意;甘遂、大戟其味苦寒,其性下泄,心下之痞鞕满痛,可以直遂而下,邪气下行,太阳正气上出;用十枣者,助脾土之气也;糜粥自养者,养其胃气焉。观此则凡攻痞鞕者,虽有实证,须顾其脾胃之土气矣。愚按:头痛,表证也,然亦有在里者,如"伤寒不大便五六日,头痛有热者,与承气汤"与此节之汗出、不恶寒而头痛为表解,则凡遇风寒头痛之证可审别矣。

太阳病,医发汗,遂发热恶寒,因复下之,心下痞,表里俱虚,阴阳气并竭,无阳则阴独,复加烧针,因胸烦,面

① 【临证薪传】
本证有胸胁疼痛、心下硬满等症,与大结胸证相似。大结胸证是水热互结,当伴见发热、烦渴、舌苔黄燥等热邪内结之象。十枣汤证为水饮内停之候,热象不显,故十枣汤单纯以攻下水饮为主,而无清热散结之效。如悬饮化热可联合运用十枣汤与大陷胸汤。

色青黄,肤腘者,难治;今色微黄,手足温者,易愈。

　　此言太阳表气虚微,下之成痞,不可更伤其血脉也。太阳病,医发汗,遂发热恶寒者,太阳表虚之证也。因复下之,则正气益虚,故心下痞。不曰结胸,而曰痞者,以既汗复下,表里俱虚,阴阳气并竭,无太阳之表阳,有阴邪之独陷也,此言太阳表虚,下之成痞。然太阳之气又合心主之神,行于脉中,复加烧针更伤其血脉之气,故胸烦。夫心之合脉也,其荣色也,面色青黄乃土虚木乘之色,肤腘者,血气虚而不能热肉充肤,此阴阳血气皆虚,故为难治。今色微黄,土气复也。手足温,血气和也。夫阳气从地而出,自阴而生,故色微黄,手足温者,易愈。愚按:病发于阴,下之成痞,须知太阳表虚即为阴证,不必泥定少阴矣。

　　心下痞,按之濡,其脉关上浮者,大黄黄连泻心汤主之。

大黄黄连泻心汤方

大黄二两　　黄连一两

上以麻沸汤二升渍之,须臾绞去滓,分温再服。

　　大黄、黄连气味苦寒,其性善泄,生则易行,热则迟缓,故麻沸汤渍之。

　　此病少阴君火之气,而为热痞之证也。"少阴之上,君火主之",病气与君火之气结于心下,而为痞。火热伤气,故按之濡。其脉关上浮者,神机欲转而未能也。以大黄、黄连泻心火之邪,热下行则水火交而既济,无咎矣。[①]

　　心下痞而复恶寒,汗出者,附子泻心汤主之。

①【医理探微】

《素问·天元纪大论》云:"少阴之上,热气主之……少阳之上,相火主之。"张氏直接改为"少阴之上,君火主之",其意未变。

张氏认为此证属于无形之热邪结于心下,故按之濡,当以大黄、黄连泄热消痞。

附子泻心汤方①

大黄二两　黄连　黄芩各一两　附子一枚，炮，去皮，破，别煮取汁

上四味，切三味，以麻沸汤二升渍之，须臾绞去滓，内附子汁，分温再服。

此承上文心下痞而言，更病太阳寒水之证也。心下痞者，少阴君火内结也。复恶寒者，太阳本寒之气呈于表。汗出者，太阳标阳之气脱于外。故以附子泻心汤救太阳之标阳，而泻少阴之大热，用三黄以治君火之内结，熟附以固标阳之外脱。夫太阳、少阴标本相和，水火相济，有是证用是方，非明乎阴阳水火之至义，何能用此以活人？②

本以下之，故心下痞，与泻心汤；痞不解，其人渴而口燥烦，小便不利者，五苓散主之。

此言土气不升而为燥痞之证也。以因也，本因下之，则中土内虚，故心下痞。与泻心汤，以治心下之邪，则痞不解，其人渴而口燥烦，小便不利者，乃津液不升，由于土气之不能游溢于上、通调于下也。五苓散主之，泽泻、猪苓、白术主助地气上升，桂枝、茯苓归伏心火，主助天气下降，天地水火不交而成痞，交则津液通而为泰矣。

伤寒汗出，解之后，胃中不和，心下痞鞕，干噫，食臭，胁下有水气，腹中雷鸣下利者，生姜泻心汤主之。

生姜泻心汤方

生姜四两　甘草　人参各三两　干姜一两　黄芩三两　半夏半斤　大枣十二枚　黄连一两

上八味，以水一斗，煮取六升，去滓，再煎，取三升，温

服一升,日三。

合下七节,首二节言胃中不和而为痞,胃中者,阳明也;中三节言三焦不和而为痞,三焦者,少阳也;末二节言表证未解而为痞,表者,太阳也。夫上章病发于少阴,有脏结之结胸;此言病发于三阳,有心下之痞证。此节言胃气不和,而成痞鞕之证也。伤寒汗出,解之后,其病当愈。胃中不和者,汗出而津液虚也。胃络上通于心,胃中不和,故心下痞鞕。干噫者,脾胃不相运而上走心为噫也。食臭者,脾不磨而胃谷不消也。胁下有水气者,胃气之不能上输于脾也。然不言胃而言胁,以明游溢散精,必本乎枢胁也。腹中雷鸣下利乃邪在大肠而属于胃。生姜泻心汤主之,生姜、半夏宣达阳明胃气上输于脾,干姜、大枣资益脾气以行于胃,甘草、人参补助中土,配芩、连以泻心下之痞鞕。[①]

伤寒中风,医反下之,其人下利,日数十行,谷不化,腹中雷鸣,心下痞鞕而满,干呕,心烦不得安。医见心下痞,谓病不尽,复下之,其痞益甚,此非结热,但以胃中虚,客气上逆,故使鞕也,甘草泻心汤主之。

① 【医理探微】

张氏认为:食臭,是"脾不磨而胃谷不消也";胁下有水气,是"胃气之不能上输于脾也"。腹中雷鸣、下利,是"邪在大肠而属于胃"。此说明生姜泻心汤方证病位在胃,病机属于脾胃虚弱兼有食滞水饮内停。

甘草泻心汤方

甘草四两　黄芩　干姜各三两　半夏半斤　黄连一两
大枣十二枚

上六味,以水一斗,煮取六升,去滓,再煎,取三升,温服一升,日三。

合上两节,皆言阳明胃气不和而为痞也。伤寒中风,宜从汗解,医反下之,则气机下陷,故其人下利,日数十行。挟邪内入有乖蒸变,故谷不化而腹中雷鸣。邪气内入则正气不能上升,故心下痞鞕而满。胃气不能横遍于外,故干呕、心烦不得安。凡此痞鞕等证,乃正气仍欲从下而上,从中而外也,医见心下痞,谓病不尽复下之,其痞益甚矣。然此不尽之证,非为结热,但以下利而胃中虚,客气因虚上逆,故使鞕也。甘草泻心汤主之,甘草、大枣甘以补中,干姜、半夏辛以上达,芩、连苦寒以泻邪热,邪热清而正气外达矣。[①]

伤寒服汤药,下利不止,心下痞鞕。服泻心汤已,复以他药下之,利不止,医以理中与之,利益甚。理中者,理中焦,此利在下焦,赤石脂禹余粮汤主之。复利不止者,当利其小便。

赤石脂禹余粮汤方

赤石脂　太乙禹余粮各一斤

上以水六升,煮取二升,去滓,分温三服。

按:《神农本经》太乙余粮禹余粮各为一种,既云太乙禹余粮,此方宜为三味,或相传有误。

合下三节,皆论三焦不和而为痞。此节言下焦主决渎,次节言上焦主经脉,三节言中焦主中胃。伤寒服汤药者,言外邪已解也。下利不止,心下痞鞕者,言胃气空虚而三焦不和也。服泻心汤已,谓上焦之病气已去。复以他药下之,谓中焦之病气已和。尤利不止者,此利在下焦,若医以理中与之,温其中焦则利益甚。夫理中者,理中焦,此利在下焦,必治其下焦而中上皆和,方为有济,其庶乎赤石脂禹余粮汤主之。石性镇坠,主治在下而各有所司,石脂乃石中之脂,气味甘温,主养心气,能调上焦之气而下交者也;太乙余粮得土气之专精而和中焦;禹余粮得水气之专精而和下焦。三焦通畅,人即安和。复利不止者，当利其小便，盖下焦主济泌别汁而渗入膀胱，赤石脂禹余粮汤非分别水谷者也，而况理中乎？意谓治三焦者，当审别其上下焉。①

伤寒吐下后，发汗，虚烦，脉甚微。八九日，心下痞鞕，胁下痛，气上冲咽喉，眩冒。经脉动惕者，久而成痿。

此言上焦之主经脉也。伤寒吐下后，谓中气已虚，若更夺其心液而为汗，则上焦心气虚烦而脉甚微。八九日，当阳明主气而过在少阳之期，心下痞鞕者，阳明土气不和也，胁下痛者，少阳枢转不利也。夫少阳属肾，肾上连肺气，上冲咽喉者，上焦心气虚微，宗气上逆而不能交会于下也。眩冒者，少阳虚风上乘也。经脉动惕者，心血虚而筋无所养也。盖少阳主枢机，阳明主四肢，心气虚则两阳之气亦虚，久久必枢机内废，四肢外弛，故久而成痿。痿者，如委弃而不为我用之意。凡此皆上焦心血虚，而邪干经脉之所致也。②

伤寒发汗，若吐若下，解后，心下痞鞕，噫气不除者，旋覆代赭汤主之。

旋覆代赭汤方③

旋覆花 三两　代赭石 一两　人参 二两　甘草 三两，生　半夏 半升　生姜 五两　大枣 十二枚

① 【临证薪传】
张氏注："《神农本经》太乙余粮禹余粮各为一种，既云太乙禹余粮，此方宜为三味，或相传有误。"张氏在《本草崇原》中载："陶弘景曰：《本草》有太乙余粮、禹余粮两种，治体相同，而今世唯有禹余粮，不复识太一矣。李时珍曰：生池泽者，为禹余粮；生山谷者，为太一余粮，本是一物。晋宋以来，不分山谷池泽，通呼为太乙禹余粮，义可知矣。"张氏倾向赤石脂禹余粮汤由赤石脂、太乙余粮、禹余粮三药组成。

张氏提出"太乙余粮得土气之专精而和中焦"颇有深意。说明赤石脂禹余粮汤不仅温肾固涩，亦有理中之意。从该方的现代应用来看，多于原方中加入党参、茯苓、白术、干姜、山药等健脾升阳的药物，疗效更著。

② 【注文浅释】
《灵枢·本输》云："少阳属肾，肾上连肺，故将两藏。"张氏在《黄帝内经灵枢集注》注："少阳，三焦也。《水热穴论》曰：肾者至阴也，至阴者，盛水也。肺者，太阴也。少阴者，冬脉也。故其本在肾，其末在肺，皆积水也。是一肾配少阳而主火，一肾上连肺而主水。故将两脏也。"

③ 【案例犀烛】
《柳宝诒医案·呃哕》：成，喘逆渐平，而中焦之气为痰所阻，不得升降自如，转为呃逆。其声发于中，呃忒连声，此不特上升之气为其所遏，即饮食入于胃者，亦觉阻滞不爽。拟用旋赭代赭汤，以化痰和胃为主。治以：旋覆花、代赭石、法半夏、淡干姜（川连煎汁，炒）、广陈皮、茯苓皮、枳壳、桂丁子、太子参、刀豆子、姜竹茹、柿蒂。

本案为痰气阻于中焦，气机升降失常。因患者"呃忒连声"，胃中气机上逆尤甚，故柳宝诒以仲景旋覆代赭汤加刀豆子、柿蒂及桂丁降气止呃，以遏其势；方中半夏、陈皮、茯苓皮、枳壳和竹茹燥湿化痰，干姜、太子参甘温补脾以治其本。

旋赭代赭汤的主证是：心下痞硬，噫气不除。其病机属于胃虚痰阻，气机上逆。使用本方时代赭石用量不宜过大，即使实证较明显，亦应当从小剂量开始使用，以免伤正。另本方亦当"去滓，再煎"，注家多认为其意与半夏泻心汤相近，当非仲景本意。因本方无须寒热药性和合，本条"去滓，再煎"当与祛除汤液中代赭石之杂质有关。

上七味，以水一斗，煮取六升，去滓，再煎，取三升，温服一升，日三。

此言中焦之主中胃也。伤寒发汗，若吐若下，解后，谓表里之病气已除。心下痞鞕，噫气不除者，中胃之不和也。夫中焦之气并胃中，中焦不和，上下皆痞，故以旋覆代赭汤主之。旋覆花主旋转其逆气以下行，代赭石主解心下之痞结，人参、甘草、大枣补中焦之正气，生姜、半夏宣中胃之逆气，中焦和而上下通矣。

下后，不可更行桂枝汤，若汗出而喘，无大热者，可与麻黄杏子甘草石膏汤。①

此节重出，"下"字疑本汗字。

太阳病，外证未除而数下之，遂协热而利。利下不止，心下痞鞕，表里不解，桂枝人参汤主之。

桂枝人参汤方②

桂枝四两　人参　白术　干姜各三两　甘草四两

上五味，以水九升，先煮四味，取五升，内桂枝，更煮取三升，去滓，温服一升，日再夜一服。

合下两节，皆言太阳表证不解而为痞。太阳病，外证未除而数下之，则妄伤其中土。土气虚微，遂协太阳之热而利。气机内陷，故利下不止而心下痞鞕。夫外证未除，利下痞鞕，此即表里不解，故用桂枝解肌而达表，参、术、姜、草甘温以补中，中气和而表里之邪自解矣。③

伤寒大下后，复发汗，心下痞，恶寒者，表未解也。不可攻痞，当先解表，表解乃可攻痞。解表宜桂枝汤，攻痞宜大黄黄连泻心汤。

此言太阳表邪未解，不可攻痞之意。伤寒大下后，复

① **【注文浅释】**
此条见宋本《伤寒论》162条。张氏在《伤寒论集注》原书下有"此节重出，下字疑本汗字"，但未见张氏注解。郑林主编《张志聪医学全书》（中国中医药出版社）未见此条。

② **【临证薪传】**
当病情以"下利不止"为主要表现时，要与葛根黄芩黄连汤证相鉴别。葛根黄芩黄连汤证当见发热，下利，喘而汗出，口干而渴，脉滑数，苔黄等里热见症。而桂枝人参汤方当见利下不止，心下痞硬，口不渴，舌淡苔白，脉沉迟或弱等里虚寒见症。

③ **【注文浅释】**
张氏此注中规中矩。数下：屡用攻下。
遂协太阳之热而利：非指下利的性质，而是指虚寒下利兼表证发热。此"热"可以是体温升高，也可以是体温正常，抑或患者自觉有热，但舌脉均无热象可见。

发汗,则心液内竭。心下痞者,心气虚而神机内郁也。恶寒者,表未解也。表未解而里不和,故不可攻痞,当先解表,表解乃可攻痞。解表宜桂枝汤,助心主之神气以外浮;攻痞宜大黄黄连泻心汤,清内陷之邪热以和平。①

伤寒,发热,汗出不解,心中痞鞕,呕吐而下利者,大柴胡汤主之。

合下三节,首节言心中痞者,所以结痞证之义,意谓凡心下痞而用泻心诸方,乃泻其邪而使正气从心中以外出也;次节言胸中痞者,所以结结胸之义,夫邪陷于胸而用陷胸汤方,乃使邪热下泄,而正气从胸上出也;末节言胁下痞者,所以结脏结之义,夫病发于阴,有脏结之结胸,若不能上达于胸,从胁下而入阴筋,则为脏结之死证,所以重气机上行之意也。此节言心中痞鞕而气机仍欲上出者,宜大柴胡汤以达之。伤寒,发热,汗出而外邪不解,徒伤心液,故心中痞鞕。愚按:以上十二则皆言心下痞,至此则曰"心中",以明正气仍欲上达之意。呕吐而下利者,邪从下泄而气欲上腾也。故以大柴胡汤主之,芍药、枳实泻心中之痞鞕,黄芩清中膈之余邪,柴胡、半夏、生姜、大枣从中土而达太阳之气于外,病从下解而气仍上出,由此可以知痞证之气机矣。

病如桂枝证,头不痛,项不强,寸脉微浮,胸中痞鞕,气上冲咽喉,不得息者,此为胸有寒也,当吐之,宜瓜蒂散。

瓜蒂散方

瓜蒂一分,熬黄　赤小豆一分。分,音问

上二味,各别捣筛,为散已,合治之,取一钱匕。以香

①【医理探微】
仲景治疗表里同病的治法有三:一是先解表,后治里。本条属此。二是,先治里,后解表。如372条"下利腹胀满,身体疼痛者,先温其里,乃攻其表,温里宜四逆汤,攻表宜桂枝汤"。三是表里同治,上条桂枝人参汤条即是。

豉一合,用热汤七合,煮作稀糜,去滓,取汁和散,温顿服之。不吐者,少少加,得快吐乃止。诸亡血虚家,不可与之。

此言胸中痞鞭,气机当从胸上出,所以结结胸之义也。病如桂枝证者,即"证象阳旦"之谓也。头不痛,项不强,不涉太阳之经气矣。寸脉微浮,病在膈上。病虽不涉太阳而胸中痞鞭,则太阳之正气不能从胸出入矣。气上冲咽喉,不得息,乃厥气上行,宗气不能上出于肺以司呼吸也,所以然者,其病在胸,此为胸有寒也,其高者从而越之,故当吐之,宜瓜蒂散。瓜属蔓草,性惟上延,其蒂甚苦,其瓜极甜,盖从下而上,阴而阳者也。豆乃水谷,其性沉重,一取其色赤,一取其黮浮,亦皆从下而上,从阴而阳,为能启阴寒之气,直从下而上出也。故胸中痞鞭,以散吐之,由此可以知结胸之气机矣。①

病胁下素有痞,连在脐旁,痛引少腹,入阴筋者,此名脏结。死。

此言痞证之惟阴无阳,气机不能从阴而阳,由下而上,是为死证,所以结脏结之义也。素,见在也,谓胁下见有痞气。夫胁下乃厥阴之痞,脐旁乃太阴之痞,痛引少腹,入阴筋,乃少阴之痞,阴筋即前阴,少阴肾脏所主也。首章所谓"脏结无阳证","如结胸状,饮食如故"者,乃少阴君火之气结于外,而不能机转出入,故为难治、为不可攻;此三阴之气交结于内,不得上承少阴君火之阳,故为不治之死证,由是而脏结之气机亦可识矣。②

伤寒,若吐若下后,七八日不解,热结在里,表里俱热,时时恶风,大渴,舌上干燥而烦,欲饮水数升者,白虎加人参汤主之。

自此以下凡十一节,言风寒湿热燥火六气而归于经

① **【注文浅释】**
张氏认为瓜蒂散证亦属于结胸之证,是胸中有寒。成无己注:瓜蒂味苦寒,《内经》曰"湿气在上,以苦吐之",寒湿之气,留于胸中,以苦为主,是以瓜蒂为君。赤小豆味酸涩,《内经》曰"酸苦涌泄为阴",分涌膈实,必以酸为佐,是以赤小豆为臣。香豉为使,酸苦相合,则胸中痰热涌吐而出矣。他提出瓜蒂散是涌吐胸中痰热,更符合临床实际。

张氏认为:"豆乃水谷,其性沉重,一取其色赤,一取其黮浮,亦皆从下而上,从阴而阳,为能启阴寒之气,直从下而上出也。"这句话虽说明赤小豆助瓜蒂涌泄之功,但终失之于烦琐隐晦。

黮(zhěn):黑之意。

② **【医理探微】**
张氏根据"胁下属厥阴,脐旁太阴,前阴肾所主",认为本证属于邪气交结于三阴,属于阴寒内盛之脏结证,病情较重。

本方证胁下素有痞,连在脐旁,牵涉前阴,乃有形之积,与现代医学之腹腔肿块(如肝脾肿大、肠道肿瘤等)有相同之处,病情较重。与气滞、水热互结的心下痞硬完全不同,切勿混为一谈,以免延误病情。

"入阴筋",张氏认为其属于邪入少阴,符合临床实际;亦有人认为是阴茎缩入,可参。

脉之义。前六节言病三阳而为热燥火之阳证,七八节言风寒湿三气为病而内干三阴之阴证,末三节言浮滑、结代之脉象以明阴阳六气,归于经脉,尤本先天水火之义也。此合下三节言病太阳、阳明之气,而为白虎汤之热证也。伤寒,若吐若下后,则虚其中焦之津液矣。七八日乃太阳阳明主气之期,至此不解则热结在里。结,交结也。太阳标阳、阳明火热交结在里,故表里俱热,太阳主表,阳明主里。时时恶风者,阳气内结,表气微虚也。大渴,舌上干燥而内烦,欲饮水数升者,病阳明火燥热之气也。故以白虎加人参汤主之,知母性寒凉而味甘辛,色黄白而外皮毛,秋金之凉品也;石膏质重以入里,纹理疏而似肌,味辛甘而发散,主清阳明之热,直从里而达肌;粳米土谷秋成,佐人参、甘草资生津液,以解阳明之火燥。白虎者,西方白虎七宿,能化炎蒸而为清肃,故以名之。

伤寒无大热,口燥渴,心烦,背微恶寒者,白虎加人参汤主之。

此病太阳分部,而内合阳明之火燥也。伤寒无大热者,太阳表阳内入也。口燥渴者,阳明火热上承也。心烦者,热邪上逆也。背微恶寒者,太阳之气循背膂而内合阳明也。阳明火热而燥,故以白虎加人参汤主之。愚按:太阳分部之表阳止循经上下,在头则头痛而必衄,行于背则为项背强几几,循背膂内入则合阳明而为白虎加人参证,循背之皮部而下则为合病下利,循经俞而下入膀胱之血室则为抵当汤证。太阳分部之循经如此,至分部病而合于通体,则从胸出入,又不可以一二端拟之也。①

伤寒脉浮,发热无汗,其表不解,不可与白虎汤,渴欲饮水,无表证者,白虎加人参汤主之。

此言白虎汤治阳明之燥渴火热,而不治太阳之表证,

① **【注文浅释】**
张氏在凡例中说"太阳、阳明、少阳、太阴、少阴、厥阴,乃人身经气,而各有分部。太阳分部于背,阳明分部于胸,少阳分部于胁,太阴分部于腹,少阴分部于脐下,厥阴分部于季胁、少腹之间",指出六经各有分部。据此张注:"太阳分部之表阳止循经上下,在头则头痛而必衄,行于背则为项背强几几,循背膂内入则合阳明而为白虎加人参证,循背之皮部而下则为合病下利,循经俞而下入膀胱之血室则为抵当汤证。"

故伤寒表不解者,不可与;渴欲饮水,无表证者,方可与
之,亦诫慎之意也。

太阳少阳并病,心下鞕,颈项强而眩者,当刺大椎、肺
俞、肝俞,慎勿下之。

上三节言太阳合阳明,此合下三节言太阳合少阳,是
为三阳,少阳有在经、在气之不同。此节词意,已见"小结
胸章",言太阳少阳并病,涉于经脉而宜刺之意。前言慎
不可发汗,此言慎勿下之,其义一也。[①]

太阳与少阳合病,自下利者,与黄芩汤;若呕者,黄芩
加半夏生姜汤主之。

—— **黄芩汤方** ——

黄芩三两　甘草　芍药各二两　大枣十二枚

上四味,以水一斗,煮取三升,去滓,温服一升,日再
夜一服。

—— **黄芩加半夏生姜汤方** ——

黄芩三两　甘草　芍药各二两　半夏半升　生姜三两
大枣十二枚

上六味,以水一斗,煮取三升,去滓,温服一升,日再
夜一服。

此太阳合少阳于气分而为病也。太少合病自下利
者,少阳枢转不能从开而气机内陷也,故与黄芩汤。黄芩
一名腐肠,能清肠胃之邪热而外达于太阳;芍药亦能清肠
热之下利;甘草、大枣主助中土而达太阳之气于外。若呕
者,少阳枢转欲从太阳之开而上达,故加生姜、半夏以助

其开而使之上达焉。愚按：此与"太阳阳明合病，必自下利"并"不下利，但呕者"，同一义也。[①]

伤寒胸中有热，胃中有邪气，腹中痛，欲呕吐者，黄连汤主之。

黄连汤方

黄连　甘草　干姜　桂枝各三两　　人参二两　　半夏半斤　大枣十二枚

上七味，以水一斗，煮取六升，去滓，温服一升，日三夜三服。

此言少阳主三焦之气，游行于上中下而不并合于太阳也。伤寒胸中有热，病在上焦也。胃中有邪气，病在中焦也。腹中痛，病在下焦也。夫三焦部署并出于胃，欲呕吐者，气机上升而欲出也。用黄连、桂枝清散三焦之邪热，人参、半夏、甘草、姜、枣以资其中土焉。[②]

伤寒八九日，风湿相搏，身体疼烦，不能自转侧，不呕不渴，脉浮虚而涩者，桂枝附子汤主之。若其人大便鞕，小便自利者，去桂加白术汤主之。

桂枝附子汤方

桂枝四两　附子三枚，炮　大枣十二枚　生姜三两　甘草二两

上五味，以水六升，煮取二升，去滓，分温二服。

桂枝附子去桂加白术汤方

白术四两　甘草二两　附子三枚，炮　生姜三两　大枣十二枚

①【医理探微】

太少合病，出现病人下利，是由于少阳枢转不利，气机内陷于肠，故治疗以黄芩、芍药清肠热，甘草、大枣主助中土而达太阳之气于外。如果出现呕吐，是"少阳枢转欲从太阳之开而上达"，所以用生姜、半夏辛温以助少阳枢转之功，促使邪气从上而走。

《伤寒论译释》云："本方治热利之要方，后世治痢方剂，大都由此化裁而来，例如朱丹溪用以治热利腹痛，更名黄芩芍药汤；张洁古于本方中云去大枣，更加木香、槟榔、大黄、黄连、当归、肉桂，名为芍药汤，治赤白痢疾，有显著的效果。"

②【临证薪传】

张氏从三焦分析黄连汤方证，认为：胸中有热，是热在上焦。胃中有邪气，是邪在中焦。腹中痛，是邪在下焦。所以黄连、桂枝清散三焦热邪，人参、半夏、甘草、姜、枣补益脾土。

对于黄连、桂枝配伍清散热邪，《绛雪园古方选注》的解说更清楚："桂枝宣发太阳之气，载引黄连从上焦阳分泻热，不使其深入太阴，有碍虚寒腹痛。"

①【医理探微】

伤寒八九日，属于阳明、少阳主气之时。再感风湿之邪，邪伤太阳与少阳，太阳不能合神气而游行于节交，故身体疼痛；少阳枢转不利，故不能自转侧。未影响阳明，故病人不呕不渴。故治疗以桂枝、附子壮火气而调经脉，除外邪；甘草、姜、枣和荣卫而资气血，治其本。

阳明土气之不和，故见大便鞭，小便自利是少阳三焦之气正常，即体内津液代谢正常。说明大便鞭乃脾虚不运所致，故治疗以大剂白术以温运脾阳，既可健脾化湿，又可通便。临床使用白术治疗脾虚便秘应当注意：一是白术宜用生白术；二是白术剂量要大，可用30～80克。

②【临证薪传】

桂枝附子汤、桂枝附子去桂加白术汤、甘草附子汤是仲景治疗风湿的常用方。其中桂枝附子汤与桂枝去芍药加附子汤的药味相同，仅桂枝增加一两为四两，附子增加为三枚，但作用大不相同。桂枝去芍药加附子汤主温通胸阳，治心阳虚的胸满脉微。而桂枝附子汤则是温经散寒、扶阳镇痛，用于风寒湿邪所致的痹痛。以寒邪重为主，故附子用量较大。桂附子去桂加白术则是以脾虚兼有风寒湿邪相搏，以表里湿邪偏重为主，故去散寒之桂枝，重用白术外散寒湿，内以健脾化湿。甘草附子汤方，是将桂枝去芍加附子汤、桂枝去桂加白术汤二方合为一方，同时去姜枣而成。方中用桂枝附子温表里之阳，白术、甘草培土化湿。如果说桂枝去芍加附，偏重于治疗风寒；去桂加白术，偏重于治疗风湿。那么可以说，甘草附子汤是表里之阳同温，风寒湿邪并除。

上五味，以水七升，煮取三升，去滓，分温三服。初服其人身如痹，半日许复服之，三服尽，其人如冒状，勿怪。此以附子、术并走皮肉，逐水气未得除，故使之尔。法当加桂四两，此本一方二法也。一法去桂加术，一法加术更加桂四两。

上六节言病白虎汤之火燥热，而并论三阳，此合下两节言病风寒湿，而及于三阴。三阳三阴六气之正也，风寒湿热燥火六气之邪也，以邪气而伤正气，必干经脉，故末三节言浮滑、结代之脉，以终此章之义。此节与下节已见《金匮要略》，彼论杂证，此论伤寒。伤寒八九日，当阳明少阳主气之期。若更加风湿相搏，则三邪合而成痹，痹证必身体疼烦，不能自转侧，然在伤寒而身体疼烦者，乃太阳不能合神气而游行于节交也，不能自转侧者，少阳枢转不利也。不呕、不渴，则阳明中土自和。脉浮虚而涩，为少阳经脉血气之不足。故用桂枝、附子壮火气而调经脉，甘草、姜、枣和荣卫而资气血。若其人大便鞭，乃阳明土气之不和；小便自利者，少阳三焦之气通也，故去解肌腠之桂枝，加和中土之白术汤主之。①

风湿相搏，骨节疼烦，掣痛，不得屈伸，近之则痛剧，汗出短气，小便不利，恶风不欲去衣，或身微肿者，甘草附子汤主之。

甘草附子汤方②

甘草　白术_{各二两}　桂枝_{四两}　附子_{二枚，炮}

上四味，以水七升，煮取三升，去滓，温服一升，日三。初服得微汗则解。能食，汗止复烦者，服五合。

上节病风寒湿而涉于三阳，此节病风寒湿而涉于三阴。承上文"伤寒八九日，风湿相搏"，意谓八九日则三阳为尽，三阴当受邪，故风湿相搏而病三阴之气也。少阴主骨，故骨节疼烦，掣痛。厥阴主筋，故不得屈伸。太阴主肌肉，故近之则痛剧。夫肾为生气之原，汗出短气者，少阴生气虚于内而表气脱于外也。小便不利，或身微肿者，太阴脾土之气不化也。厥阴乃风木主气，而为阴之极，恶风不欲去衣者，厥阴阴寒之象也。甘草附子汤主之，用桂枝以助上焦之君火，附子以助下焦之生阳，甘草、白术补中焦之土气，上中下之阳气盛而三阴之邪自解矣。①

伤寒脉浮滑，此表有热、里有寒，白虎汤主之。

合下三节论脉之浮滑、结代，以明先天阴阳水火之义。《平脉篇》曰："翕奄沉，名曰滑。沉为纯阴，翕为正阳，阳阴和合，故令脉滑。"沉为纯阴者，少阴也；翕为正阳者，阳明也；阴阳和合，故令脉滑者，戊癸合而化火也。伤寒脉浮主太阳之表，滑为阴阳相搏，故浮滑者，此表有太阳之热，里有癸水之寒，夫癸水虽寒而与阳明相搏，则戊癸化火为阳热有余，故以白虎汤清两阳之热。《灵枢经》曰："滑者，阳气盛而有热也。"②

伤寒脉结代，心动悸，炙甘草汤主之。

炙甘草汤方③

甘草四两　桂枝　生姜各三两　人参　阿胶各二两　大枣三十枚　麻仁　麦冬各半斤　生地黄一斤

①【医理探微】

张氏认为本条承上文"伤寒八九日，风湿相搏"，三阳尽，三阴受邪，风湿相搏而病三阴，少阴主骨，故骨节疼烦、掣痛；厥阴主筋，故不得屈伸；太阴主肌肉，故近之则痛剧。汗"出短气，小便不利，恶风不欲去衣，或身微肿"，皆为风湿侵袭少阴与太阴之象，故用桂枝助上焦之君火，附子助下焦之生阳，甘草、白术补中焦之气，上中下之阳气盛而三阴之邪自解，提示甘草附子汤方的病机属于阳气不足，寒湿外袭所致，对于临床正确掌握运用本方具有极大的帮助。

②【医理探微】

张氏认为"表有热、里有寒"是"表有太阳之热，里有癸水之寒"，但癸水虽寒而与阳明相搏，则化火为阳热有余，所以用白虎汤清太阳阳明之热。

张氏认为白虎汤清两阳之热，其主要精神应当受肯定。受"尊经崇古"思想影响，张氏将"里有寒"解为"癸水之寒"，并用"戊癸合而化火"解释癸水之寒如何化火，其理论来源于运气学说。《素问·天元纪大论》："甲己之岁，土运统之；乙庚之岁，金运统之；丙辛之岁，水运统之；丁壬之岁，木运统之；戊癸之岁，火运统之。"此即"甲己化土，乙庚化金……戊癸化火"的天干化五运理论。戊与癸对应脏腑为胃、肾，对应六经为阳明、少阴。依据"戊

癸合化"之说，张氏提出本条属于少阴得阳明之过而化热。何以知此为化热？脉滑故也。

③【临证薪传】

炙甘草汤方主症为心动悸、脉结代，病机属于心阴心阳两虚，

具有通阳复脉、滋阴养血之功，是临床治疗各种心律失常的代表方剂。临床应用本方应当注意加减。

上九味,以清酒七升,水八升,先煮八味,取三升,去滓,内胶烊消尽,温服一升,日三,又名复脉汤。

夫血脉始于足少阴肾,生于足阳明胃,主于手少阴心。结者,阴气结而不上,与阳明合化也。代者,阳气下不至关也。上下不和则中焦之血液不生,是以心主之神气虚而悸动也。炙甘草汤主之,用甘草、人参、麦冬、姜、枣宣助中焦胃气,以生此精汁;生地配麻仁助少阴之气,上合于阳明;桂枝配阿胶导君火之神下交而化赤。阴阳和而上下交,精血生而经脉平矣。①

脉按之来缓,时一止复来者,名曰结。又脉来动而中止,更来小数,中有还者反动,名曰结阴也;脉来动而中止,不能自还,因而复动者,名曰代阴也。得此脉者,必难治。

此申明结、代之脉象,皆缘肾脏水阴不得阳明、太阳之火化也。脉按之来缓,时一止复来者,名曰结,此少阴之阴气结于下也。又脉来动而中止,虽得阳明合化而动,然动而中止,更来小数,还者反动,究不与阳明土气相接,故名曰结,此少阴之阴气结于中也。脉来动而中止,不能自还,夫不能自还,不但不得阳明合化,并无太阳之标阳,不能还归于尺,因而复来复动,乃有出无入,若更代交代之意,故名曰代,阳绝于上而惟见其阴也。《平脉篇》曰:"寸脉下不至关,为阳绝;尺脉上不至关,为阴绝。"是以得此脉者,必难治。曾氏曰:"太阳、少阴乃先天阴阳水火之原,血气生死之本。结者,少阴之气结于下,此为病脉;代者,太阳之气绝于上,故为难治,此决死生之要,不可不察也。"莫二铭问曰:"《伤寒》一书迄今千百余年,鲜有知其义者。三阳三阴相传俱谓六经,吾师本卢氏气化之解,而曰六气,盖气无形,经脉有形。今《太阳篇》始终俱论脉,则六经之说不为非矣?"愚曰:"六气之旨非本卢氏,《内经》言之详矣。《经》云:'风寒暑湿燥火,天之六气也,三阴三阳上奉之。'三阴三阳者,人之六气也。以人身而合天地之阴阳,原属乎气,故表里升降,内外传变,无有穷尽,若以有形经脉论之,必致窒碍难通。盖经有形、气无形,故六气可以该六经,而六经不可以该六气。即如六篇之首,惟太阳、少阴言脉者,以太阳、少阴为先天水火血气,生始之本,是病气而应于脉,非病气之在脉也。至此《太阳篇》终,则以三阳三阴合热燥火风寒湿之病,而结以浮滑、结代之脉,是六气而归于六经之义了然明矣。愚未始以六经为非,竟以三阳三阴而指为形脏之六经,则非矣。"①二铭又曰:"即如'在上者,天也',朱夫子注云:'天者,即理也。'"又曰:"道之大,原出于天。言理道为天,而有形之天在其中,若仅以高高在上者名天,则理道绝不相干,是取近忘远,见小失大,不识与六气之说同一义否?"愚曰:"然,可与论伤寒矣。"

① 【注文浅释】
张氏将《内经》标本中气的气化学说与天人相应等理论用来阐释《伤寒论》的六经病,是伤寒六经气化说之代表。详细内容见卷末张氏所著《伤寒六气会通论略》。

钱塘　张志聪隐庵　注释
同学　高世栻士宗　纂集

伤寒论

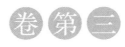

辨阳明少阳病脉证篇第三

问曰：病有太阳阳明，有正阳阳明，有少阳阳明，何谓也？答曰：太阳阳明者，脾约是也；正阳阳明者，胃家实是也；少阳阳明者，发汗，利小便已，胃中燥烦实，大便难是也。

阳明者，火燥热之气也，天有此阳明之气，人亦有此阳明之气。《经》云："阳明之上，燥气治之，不从标本，从中见太阴之湿化"。又云："两阳合于前，故为阳明；两火合并，故为阳明。"夫阴阳皆从少而太，太少两阳相合，则阳明居其中，设太阳阳明、正阳阳明、少阳阳明之间者，所以明阳明从太少而生也。脾约者，太阳阳热之气入于太阴脾土所主之地中，阳热盛而阴湿消亡，则土顽燥而脾脏穷约矣，此为太阳阳明也。阳明以燥气为本，而胃腑水谷之气乃阳明之正气，今燥气在上，胃家则实，此为正阳阳明也。少阳三焦之气外通肌腠、内行水道，发汗、利小便则津液不能还入胃中，故胃中燥，上烦下实而大便难，此为少阳阳明也。阳明从太少两阳而生，故有三者之阳明[①]。

阳明之为病，胃家实是也。

①【注文浅释】
张氏认为太阳阳明是太阳阳热之气入太阴脾土，脾之津液消亡，脾之输布功能为胃热所约。正阳阳明则是本身的胃肠燥热证。少阳阳明是少阳病用发汗、利小便后导致的胃肠干燥、烦实、大便困难。此处张注极为中肯。

重言以申明胃家实乃阳明之为病，而非阳明之正气。

问曰：何缘得阳明病？答曰：太阳病，若发汗、若下、若利小便，此亡津液，胃中干燥，因转属阳明，不更衣，内实，大便难者，此名阳明也。

此下凡六节论阳明之气，达于肌表而外行于三阳。此言太阳之气在表，外内出入，而津液本于阳明水谷之所生，故病在太阳，或汗，或下，或利小便，皆亡阳明水谷之津液，胃中干燥，因转属阳明，而成内实，大便难也。

问曰：阳明病，外证云何？答曰：身热，汗自出，不恶寒，反恶热也。

此假外证，以明阳明自受之邪。身热，汗自出者，腠理发泄，汗出溱溱。不恶寒，反恶热者，阳明之气化也。[①]

问曰：病有得之一日，不发热而恶寒者，何也？答曰：虽得之一日，恶寒将自罢，即自汗出而恶热也。

此假表证，以明阳明自受之邪。病有得之一日，不发热而恶寒者，太阳寒水之气在表也。然虽得之一日，恶寒将自罢，即自汗出而恶热是为阳明证也。

问曰：恶寒何故自罢？答曰：阳明居中土也，万物所归，无所复传。始虽恶寒，二日自止，此为阳明病也。

上二节，一云"不恶寒"，一云"恶寒将自罢"，故此设恶寒自罢之问。言阳明居中土，土为万物所归，归则无所复传，是以始虽恶寒，乃邪在表而合于太阳，二日阳明主气，病归阳明而不恶寒也。

本太阳病，初得时，发其汗，汗先出不彻，因转属阳明也。伤寒发热无汗，呕不能食，而反汗出濈濈然者，是转属阳明也。

此言阳明有内外转属之不同。本太阳病，发汗不彻，而转属阳明，此转属阳明之在外也；不因发汗，反自汗出，

①【临证薪传】

身热、出汗、不恶寒而恶热是阳明病特有的辨证要点。身热可表现为身大热，或蒸蒸发热，或日晡潮热；汗出可表现为大汗出，或濈然汗出。

外证：阳明病多属于里热实证，其反映于外的证候称为"外证"。

而转属阳明,此转属阳明之在内也。则知阳明之转属有内外、表里之异矣。

伤寒三日,阳明脉大。

此言阳明居中土而无所复传也。夫六气之传,一日太阳,二日阳明,此二日而邪传阳明,便归中土,无所复传,故至三日,仍现脉大之阳明也。莫氏曰:"一日在表,二日在肌,三日而交于阳明,故云'伤寒三日,阳明脉大。'"

伤寒脉浮而缓,手足自温者,是为系在太阴。太阴者,身当发黄;若小便自利者,不能发黄。至七八日,大便鞭者,为阳明病也。

此下凡六节,论阳明之气内合太阴而入于三阴。伤寒脉浮而缓者,在外之寒邪而入于里阴也。手足自温者,脾为孤脏,中央土以灌四旁也,是为系在太阴而不涉阳明矣。但太阴者,阴湿也,身当发黄,若小便自利者,脾能行泄其水湿,故不能发黄。至七八日,当太阳阳明主气,如大便鞭者,为病在阳明而成燥实矣。盖太阴、阳明之气总属中土,而太阴虚系之邪,亦可归于阳明,其为万物所归者如此。①

伤寒转系阳明者,其人濈然微汗出也。

此言太阴虚系之邪,转系阳明火热之气,而不归中土,故濈然微汗出也。其曰"系"者,虚系也,如日月星辰之系于天,而天体居然不动也②。

阳明中风,口苦咽干,腹满微喘,发热恶寒,脉浮而紧;若下之,则腹满、小便难也。

此言阳明中风,风性无定,过在少阳,涉于太阴,太阴主开,仍欲合太阳之开以外出而不可下也。阳明中风,风中阳明之气也。口苦咽干,病在少阳。腹满微喘,病在太

① 【注文浅释】

外寒入里,病人当手足寒,但因"脾为孤脏,中央土以灌四旁",脾阳尚能达四末,故"手足自温"。

太阴为阴脏,主湿。寒湿入脾,小便不利,当湿聚发黄。如果病人小便自利,说明脾能行泄其水湿,所以不发黄。

当感邪至太阳阳明主气之时,阳明气盛,太阳寒湿可从阳明燥化,大便则硬,说明太阴病可外出阳明,由里出表。

理解本条应当注意:①太阴感邪不重,故病人"手足自温"。张注称为"太阴虚系之邪",非常贴切。②病人正气旺盛,所谓"太阳阳明主气",当指病人阳气较旺盛,否则不会出现阳明燥化之象。

② 【注文浅释】

张注:其曰"系"者,虚系也,如日月星辰之系于天,而天体居然不动也。进一步说明太阴感邪转属阳明的原因是感邪较轻。

阴。夫病在太阴而复发热恶寒，乃太阴合太阳而主开之
义也。阳邪内入于太阴，故脉紧，外合太阳，故浮而紧也，
是当外散其风邪。若下之，则太阴湿气不舒，故腹满不
愈，少阳三焦不和，故小便难也。

阳明病，若能食，名中风；不能食，名中寒。

合下三节皆论食，以阳明内合太阴，而脾胃为仓廪之
官也。风乃阳邪，主鼓动阳明之气，故能食；寒乃阴邪，主
闭拒阳明之气，故不能食。论阳明而及于食，以征胃合于
脾，而阳明又以胃气为本之意。

**阳明病，若中寒者，不能食，小便不利，手足濈然汗
出，此欲作固瘕，必大便初鞕后溏。所以然者，以胃中冷，
水谷不别故也。**

此言"不能食，名中寒"也。阳明病，若中寒，则胃中
冷而不能食，水谷不别而小便不利。手足濈然汗出者，
土气外虚也。固瘕，大瘕泄也，乃寒邪内结，假气成形而
为久泄之病；欲作，乃将成未成之意。初鞕者，感阳明之
燥气；后溏者，寒气内乘也。所以不能食而小便不利者，
以胃中冷，水谷不别故也。张氏曰："阳明病若中寒，
'中'字主平声，言阳明中见之气虚寒，故胃中冷而水谷
不别，盖阳明藉中见太阴之气化，而为胃消磨其水
谷也。"[①]

**阳明病，初欲食，小便反不利，大便自调，其人骨节
痛，翕翕如有热状，奄然发狂，濈然汗出而解者，此水不胜
谷气，与汗共并，脉紧则愈。**

此言"能食，名中风"也。阳明病，初欲食者，谓先中
于风也。夫风为阳邪，小便当利，大便当燥，今小便反不
利，大便自调，乃风邪入于里阴而里气虚寒。其人骨节痛
者，里气虚寒也。翕翕如有热状者，风邪入于里阴也。

① **【注文浅释】**

张氏认为"固瘕，大瘕泄也"。
《伤寒溯源集》云："愚以固瘕
二字推之，其为坚凝固结之寒积
可知，岂可但以溏泄久而不止为
解。况初鞕后溏，乃欲作固瘕之
征，非谓已成固瘕，然初后初鞕后
溏也。观'欲作'二字，及必字之
义。皆逆料之词，未可竟以为然
也。"可参。

水谷不别：指水湿不能从小
便而出，而与不消化之食物相
混杂。

奄，忽也。忽然发狂，濈然汗出而解者，阳明谷神之气胜也。所以然者，以里阴寒水之气不胜阳明谷神之气，故与汗共并而出。脉紧则愈者，喻言也，言阳明风热之气得阴气相持而可愈也。马氏曰："水不胜谷气，乃少阴肾水不胜阳明谷气；骨节痛者，少阴病也；翕翕、奄然者，即翕奄沉而为戊癸合化之意也。盖上节论太阴，此节论少阴也。"

阳明病欲解时，从申至戌上。

《经》云："日西而阳气衰，阳明之所主也。"从申至戌上，乃阳明主气之时，表里之邪欲出，必随旺时而解。愚按：六篇欲解，各从六气旺时而解，则六气言正而不言邪，盖可见矣。[①]

阳明病，不能食，攻其热必哕。所以然者，胃中虚冷故也。以其人本虚，攻其热必哕。

合下三节，首言胃腑虚，次言经脉虚，末言皮腠虚，意谓胃腑虚而后经脉虚，经脉虚而后皮腠虚，故末结曰"此以久虚故也"。阳明病者，病阳明胃腑之气也。不能食者，胃气虚也。哕，呃逆也，胃气虚而复攻其热，故哕。所以然者，阳明以胃气为本，以其人本虚，攻其热则胃中虚冷，而必哕。高子曰："遍阅诸经止有哕而无呃，则哕之为呃也，确乎不易。《诗》云'銮声哕哕'，谓呃之发声有序，如车銮声之有节奏也。凡经论之言哕者，俱作呃解无疑。[②]"

阳明病脉迟，食难用饱，饱则微烦，头眩，必小便难，此欲作谷瘅，虽下之，腹满如故。所以然者，脉迟故也。瘅疸同。

此节文同《要略》，言阳明经脉虚寒而成谷瘅也。阳明病者，病阳明经脉之气也。脉迟者，所生之血气虚也。

《经》云："食气入胃，淫精于脉，脉气流经。"经脉虚，故食难用饱。而饱则微烦，头眩者，气虚于上也。小便难者，气虚于下也。《要略》曰："谷瘅之为病，寒热不食，食即头眩，心胸不安，久久发为谷瘅。"故曰此欲作谷瘅，病在经脉，虽下之而腹满如故。所以然者，以脉迟而经脉虚寒故也，此所以谷气留中，而发为瘅黄也。①

阳明病，法多汗，反无汗，其身如虫行皮中状者，此久虚故也。

此承上文胃腑、经脉，而及于皮中也。阳明病者，病阳明皮腠之气也。本篇云"阳明外证，身热，汗自出"，故法多汗。今反无汗，其身如虫行皮中状者，由于胃腑、经脉之虚，故曰"此久虚故也"。由是而知经脉、皮腠之血气，本于胃腑所生矣。②

阳明病，反无汗，而小便利，二三日，呕而咳，手足厥者，必苦头痛；若不咳不呕，手足不厥者，头不痛。

此下凡七节言阳明秋金之气外合于肺而行于四旁，达于上下，周于内外而复归于中土也，此节明阳明之气须行于表里上下、横充周遍之意。阳明病，反无汗者，气滞于里而不出于表也。小便利者，气行于下而不升于上也。二三日呕而咳者，阳明之气内合肺金，病气上逆于膺胸，故呕而咳也。手足厥者，不能分布于四肢也。气不横充，必上逆而苦头痛。若不咳不呕，气能周遍于外内，手足不厥，气能敷布于四旁，故不上逆而头不痛。二三日，呕咳，手足厥者，一日阳明，至三日而未愈也。

阳明病，但头眩，不恶寒，故能食而咳，其人咽必痛；若不咳者，咽不痛。

此言阳明经脉合肺而上出于咽也。阳明病者，阳明中风病也。风淫经脉，故但头眩。不因于寒，故不恶寒。

①【医理探微】
食难用饱：指进食不敢过饱。此乃脾胃虚弱，不能运化水谷所致。清阳不升，故头眩；气不能化津，故小便难。诚如《灵枢·口问》所云："中气不足，溲便为之变。"
张氏认为"经脉虚，故食难用饱"，并引《素问·经脉别论》云"食气入胃，散精于肝，淫气于筋。食气入胃，浊气归心，淫精于脉。脉气流经，经气归于肺"作为佐证，表明了注者深厚的理论功底。

②【注文浅释】
张氏认为本条"无汗身痒"是胃腑经脉之虚。因为人身气血均来自阴阳胃，故阳明胃虚，则气血不足，故无汗身痒。

"阳明病，能食，名中风"，故能食。内合于肺，故咳。夫阳明经脉，从大迎下人迎，循喉咙，入缺盆，阳明循经合肺，故其人咽必痛。若不咳者，不循经以合肺，故咽不痛，夫不曰"喉痛"，而曰"咽痛"者，以病在阳明而咽接胃本也。曾氏曰："合上两节，皆论阳明合肺病咳，故章法相同，读者可意会矣。"

阳明病，无汗，小便不利，心中懊侬者，身必发黄。

此承上文阳明合肺之意，而言阳明又运行于皮毛，下输于膀胱也。阳明病者，阳明湿热病也。湿热留中不能合肺而外行于皮毛，故无汗。更不能从皮毛而下输于膀胱，故小便不利。夫阳明之气不行于表里上下，则内逆于心中而为懊侬，阳热之气留中，入胃之饮不布，则湿热罨黗^①而身必发黄。

阳明病，被火，额上微汗出，而小便不利者，必发黄。

此节假火以申上文之意，言阳明湿热为病而无汗，若被火熏，但额上微汗出而小便仍不利者，气机不能流通出入，亦必发黄也。^②

阳明病，脉浮而紧者，必潮热，发作有时。但浮者，必盗汗出。

此言阳明津液不和于内外，而为潮热、盗汗也。阳明病，脉浮而紧者，阳明之邪内干太阴湿土为病，必潮热而发作有时。脉但浮者，阳气外浮，不干太阴，故必盗汗出。盗汗者，睡中汗觉，阳气不固，而阴液外注也。夫潮热、盗汗，则津液漏泄而不和于内外矣。金氏曰："无病之人，虽日有潮而不觉，病则随潮外现矣。"

阳明病，口燥，但欲漱水不欲咽者，此必衄。

此言阳明津液不濡于经脉，而为衄病也。口燥者，病阳明之燥气也。津液不荣于经脉,故但欲漱水;不涉火热之气化,故不欲咽。夫胃足阳明之经脉主血所生病,又主汗出鼽衄,此必衄者,经脉不得津液以相滋也。[①]

阳明病,本自汗出,医更重发汗,病已差,尚微烦不了了者,此必大便鞕故也。以亡津液,胃中干燥,故令大便鞕。当问其小便,日几行。若本小便日三四行,今日再行,故知大便不久出;今为小便数少,以津液当还入胃中,故知不久必大便也。

此言津液从中达外,外行肤表,下输膀胱而复还入于中土也。本自汗出而重发汗,则津液外亡,以致大便鞕而津液内竭,外内之相通也;小便多则津液下泄,小便少则还入胃中,上下之相济也,此犹海水与天气相应,而复入于地中之义。

伤寒呕多,虽有阳明证,不可攻之。

伤寒呕多,胃气虚也,虽有阳明实热之证,不可攻之。此下凡六节,前三节言不可攻,后三节言三承气之证,而属可攻。大意谓阳明乃燥热之证,可与攻下,然必以胃气为本,详审邪正虚实,当知攻邪所以救正,若因攻而反伤其正气,何异攻贼而并害其良民。高子曰:"《太阳篇》多从升降出入上体认,《阳明篇》多从邪正虚实上体认。若胃气虚者,虽有实热不可妄攻,盖人以胃气为本,是乃阳明之大关也。"

阳明病,心下鞕满者,不可攻之。攻之,利遂不止者死,利止者愈。

阳明病,心下鞕满者,君火神气虚微而病邪内结也,故不可攻之。攻之而利遂不止,则火气上虚,土气下泄,火土阴阳不相通贯,故死。若攻之而始虽下利,继则利止,土气得以渐升,火气不致殒灭,上下阴阳犹能交会,

① **【医理探微】**

张氏认为"此必衄者,经脉不得津液以相滋也",并依据条文中"不欲咽"提出阳明病之衄"不涉火热之气化"。

《伤寒论译释》依据吴鞠通《温病条辨》"太阴温病,舌绛而干,法当渴,今反不渴者,热在营中也"及"邪在血分,不欲饮水,热邪燥液口干,又欲求救于水,故但欲漱水,不欲咽也"之说,认为"此必衄"的病机属于邪入营血,血被热蒸,营阴上潮。二说并存。

① 【注文浅释】

张氏认为,"心下鞭满"是心火虚,邪气结于心下。正常情况下,"火暖土"。心火不足,再攻下伤土,土气下泄,出现"火土阴阳不相通贯",故病重。如果利止,土气得升,火气不灭,上下阴阳能交会,故愈。

② 【注文浅释】

阳明病,满面通红,是热郁于经,当用解表之法。如果用攻下之法,导致土虚,邪热内乘中土。经气要外达皮毛,小湿才能通过小便排出体外,病人表气怫郁,水湿内停,湿热郁蒸,必发热色黄,小便还利。此处张注较为公允。

③ 【医理探微】

"不吐不下"其意有二:一是说未经吐下;二是指无呕吐和泻下。二者皆说明胃气不虚。故张氏认为,"阳明病,不吐不下"是说明阳明胃气不虚,颇为中肯。

"心烦"则是阳明燥热上扰心神所致,因其属于阳明燥热内结,腑实初成,治当泻热和胃、润燥软坚,故用调胃承气汤。

张氏认为"心烦"是少阴君火受邪而逆于胃。《伤寒论求是》认为张氏:"未免求深反晦,令人费解。"

故愈。①

阳明病,面合赤色,不可攻之,必发热色黄,小便不利也。

阳明病,面合赤色,此阳气怫郁在表,当解之熏之。若攻其里,则阳热之邪不能外解,必发热,肌表之热内乘中土,故色黄。夫表气外达于皮毛而后小便行,今表气怫郁,湿热发黄,则小便不利也。②

阳明病,不吐不下,心烦者,可与调胃承气汤。

调胃承气汤方

芒硝半斤　大黄四两,去皮,清酒洗　甘草二两,炙

上以水三升,煮大黄、甘草,取一升,去滓,内芒硝,更上微火煮,令沸,少少温服之。

此明调胃承气主调少阴火热之气于中胃也。阳明病,不吐不下,则阳明胃气不虚。心烦者,少阴君火受邪而逆于中胃也。故可与调胃承气汤上承火热之气而调胃中之实邪,用芒硝承君火之热以解心烦,甘草调中,大黄行热,邪从肠胃而出。曾氏曰:"《太阳篇》云'若胃气不和谵语者,少与调胃承气汤',言胃络上通于心,君火亢极而然也。若汗多亡阳,则主四逆汤,少阴之为热为寒如此。"③

阳明病脉迟,虽汗出,不恶寒者,其身必重,短气腹满而喘,有潮热者,此外欲解,可攻里也。手足濈然汗出者,此大便已鞭也,大承气汤主之;若汗多,微发热恶寒者,外未解也,其热不潮,未可与承气汤;若腹大满不通者,可与小承气汤,微和胃气,勿令大泄下。

大承气汤方

芒硝_{半斤}　大黄_{四两,酒洗}　枳实_{五枚,炙}　厚朴_{半斤,炙,}
_{去皮}

上四味,以水一斗,先煮枳、朴,取五升,去滓,内大黄,煮取二升,去渣,内芒硝,更上微火一两沸,分温再服,得下,余勿服。此大承气汤曰"得下",谓上承热邪而下也;下小承气汤曰"当更衣",谓通泄肠胃也。①

小承气汤方

大黄_{四两}　厚朴_{二两}　枳实_{三枚}

上三味,以水四升,煮取一升二合,去滓,分温二服。初服汤,当更衣,不尔者,尽饮之;若更衣,勿服。

阳明病脉迟,病阳明而内干太阴之气化也。虽汗出,不恶寒者,言虽有阳明汗自出、不恶寒之证。内干太阴,故其身必重,短气腹满而喘。兼有潮热,此阳明外证欲解,可攻里也。若手足濈然汗出,乃土中湿气外注,此大便已鞕也,大承气汤主之,上承火热之气,下行腐秽之邪。若汗多,微发热恶寒者,乃津液外注,而肌腠之邪未解,其热不潮者,不随太阴之气以出入,故未可与大承气汤,此亦审证诚慎之意也。若腹大满不通者,实在阳明肠胃,故可与小承气汤微和其胃气。若更衣勿服,而勿令大泄下也,此言大承气治潮热便鞕,小承气治腹满不通之意。愚按:所谓大承气者,乃大无不该,主承通体之火热。芒硝生于斥卤之地,感地水之咸气结成,能下承在上之热气,《内经》所谓"热气在上,水气承之",此命名之大义也;大黄气味苦寒,主破瘀积宿食,荡涤肠胃,推陈致新,通利而

① 【临证薪传】

张氏提出大承气汤"大无不该"。所谓"大无不该"是指"大而广博，无所不包，无所不备"，即"完备"的意思。张注将大承气汤与小承气汤、调胃承气汤相较后认为，大承气汤中芒硝生于斥卤之地，感地水之咸气结成，能下承在上之热气；大黄气味苦寒，通利而下行；枳实臭香，形圆，气味苦寒，行留滞；厚朴气味苦温，色性赤烈，破积滞，故治疗阳明腑实证确实完备。张氏还提出大承气汤具有"承通体火热"之功，认为芒硝为"水气"，以水克火之故，能"承在上之热气"，因此芒硝为大承气汤"承通体火热"之关键所在。当用承气之时，若只用大黄，不用芒硝，则方义尽失，如坐地张网却欲捕天上高飞之鸟，南辕北辙。

张氏还进一步指出三承气汤临床应用之区别："是以痢疾、痘疹诸证而当用承气者，剧者，用大承气；稍缓者，用调胃承气；若仅以小承气治之，不能承泄邪热，而反伤胃气矣。"即大承气汤为攻下峻剂，调胃承气为攻下缓剂，而承气汤则通腑泻热之力较弱，重在除满，言简意赅。

张氏认为："枳实臭香，形圆，气味苦寒，炙用主益胃气以行留滞；厚朴气味苦温，色性赤烈，炙香主厚脾土而破积滞……所谓小承气者……配不炙之枳、朴，以通泄其肠胃。"即大承气汤枳实、厚朴炙用，小承气汤枳实、厚朴生用。考宋本《伤寒论》与成无己《注解伤寒论》，小气汤条下皆用炙。

下行者也；枳实臭香，形圆，气味苦寒，炙用主益胃气以行留滞；厚朴气味苦温，色性赤烈，炙香主厚脾土而破积滞。夫太阴腐浊之邪，上合阳明悍热之气，腐秽内实，火热外蒸，乃上承火热之气而下泄其腐秽，名曰大承气，即大青龙之义也。所谓调胃承气者，乃调和中气，泻少阴君火之热气内结于中胃。胃气上通于心也，故用芒硝以承气，大黄以下行，配甘草以和中，不用枳、朴之破泄，此调胃承气之义也。所谓小承气者，乃小无不破，止内行肠胃之实，而不外承气分之热，故不用上承之芒硝，止用大黄之下行，配不炙之枳、朴，以通泄其肠胃。此三承气汤之各有所主也。再按：热毒下利，乃伏热在于形身之气分血分，当用承气者，必须芒硝以承在上之热。又如痘与疹，初起表里热甚而不透发，当用承气汤者，亦宜芒硝上承心主包络之热，若止用大黄，而不用芒硝，是犹鸟自高飞而张罗于下也。是以痢疾、痘疹诸证而当用承气者，剧者，用大承气；稍缓者，用调胃承气；若仅以小承气治之，不能承泄邪热，而反伤胃气矣。①

阳明病，潮热，大便微鞭者，可与大承气汤；不鞭者，不可与之。若不大便六七日，恐有燥屎，欲知之法，少与小承气汤，汤入腹中，转矢气者，此有燥屎也，乃可攻之；若不转矢气者，此但初头鞭，后必溏，不可攻之，攻之，必胀满不能食也。欲饮水者，饮水则哕。其后发热者，必大便复鞭而少也，以小承气汤和之。不转矢气者，慎不可攻也。

此言潮热、便鞭与大承气汤，但有燥屎与小承气汤，更当少与，而不可妄攻之意。阳明病，潮热，病阳明而涉太阴之脾土，故大便微鞭，可与大承气汤；若但潮热而大便不鞭，不可与之，盖大承气治潮热、便鞭，小承气但行燥屎。若六七日不大便,欲知燥屎之有无,法当与小承气汤,汤入腹中,矢气下转,此有燥屎,乃可更以小承气汤攻之;若不转矢气,初鞕后复溏,此土气内虚,不可攻之,攻之必胀满不能食者,中土受伤也。既不能食亦不能饮,故虽欲饮水而饮水则哕,夫饮水至哕,胃无生阳,若其后哕止,而身发热者,阳明热气复而中土虚,故大便复鞕而少,以小承气汤和之。夫少与为和,多与为攻,若和之而不转矢气,慎勿更以小承气汤攻之也。

夫实则谵语,虚则郑声。郑声者,重语也。直视谵语,喘满者,死。下利者,亦死。

此统论谵语之有虚实也。夫言主于心,实则谵语者,邪气实而语言昏乱也;虚则郑声者,心气虚而语言重复也。直视,瞋目也,阳热盛而目瞋,心气昏而谵语。夫直视谵语,若邪逆于上而肺气喘满者死,津泄于下而肾虚下利者亦死,盖言主于心,出于肺,而发于肾也。愚按:自此以下凡十二节皆论谵语,但以下止言谵语而不言郑声,当知郑声即谵语之重复,若因虚而致谵语者,即郑声也①。

发汗多,若重发汗者,亡其阳,谵语脉短者死;脉自和者,不死。

此言汗多,亡阳,谵语,凭脉而决其死生也。发汗多,则亡中焦之津液矣,若重发汗,更亡心主之血液矣。夫汗虽阴液,必由阳气蒸发而出,故汗多、重汗则亡其阳,表阳外亡,心气内乱故谵语。脉者,心之所主也,脉短则血液虚而心气内竭,故死,脉自和则心气调而血液渐生,故不死②。

伤寒若吐、若下后,不解,不大便五六日,上至十余日,日晡所发潮热,不恶寒,独语如见鬼状。若剧者,发则

①**【注文浅释】**
张氏认为,谵语是"邪气实而语言昏乱",郑声是"心气虚而语言重复",直视是阳热盛导致的怒目而视。

②**【注文浅释】**
张氏认为:"汗多导致阳气外亡:一是'亡中焦之津液',二是'亡心主之血液'。"其认识对临床阳气外亡的治疗具有指导意义。他还指出心神外亡之谵语可以依据脉象判断病情的轻重:脉短是血液虚而心气内竭的表现;脉不短而平和,则有治愈的希望。

不识人,循衣摸床,惕而不安,微喘直视,脉弦者生,涩者死,微者但发热谵语者,大承气汤主之。若一服利,止后服。①

此言伤寒吐下不解,内合三阴,亦凭脉而决其生死,必得少阳、阳明之热化者,可治也。伤寒若吐、若下后,则中胃虚微。病仍不解,不大便五六日,上至十余日者,津液内竭也,夫病至十余日乃三阴主气之期。日晡所发潮热,不恶寒者,阳明病气而内合于太阴也。独语如见鬼状,则心主之神气虚而病合于少阴。若剧者,或以时发,夫少阴主神机枢转,时出时入,发则神气昏愦而不识人,此少阴之剧证也。循衣摸床,惕而不安,则四肢筋血虚微而病合于厥阴,夫肝主筋而厥阴主四末也。真阴内虚,阳无所附,故微喘直视。此病合三阴而神气内乱,证属不治。若脉弦者生,盖弦乃春生之木象,得阴中生阳之脉,故主生;涩则无血,心气虚寒,故主死。若微者,谓无三阴之剧证而但发热谵语者,病阳明火热之气,故以大承气汤主之。若一服利,止后服者,所谓中病即止,里气虚微不可尽剂也。②

阳明病,其人多汗,以津液外出,胃中燥,大便必鞕,鞕则鞕语,小承气汤主之。若一服谵语止者,更莫复服。

此言汗多津液竭,胃燥便鞕而谵语者,小承气汤主之。更莫复服者,即上文"一服利,止后服",而为诫慎之意也。

阳明病,谵语发潮热,脉滑而疾者,小承气汤主之。因与承气汤一升,腹中转矢气者,更服一升;若不转矢气,勿更与之。明日不大便,脉反微涩者,里虚也,为难治,不可更与承气汤。

①【临证薪传】
本条病人汗、吐、下不解,发热十余日,且出现神志不清之症,无论病情轻重,阴液已伤,当以增液承气汤为佳。如用大承气汤,则恐有亡津之虑,故"若一服利,止后服"实为仲景阅历有得之言。

②【医理探微】
张氏认为此节是说明可以依据脉象判断阳明腑实证的预后。阳明里证形成之后,若剧者,"神气昏愦而不识人"是心阴大伤;"循衣摸床,惕而不安"是肝阴大伤;"微喘直视"是肺肾阴伤,阳无所附。如此危重之病情,如脉见弦象,乃阴液未竭、阳气未亡之象,故尚有一线生机。如见涩脉,则是心血已亡、心阳外脱,故证属不治。

若微者,是指病情较轻,只见"发热谵语"而无其他阴竭阳亡之候,可用大承气汤治疗,但使用时应当注意中病即止,以免过剂伤正。

　　此言谵语潮热之有虚实，审证而更须凭脉也。谵语发潮热，病阳明而兼太阴之气化也。滑疾为实，故主小承气汤。胃气清而潮热可愈，与之转矢气则宜，不转则不宜。脉微涩而里虚，则为难治，小承气之不可轻与如此。[①]

　　阳明病，谵语有潮热，反不能食者，胃中必有燥屎五六枚也。若能食者，但鞕耳，宜大承气汤。

　　此即上文阳明谵语潮热而有虚实之意，特假能食、不能食以验之。阳明病，谵语有潮热，承上文而言也。反不能食与能食者，设辞也。意谓谵语潮热而属于虚，则当能食；反不能食者，里气虽虚而胃中必有燥屎五六枚，虽有燥屎，不可下也。若能食者，虽虚不虚而但有便鞕之证耳，是当下之，宜大承气汤，脾热去而阳明之便鞕亦行矣。愚按：合上两节，皆论谵语潮热，病在阳明则谵语，内合太阴则潮热。上节乃胃气清而太阴之潮热可愈，故主小承气汤；此节乃脾热去而阳明之便鞕自除，故主大承气汤，用药如环不可执也。孙氏曰："'不能食，胃中有燥屎五六枚'，医认为实证而屡泻之，则阴受其害而不觉，凡医伤寒者，所当留意也。"姚氏曰："能食不能食者，假此以喻胃家之虚实耳，使果能进食，其病当愈，又何庸大承气乎？"[②]

　　阳明病，下血谵语者，此为热入血室；但头汗出者，刺期门，随其实而泻之，濈然汗出则愈。

　　此言阳明下血谵语，无分男妇，而为热入血室也。下血者，便血也，便血则血室内虚，冲脉、任脉皆起于胞中，而上注于心下，故谵语，此为血室虚而热邪内入。但头汗出者，热气上蒸也，夫热入血室则冲任气逆而肝脏实，故当刺肝之期门，乃随其实而泻之之义。夫肝藏之血充肤

①【注文浅释】
　　张氏认为仲景本条是说明可以根据病人的脉象来分辨"谵语潮热"的虚实情况。滑疾为实，可用小承气汤；脉微涩为虚，故不可轻用小承气汤。

②【医理探微】
　　张氏将本条文与前文进行对比，认为：谵语潮热属于虚，如果病人能食，虽然是虚证，但里虚不甚，如果出现肠中有燥屎的情况，仍可用大承气汤攻之。如果病人不能食，说明里虚较甚，即使肠中有燥屎，亦不可攻下。张氏此注较为牵强。
　　本条"宜大承气汤"应接在"胃中必有燥屎五六枚也"句下，此为倒装文法。《伤寒论译释》认为："谵语潮热，是阳明燥结的主要见证，但燥结的程度怎样？除了前述给药探试法以外，本条又提出一个比较容易掌握的鉴别方法，就是参考病人的进食情况。一般是进食尚能如常，为燥结未甚，只宜小承气汤；如果不能食，则因燥结太甚，而胃气窒塞，非用大承气汤峻攻，不足以下其燥结实滞。"此论较为公允，可参。

热肉、澹渗皮毛，溅然汗出乃皮肤之血液为汗，则胞中热邪共并而出矣。莫氏曰："男女皆有此血室，男子之血上唇口而生髭须，女子月事以时下而主妊娠。《太阳篇》妇人经水适来为热入血室，此阳明下血，无分男女，皆为热入血室，然亦有下血而热邪不入者。近医以不见血之证而妄谓热入血室，是诚何说哉？!"[①]

汗出谵语者，以有燥粪在胃中，此为风也，须下者，过经乃可下之，下之若早，语言必乱，以表虚里实故也。下之则愈，宜大承气汤。

此言风动阳明燥热之气，津液外泄而谵语，须过经乃可下之，亦详审虚实之意也。汗出膝语者，膝理开，津液泄而心气内虚也。所以然者，以有燥粪在胃中，此为风邪内薄阳明而中土燥实也。夫燥实宜下，俟六气已周，七日来复，风动之邪随经外出，然后下其燥粪可也。下之若早，则风热之邪乘虚内入，伤其神气，故语言必乱，以风邪从表入里，表虚里实故也，故必过经下之则愈，宜大承气汤，上承风动之阳邪，下泄胃中之燥粪。

伤寒四五日，脉沉而喘满。沉为在里，而反发其汗，津液越出，大便为难，表虚里实，久则谵语。

此言寒邪入于阴分，始病太阴，而后及少阴也。伤寒四五日，当太阴少阴主气之期。寒邪内入，故脉沉。手足太阴不相通贯，故喘满。此沉为在里而反发其汗，则中焦之津液越出，胃中干燥而大便为难。表虚者，谓汗出而阳虚；里实者，谓津竭而便难。此太阴脾土为病，久则少阴心主之神机不能出入，故谵语，此先病太阴而后及少阴也。合上两节同是表虚里实、汗出谵语之证，一言过经乃下，一言久则谵语，其虑终谋始之意，为何如耶？

三阳合病,腹满身重,难以转侧,口不仁,面垢,谵语遗尿。发汗则谵语,下之则额上生汗,手足逆冷。若自汗出者,白虎汤主之。

白虎汤方[①]

知母六两　石膏一斤　甘草二两　粳米六合

上四味,以水一斗,煮米熟,汤成,去滓,温服一升,日三服。

此言三阳合病于太阴,不宜汗下,宜从里阴而发越于外也。三阳合病,在太阴所主之地中,外肌腠而内坤土,是以见在内之腹满,在外之身重。《经》云:"少阳是动病,不能转侧。"难以转侧者,病少阳之气也。《经》云:"浊气出于胃,走唇舌而为味","阳明之脉,起于鼻,交颊中",口不仁,面垢者,病阳明之气也。或曰:"面垢者,少阳也。"乃少阳"面微有尘"之义,亦通。谵语者,太阳合神气而虚于上;遗尿者,下挟膀胱而虚于下也。此三阳之气合病于太阴所主之地中,宜从里阴而发越三阳之气于外。若发汗则伤其心主之神、血而谵语,下之则逆其中土之阳气而额上生汗,土气不达,故手足逆冷。若自汗出者,乃太阴湿土蒸发阳气外出,故宜白虎汤从里阴而清达三阳之气于肌表,土气升而阳气外达矣。按:石膏质重入里,纹理似肌,主从里以达肌;甘草、粳米助其中土;知母内黄白而外皮毛,主从里阴而中土,中土而皮毛,则三阳邪热俱从太阴而出矣。[②]

二阳并病,太阳证罢,但发潮热,手足漐漐汗出,大便难而谵语者,下之则愈,宜大承气汤。

此言阳明热邪内入太阴,而下之则愈也。二阳并病,

①【案例犀烛】
陈亦人曾治一武姓病人,其口涎偏多数月,苔薄黄,舌红,脉沉。《内经》云"胃热则廉泉开",治以清胃热,予白虎汤加味治疗,药后口涎即减少,连服7剂,症情大减。
关于白虎汤剂的临床应用,一般以"大热、大汗、大渴、脉洪大"等四大主症为依据。事实上白虎汤的主要作用是清胃热,适用于胃热证,而通常所说的"四大症"并不一定必具。此案四大主症未见一症,陈亦人依据患者舌红、苔薄黄而口涎偏多等诊为胃热,予白虎汤以清胃热,药证相符,故效如桴鼓。(摘自《陈亦人治疗疑难杂症拾萃》,作者吴颢昕)

②【注文浅释】
"少阳是动病,不能转侧"出自《灵枢·经脉》曰:"胆,足少阳之脉……是动则病口苦,善太息,心胁痛,不能转侧,甚则面微有尘……""浊气出于胃,走唇舌而为味"出自《灵枢·邪藏府病形》。
张氏认为此条是:"三阳之气合病于太阴所主之地中。"太阴为阴之盛,居阴分之表,阳明气分热盛,影响太阴,故治疗"宜从里阴而发越三阳之气"用白虎汤,"从里阴而清达三阳之气于肌表"。如果误用汗法,则伤心血与心神而谵语;误用下法,则阳明热之气内陷,阳热更甚,熏蒸于上而额上生汗。阳热内陷,土气不能外达,故手足逆冷。

太阳证罢,则病气并入阳明而无太阳证矣。但发潮热者,谓邪热但乘于脾而发潮热也。濈濈,汗注貌,手足濈濈汗出者,脾主四肢,阳明热邪蒸发脾土之津液而外泄也。不曰"大便鞕"而曰"大便难"者,脾胃之气不和,如脾约之"大便则难"者是也。谵语者,脾病而上走于心也。下之则愈,宜大承气汤。

阳明病,脉浮而紧,咽燥口苦,腹满而喘,发热汗出,不恶寒,反恶热,身重。若发汗则躁,心愦愦,反谵语。若加温针,必怵惕烦躁,不得眠,若下之,则胃中空虚,客气动膈,心中懊侬,舌上苔者,栀子豉汤主之。

此言阳明太阴合病于内外,不宜汗、下、温针,更伤少阴水火之神气也。阳明病,脉浮而紧,乃阳明病气而内搏于太阴。阳明热气上承,故咽燥口苦。太阴脾肺不交,故腹满而喘。此病阳明太阴之气于内也。阳明热气外陈,故发热汗出,不恶寒,反恶热。太阴土气不和,故身重。此病阳明太阴之气于外也。夫内外皆病不宜汗、下、温针,若发汗则躁者,动少阴肾脏之气也;心愦愦,反谵语者,动少阴君火之气也。若加温针,则心肾两虚,故怵惕烦躁;阴阳不和,故不得眠。若下之,则胃中土气空虚,客气乘虚动膈,心中懊侬者,火气上炎也;舌上苔者,膈热内盛也,故以栀子豉汤主之。夫君火之气虚则舌上白苔滑,火热盛则舌上苔。[①]

若渴欲饮水,口干舌燥者,白虎加人参汤主之。

①【注文浅释】
愦愦:心中烦乱不安之状。
怵惕:惊惧惶恐。客气:指邪气。
舌上苔:指舌苔黄薄腻,或黄白相间。
张氏认为本条属于阳明太阴合病。

白虎加人参汤

知母六两　　石膏一斤　　甘草二两　　粳米六合　　人参三两

上五味,以水一斗,煮米熟,汤成,去滓,温服一升,日三服。

　　此承上文栀子豉汤而言，若渴欲饮水，口干舌燥而属于阳明之虚热者，白虎加人参汤主之。盖火热上乘于心，则心中懊憹而为栀子豉汤证；若火热入于阳明之胃络，则为白虎加人参证。[①]

　　若脉浮发热，渴欲饮水，小便不利者，猪苓汤主之。

猪苓汤方

猪苓　茯苓　泽泻　滑石　阿胶各一两

　　上五味，以水四升，先煮四味，取二升，去滓，内阿胶烊消，温服七合，日三。

　　此承上文白虎加人参汤，而言若脉浮发热，亦渴欲饮水而小便不利者，则以猪苓汤主之。夫脉浮发热，乃心肺之阳热外浮。小便不利乃脾胃之水津不化。泽泻、猪苓助脾土之水津以上行，滑石、茯苓导胃腑之阳热以下降，阿胶乃阿井之济水煎驴皮而成胶，夫心合济水，肺主皮毛，能解心肺之热气以和于阴。夫心气和则脉浮可愈，肺气和则发热自除，水津上行而渴止，阳热下降而小便利也。[②]

　　阳明病，汗出多而渴者，不可与猪苓汤，以汗多胃中燥，猪苓汤复利其小便故也。

　　此承上文猪苓汤，而言病属阳明汗出多而渴者，乃津液外注，胃中燥竭而渴，非如上文之阳热浮而水津不化，故不可与猪苓汤。所以然者，以猪苓汤复利其小便故也。以上三节乃承栀子豉汤而反复申明之意。

　　脉浮而迟，表热里寒，下利清谷者，四逆汤主之。

　　此论阳明之有虚寒也。脉浮而迟，浮为表虚，迟为里

① **【注文浅释】**
张氏认为："渴欲饮水，口干舌燥"为阳明之虚热。所谓"阳明虚热"是与有形之燥结相比较而言，而非指胃阴虚有热，故后文有"火热入于阳明之胃络"之语。

② **【临证薪传】**
张注：脉浮发热，是心肺之阳热外浮；小便不利，是脾胃之水津不化。泽泻、猪苓助脾土之水津以上行，滑石、茯苓导胃腑之阳热以下降，阿胶滋阴济水，治疗里热。张氏此注值得商榷。脉浮发热与心之热气何干？滑石利窍泄热，可清胃腑之热，茯苓何来导胃腑之阳热以下降之功？
猪苓汤中猪苓、茯苓、泽泻甘淡渗泄利水；滑石甘寒，清热利水；阿胶甘平，滋阴润燥，诸药合用，清热利水、育阴润燥。其病机当属热甚阴伤，水热互结下焦，以发热、口渴、小便不利为主症。其发热，热势较轻或无热；口渴当为"渴欲饮水"而不能饮或不欲多饮；而小便不利，当见小便短赤，或涩痛。脉浮当为浮细，或浮而细数，或浮而无力。

寒,乃下焦生气不上合于阳明,故表有阳明之热,里有少阴之寒。生气不升,故下利清谷,宜四逆汤启少阴之生阳,助阳明之土气。

若胃中虚冷,不能食者,饮水则哕。

此承上文生气不升,而言戊癸不能合化,火气衰微。若胃中虚冷,不能食者,乃土虚不纳,故饮水则哕,此胃气虚寒而为败呃也。盖三焦火气蒸泌水谷于腑外,少阴生气上合戊土于胃中。①

脉浮发热,口干鼻燥,能食者则衄。

此反结上文两节之意。阳明胃脉起于鼻,交频中,挟口,环唇。脉浮发热,阳明之表热也;口干鼻燥,经脉之里热也。但病阳明而无脉迟里寒、下利清谷之阴证矣,能食则阳明胃气自和,故经脉充溢而为衄,衄乃解,复无胃中虚冷、饮水则哕之寒证矣,此所以反结上文两节之意也。

阳明病下之,其外有热,手足温,不结胸,心中懊憹,饥不能食,但头汗出者,栀子豉汤主之。

此下凡五节,论阳明之气内通于心、胸、腹、胃,凭胁而枢转于外内之义,此言阳明中土之气不能上交于心,而为心中懊憹之证也。阳明病下之,则中土已虚。其外有热而手足温,则外邪未尽。邪在外,故不结胸。土气虚不能上交于心,故心中懊憹。饥不能食者,心气内逆也。但头汗出者,心气不下交于中土而心液上蒸也。宜栀子豉汤解心中之虚热以下交,则上下调和,而在外之热亦清矣。

阳明病,发潮热,大便溏,小便自可,胸胁满而不去者,小柴胡汤主之。

合下两节言阳明中土之气不能从胸胁以外出而为小

柴胡汤证也。夫阳明中土之气下合脾土，上连胸膈，凭枢胁而转输于内外。阳明病，发潮热，大便溏者，阳明病气陷于脾土，故见太阴潮热便溏之湿化。小便自可者，脾土之气犹能为胃行其津液。胸胁满而不去者，阳明之气下陷不能上出于胸而枢胁不利，故以小柴胡汤主之。夫小柴胡汤能从中土而达太阳之气于肌表，亦能从枢胁而达阳明之气于内外也。

阳明病，胁下鞕满，不大便而呕，舌上白苔者，可与小柴胡汤。上焦得通，津液得下，胃气因和，身濈然汗出而解也。

此承上文言小柴胡汤治胁下鞕满，更调和胸胃之气于上下而流通于内外也。阳明病，胁下鞕满者，气机内逆不能从枢开合也。不大便者，土气不和于下也。呕者，土气不和于上也。舌上白苔者，少阳枢转不利而火气虚微也。故可与小柴胡汤从胁下出中胃而上达于膺胸，故上焦得通于上，津液得行于下，胃气得和于中，上中下气机旋转，则身濈然汗出，内外交通而病解矣。[①]

阳明中风，脉弦浮大而短气，腹都满，胁下及心痛，久按之气不通，鼻干不得汗，嗜卧，一身及面目悉黄，小便难，有潮热，时时哕，耳前后肿，刺之小差。外不解，病过十日，脉续浮者，与小柴胡汤。脉但浮，无余证者，与麻黄汤；若不尿，腹满加哕者，不治。

上三节论心、胸、胁、胃而涉于三阳，此节言三阳受病逆于三阴，内干腹分，得少阳之枢转可出，得少阴之机旋可出，得太阳之开浮可出，三者不能则逆死矣。阳明中风，脉弦浮大者，少阳之脉弦，太阳之脉浮，阳明之脉大，此病阳明而见三阳之脉象也。短气者，三阳之气逆于中土而上下内外枢机不利也。腹都满者，内干太阴也。胁

① 【临证薪传】
胁下鞕满、舌上白苔，仍本条使用柴胡证之重要特征。如胁下鞕满，舌苔黄，则是承气汤之指征。小柴胡汤为和解之剂，药后一般不经汗而解，也有药后得汗而解。正如本条所说："上焦得通，津液得下，胃气因和，身濈然汗出而解也。"

下及心痛者，内干厥阴、少阴也。久按之气不通者，三阳之气并逆于地中，短气而不相通也。鼻干不得汗者，风中阳明，入于里阴而无汗也。嗜卧者，阳气留阴而不得外出也。一身及面目悉黄者，土气病于内而黄色见于外也。小便难，有潮热者，太阴之脾土不和于内外也。时时哕者，少阴之神机不和于上下也。耳前后肿者，厥阴之气合病于少阳也。刺之小差者，少通少阳经脉之气而小差，乃得少阳之枢转而可出也。夫三阳之气应司天在外，而主升降；三阴之气应五运在中，而主出入。病过十日，当少阴主气之期。脉续浮者，神气乃浮也。与小柴胡汤达三阳之气从神机以外出，乃得少阴之机旋而可出也。脉但浮无余证者，此三阳合并于太阳而从开，但得太阳之气外浮，而无内逆之余证，故可与麻黄汤开发皮毛，邪从表出，乃得太阳之开浮而可出也。若不尿，腹满，乃五运之气逆于中土；加哕者，生阳之气脱于下。《经》云："升降息则气立孤危，出入废则神机化灭。"故为不治。① 莫氏曰："若不尿则甚于小便难；加哕，则甚于时时哕，有增无减，故属不治。"燕氏曰："此三阴三阳之气血并逆于地中，得少阴之枢转而三阳并出矣；得太阳之从开，而三阴旋转矣。夫六气以太阳少阴为主，而太少之气又标本相合也。"张氏曰："耳前后肿，即伤寒中风之发颐证，但发颐之证有死有生。阴阳并逆者死，气机旋转者生。"朱氏曰："此与《太阳篇》中'十日以去，胸满胁痛者，与小柴胡汤，脉但浮者，与麻黄汤'同一义也。"

阳明病，自汗出，若发汗，小便自利者，此为津液内竭，虽硬不可攻之，当须自欲大便，宜蜜煎导而通之。若土瓜根及大猪胆汁，皆可为导。

① **【注文浅释】**

张氏运用开阖枢理论说明本证是三阳俱病。"得少阳之枢转可出，得少阴之机旋可出，得太阳之开浮可出"；少阳之脉弦，太阳之脉浮，阳明之脉大，病人出现弦浮大之脉，说明三阳皆病。邪在阳明，则短气、腹满、久按之气不通、鼻干不得汗、嗜卧、一身及面目悉黄、小便难、发潮热。邪在少阳，胁下及心痛、时时哕、耳前后肿。刺之小差，指用针刺之法泄少阳经脉之气，得少阳之枢转而出，故病势稍减。

虽然病经十日，当少阴主气之期。但病人脉象继续呈浮象，是由于少阴神气尚存，里气不虚。所以可予小柴胡汤，使三阳之气从少阳枢转外出。

脉浮无余证，可予麻黄汤开发皮毛，邪得太阳之开浮而出。如果病人无尿、腹满，是邪气深陷脾土之象，如中土衰败，阳气欲脱可见呃逆，病情危重故不治。

蜜煎、土瓜根、猪胆汁导方

蜜七合

上一味,于铜器内微火煎,凝如饴状,搅之勿令焦着,欲可丸,并手捻作挺,令头锐,大如指,长二寸许,当热时急作,冷则硬。内谷道中,欲大便,须缓去之。或用土瓜根捣汁,竹管灌入谷道,如无土瓜,胆汁和醋导之。

上文言三阳之气并逆于五运之中,以致气机不转而为危险之证;此言病气入于肠胃,则阴阳六气旋转如常而为不大便之缓证也。阳明病,自汗出,此阳明之气发越于外而不郁逆于内矣。若发汗,小便自利者,发手太阴皮毛之表汗,则足太阴即转输其津液而小便自利,此天地表里之交相感应也,故此但为津液内竭,虽有三阳之邪留于肠胃而大便硬,是为缓证,不可攻也。宜蜜煎导者,蜜味甜,乃中土之味,可导阳明之邪。若土瓜根者,土瓜即王瓜。《月令》云“四月王瓜生”,得少阴君火之气,根性蔓延从下而上,可导太阳之邪。及大猪胆汁者,猪乃水畜,胆主甲木。夫肾为水脏,而少阳属肾,复和醋味之酸,可导少阳之邪。设有三阳之病气留结于内,通其一气则大便自下,故曰“皆可为导”。愚按:此节紧承上文分别形气缓急之要,言邪气入于胃下之大肠,无关于心、胸、胁、腹也。①

阳明病脉迟,汗出多,微恶寒者,表未解也,可发汗,宜桂枝汤。

此下凡四节,论阳明之气外合于太阳。前二节言病气在于肌表而为桂枝、麻黄汤证,后二节言病气沉以内薄而为瘀热、畜血之证也。阳明病脉迟者,荣卫血气本于阳

①【临证薪传】
使用蜜煎、土瓜根、猪胆汁导方通便主要是针对病位在大肠,津亏液竭之便秘。如使用大小承气汤攻下,有津脱之虞,可予承液承气汤。

①【医理探微】

张氏认为本条是阳明外合太阳。汗出多是病气在表，开发毛窍，内干肌腠而津液外泄；微恶寒是表邪未尽。由于太阳初入阳明，里热不甚，表邪未解，故先治其表，里热可随表邪而解。如果表解后，里热未清，可再用白虎汤以治其里。

②【医理探微】

张氏认为本条与上条同是表里同病。本条脉浮，说明病气仍在于肤表。无汗而喘，则是皮毛闭拒之故，先予麻黄汤发汗。

③【临证薪传】

茵陈蒿汤方是治疗湿热发黄的代表方。主治身黄如橘子色，小便深黄不利，身热，无汗或头汗出，口渴，腹微满，舌红苔黄腻，脉弦数或滑数。现代临床常用于治疗黄疸型肝炎、胆囊炎、胆囊癌等属于湿热者，退黄效果确切。

又260条："伤寒七八日，身黄如橘子色，小便不利，腹微满者，茵陈蒿汤主之。"证见腹微满，且方中有大黄，后世注家谓其当有里实便结之证；亦有注家认为腹微满是湿热壅滞太过，用大黄是助茵陈以除湿热，使湿热之邪从小便而去。其实二说皆通，黄疸既可从小便而解，亦可从大便而出，不必拘泥。

明所生，故病则脉迟也。汗出多者，气机在表，开发毛窍，内干肌腠而津液外泄也。微恶寒者，表邪未尽，故曰"表未解也"。宜桂枝汤解肌以达表。①

阳明病脉浮，无汗而喘者，发汗则愈，宜麻黄汤。

上文言病阳明之气而涉于肌腠，毛窍开而有汗，桂枝汤主之。此病阳明之气于肤表，故脉浮。皮毛闭拒，故无汗而喘。宜麻黄汤发汗则愈。愚按：阳明主秋金，外合肺气于皮毛，故能上通天气，外行肌表，而有桂枝、麻黄汤证也。②

阳明病，发热汗出者，此为热越，不能发黄也。但头汗出，身无汗，剂颈而还，小便不利，渴饮水浆者，此为瘀热在里，身必发黄，茵陈蒿汤主之。

茵陈蒿汤方③

茵陈蒿六两　栀子十四枚　大黄二两

上三味，以水一斗，先煮茵陈，减六升，内二味，煮取三升，去滓，分温三服，小便当利，尿如皂角汁状，色正赤，一宿腹减，黄从小便出也。

此承上文言阳明病气不在太阳之肌表，留于中土而瘀热发黄也。阳明病，发热汗出者，此为病在肌表。热气发越于外，不涉中土，故不能发黄。若其汗但上出于头，不周于身，剂颈而还，此热邪内留于中土。土气不能输津于下，是以小便不利；土气不能散津于上，是以渴饮水浆。此阳明合太阳之热留于中土，津液不行则湿热相曙，身必发黄。茵陈蒿汤主之。《经》云："春三月，此为发陈。"茵陈感春生发育之气，因旧本而生，盖能启冬令水阴之气以上行，栀子导君火之气以下降，大黄推荡中土之邪热，此太阳内逆之邪，当从小便而出，气化水行则中土之湿热除矣。愚按：此节乃阳明合太阳而逆于中土，故发黄；下节乃阳明合太阳而热入胞中，故下血。①

阳明证，其人喜忘者，必有畜血。所以然者，本有久瘀血，故令喜忘，屎虽鞭，大便反易，其色必黑，抵当汤下之。

此承上文瘀热在里而言瘀久则热入胞中，伤其血分而为畜血之证矣。《经》云："气并于上，血并于下，乱而喜忘。"阳明证，其人喜忘者，必气分之邪内伤血分而有畜血也，所以喜忘者，以胞中之血不能上奉于心，致久瘀于内，则心气郁而喜忘。虽有阳明屎鞭之证，热入胞中，故大便反易，血瘀久而自下，其色必黑，宜抵当汤下之，则热随血解矣。此阳明合太阳而下结，故曰"久瘀血"。夫不曰"阳明病"而曰"阳明证"者，言有瘀血自下、其色必黑之可证，是以阳明而证太阳之瘀血也。②

阳明病，下之，心中懊恼而烦，胃中有燥屎者可攻。腹微满，初头鞭，后必溏，不可攻之。若有燥屎者，宜大承气汤。

此下凡五节，论大承气汤上承烦热而下行燥屎之意，此节言大承气汤治烦热更当审其燥屎也。阳明病，下之，则阳明之邪入于胸中。夫胸者，心主之宫城，故心中懊恼而烦。若胃中有燥屎者，仍可攻之；若无燥屎而腹微满，乃太阴脾土内虚，初虽鞭，后必溏，不可攻之。若胃中有燥屎可攻者，宜大承气汤上承心中懊恼之烦热，下行胃中之燥屎。

病人不大便五六日，绕脐痛，烦躁，发作有时者，此有燥屎，故使不大便也。

此论内有燥屎，乃承上文之意而申言之也。病人不

①【注文浅释】
张氏认为太阳合阳明之邪入中土，土气不能输布津液，下则小便不利，上则渴饮水浆，湿热郁蒸而发黄，提出茵陈能启冬令水阴之气以上行；栀子导君火之气以下降；大黄推荡中土之邪热。
《本草崇原》："茵陈……热结黄疸，得水寒之气，则内热自除也。"所谓"启冬令水阴之气以上行"，是指茵陈具有化湿之功。
瘀热：指湿热郁滞在里。非瘀血内停。
水浆：泛指多种饮品。

②【注文浅释】
"气并于上，血并于下，乱而喜忘"引自《素问·调经论》："血并于下，气并于上，乱而喜忘。"
喜忘：喜作"善"解。忘：健忘，又作"妄"，作狂妄解，可参。

大便五六日，则热邪在里。绕脐痛者，入于胃下，近于大肠也。烦躁者，阳明火热之气化，心烦而口燥也。发作有时者，随阳明气旺之时而发也。此有燥屎在肠胃，故使不大便也。不言大承气汤者，省文也。上文云："若有燥屎者，宜大承气汤。"此接上文而言，此有燥屎则亦宜大承气汤明矣。①

病人烦热，汗出则解，又如疟状，日晡所发热者，属阳明也。脉实者，宜下之；脉虚浮者，宜发汗。下之与大承气汤，发汗宜桂枝汤。

此言阳明病在肌腠，发热似疟，凭脉而施汗下之法也。病人烦热，阳明火热之证也。汗出而阴液相滋，则病当解。设不解而又如疟状，日晡所发热者，乃阳明中土之潮热，病属阳明也。如病干中土而脉实者，宜大承气汤下之，以解阳明之潮热；病在肌腠而脉浮虚者，宜桂枝汤以解肌而发汗，不得概与大承气汤也。

大下后，六七日不大便，烦不解，腹满痛者，此有燥屎也。所以然者，本有宿食故也，宜大承气汤。

此言大下而热邪不解，烦满燥实者，宜大承气汤。大下后则过亡其津液，而胃中干燥，故六七日不大便。烦不解者，火热仍炽于上也。腹满痛者，脾不磨而胃家实也，此有燥屎也。所以然者，胃为阳明所生之本，本有宿食故也，宜大承气汤上解烦热而下行其燥屎。

病人小便不利，大便乍难乍易，时有微热，喘冒不能卧者，有燥屎也，宜大承气汤。

此承上文大下后亡津液，而言病人小便不利致大便乍难乍易者，津液内亡则大便乍难，小便不利而津液当还入胃中，则大便乍易。时有微热者，随阳明气旺之时而微发其热也。喘冒者，火热之气逆于上而不能下。不能卧

①【医理探微】
张氏认为"绕脐痛，烦躁，发作有时"是随阳明气旺之时而发。即里热得阳明热气之助，则热更甚。
程效倩云：攻法必待有燥屎，方不为误攻，则所以验燥屎之法，不可不备求之。无恃转矢气之一端。病人虽不大便五六日，屎燥未燥，未可知也。但使绕脐痛，则知肠胃干，屎无去路，故滞涩在一处而作痛；烦躁发作有时，因屎气攻动，则烦躁发作；功动究不能去，则又有时伏而不动，烦躁此时亦不作。认为"绕脐痛，烦躁，发作有时"的原因是肠中燥屎不得出，而矢气攻冲，所以时作时止。《伤寒论译释》认为：程氏对此解释比较确当，切实可从。

者,胃不和则睡不安。此有燥屎也,宜大承气汤上清喘冒,而下行其燥屎。愚按:以上五节,前四节言烦,末节言喘,皆病燥屎而有上焦烦热之证,故以大承气汤主之。

食谷欲呕者,属阳明也,吴茱萸汤主之。得汤反剧者,属上焦也。 方见《少阴篇》。

此假阳明中土虚寒以结上文五节之意。夫阳明有胃土柔和之气,有燥金烦热之气。食谷欲呕者,属阳明中胃之虚寒,故主吴茱萸汤温补其中土。得汤反剧者,非中胃虚寒,乃属上焦火热,夫火热在上,必水气承之而病可愈,虽不立方,可意会矣。愚按:阳明之大纲有三,一曰胃腑柔和之气,一曰燥金火热之气,一曰卫之悍气别走阳明而为慓悍滑疾之气,医不知此,安论阳明?[①]

太阳病,寸缓、关浮、尺弱,其人发热汗出,复恶寒,不呕,但心下痞者,此以医下之也。如其不下者,病人不恶寒而渴者,此转属阳明也。小便数者,大便必鞕,不更衣十日,无所苦也。渴欲饮水者,少少与之,但以法救之。渴者,宜五苓散。

此下凡八节皆言阳明胃家实,前四节论太阳阳明而归于脾约,后四节论少阳阳明而归于燥烦也。太阳病,寸、尺缓弱而关脉浮,则病在心胸。其人发热汗出者,阳明也。复恶寒,不呕者,太阳也。太阳之气,从胸出入,心下者,胸之部也,但心下痞者,此以医下之,邪气内陷于胸,故心下痞也。如其不下者,则邪不内陷,病人不恶寒则邪去太阳,渴则属于阳明,故曰"此转属阳明"而为太阳阳明也。夫病属阳明,胃家则实,小便频数则津液下泄,故大便必鞕,此实在肠胃,虽不更衣十日,无所苦也,夫古人大便必更衣登厕。若津液不行而渴欲饮水者,须少少与之以滋阴液,但以法救之者,或滋其燥渴,或行其津

①【注文浅释】
张氏认为"食谷欲呕"是胃中虚寒,故以吴茱萸汤温补其中。"得汤反剧"是上焦火热,治疗当以清热为要。

张氏系统总结了阳明病的大纲:一是胃腑柔和之气受损,即阳明虚寒证;二是燥金火热之气,即有形之邪内结之胃肠燥结证;三是胃肠实热证,说明阳明病不仅有实热证,也有虚寒证,符合临床实际,较为公允。

①【医理探微】

本条提出太阳病中风可能出现的几种变化。一是误下可致痞证；二是出现"不恶寒而渴"的阳明热证；三是出现"小便数者，大便必鞕，不更衣十日，无所苦"的脾约证；四是出现"渴欲饮水"之热甚津伤证；五是出现太阳气化不利、水津输布失常的五苓散证。寥寥数语，道尽太阳病中风后的种种变化，非医圣奚为？

张氏注解五苓散治疗口渴是因为其"既行津液，复滋燥渴"，难以从信。《伤寒论译释》对此曾有中肯的评论："五苓散所治之渴，乃水停气不布津而津不上腾，所以用之以化气利水，气化则津得输布而渴止，并非真能消热回津，滋津解渴。如用于燥热伤津的口渴，则不啻抱薪救火，不但不会生效，势必招致不良的后果。"

液。夫五苓散既行津液，复滋燥渴，故又曰"渴者，宜五苓散"。①

脉阳微而汗出少者，为自和也；汗出多者，为太过。阳脉实，因发其汗出多者，亦为太过。太过为阳绝于里，亡津液，大便因鞕也。

此言汗少为阴阳自和，汗多则阳盛阴虚，故为太过。阳绝于里者，以阴液外亡，表阳内陷，如绝于里而不行于外者然，是以土炎燥，而大便因鞕也。

脉浮而芤，浮为阳，芤为阴，浮芤相搏，胃气生热，其阳则绝。

此承上文"阳绝于里"，而复假浮芤之脉以申明之。浮为阳者，太阳之气外浮也；芤为阴者，阳明津液内虚也。浮芤相搏，则太阳之邪而入于阳明。本篇云："阳明居中土，万物所归。"故胃气生热，其表阳则绝于里而不能外出，是以内亡津液，大便因鞕，而胃气生热也。愚按：其阳则绝者，即太阳阳热之气入于地中，阴津消亡而成脾约之意也。

趺阳脉浮而涩，浮则胃气强，涩则小便数，浮涩相搏，大便则难，其脾为约，麻仁丸主之。

麻仁丸方

麻仁二升　芍药半斤　枳实半斤　大黄一斤　厚朴一斤
杏仁一斤，去皮尖，别研作脂

上六味，为末，炼蜜为丸，如梧桐子大，饮服十丸，渐加，以知为度。小便利，腹中和，为知。

此言脾约，而终太阳阳明之意也。趺阳者，胃之冲阳动于足趺，故名趺阳。趺阳脉浮，浮则太阳之气而入于土中,故为胃气强;跌阳脉涩,涩则脾不能为胃行其津液,故小便数。数,短数也。浮涩相搏,则阳热内盛而阴液消亡,是以大便则难,其脾为约,麻仁丸主之。本篇云:"太阳阳明者,脾约是也。"故言此以终太阳阳明之义。按:麻仁能启阴液上滋阳热,复能润阳热以下行,芍药、枳实抑其胃强,大黄、杏仁行其便难,厚朴助脾气而转输其津液,则胃和而强约平矣。^①

太阳病三日,发汗不解,蒸蒸发热者,属胃也,调胃承气汤主之。

本篇云:"少阳阳明者,发汗,利小便已,胃中燥烦实,大便难是也。"太阳病三日,当少阳主气之期。发汗则津液外泄,不解则热邪内入。蒸蒸发热者,阳明水谷之热外现,病干中土,故属胃也,调胃承气汤主之。夫转属阳明者,转属阳明之气化;属胃者,属于胃府之有形。

伤寒吐后,腹胀满者,调胃承气汤。

此言吐后腹胀满,亦属胃腑之有形,故亦与调胃承气汤,所以足上文之意也。愚按:吐后腹胀满,则邪从少阳内入,而为少阳阳明也。

太阳病,若吐、若下、若发汗后,微烦,小便数,大便因鞕者,与小承气汤和之则愈。

此言吐、下、发汗则少阳三焦不和,故微烦而小便数,因转属于胃而大便鞕,亦为少阳阳明也。本论中凡言小便数,有频数、短数二意,学者随所宜而属解焉。

得病二三日,脉弱,无太阳柴胡证,烦躁,心下鞕,至四五日,虽能食,以小承气汤少少与,微和之,令小安,至六日,与承气汤一升。若不大便六七日,小便少者,虽不能食,但初头鞕,后必溏,未定成鞕,攻之必溏,须小便利,屎定鞕,乃可攻之,宜大承气汤。

此言得病二三日,胃中燥烦实,而终少阳阳明之意也。得病二三日者,二日阳明,三日少阳。脉弱者,阳明血气内虚也。无太阳柴胡证者,言病属少阳阳明而无太阳表邪内入之柴胡证也。烦躁者,即胃中燥烦实之谓也。心下鞕者,三焦中土之气不和也。至四五日,虽能食者,《少阳篇》云:"伤寒三日,三阳为尽,三阴当受邪。"其人反能食,此为三阴不受邪;今四五日乃去阳入阴之期,故虽能食而三阴不受邪,然中土不和,当以小承气汤少少与,微和之。令小安者,安其烦也。至六日,复与承气汤一升,以行其燥鞕。若仍不大便而至六七日,小便少者,乃三焦之气不和,故虽不能食而津液当还入胃中,但初头虽鞕,其后必溏。夫所谓初头鞕者,乃未定成鞕也,后必溏者,攻之必溏也,必俟其小便自利,则津液下行,而屎定鞕,乃可攻以大承气汤也,本篇云:"少阳阳明者,发汗,利小便已,胃中燥烦实,大便难是也。"故言此以终少阳阳明之义。①

伤寒六七日,目中不了了,睛不和,无表里证,大便难,身微热者,此为实也。急下之,宜大承气汤。

合下三节论阳明悍热之气慓悍猛烈,首节上走空窍,次节行于经脉,末节出于气街,而皆为急下之证。此言悍热之气循空窍而上炎者,急下之。《灵枢·动输篇》曰:"胃气上注于肺,其悍气上冲头者,循咽,上走空窍,循眼系,入络脑,出颛,下客主人,循牙车,合阳明,并下人迎。此卫气别走于阳明,故阴阳上下,其动若一。"伤寒六七日,气当来复于高表。目中不了了者,乃悍热之气循眼系而上走于空窍也。睛不和者,脑为精髓之海,而髓之精为瞳子,悍热之气入络于脑故也。无表里证者,言悍热之气止上走空窍,而非在表在里也。即有里证而大便难,犹无

张氏认为脉弱指阳明气血不足。阳明气血不足,同时出现"烦躁、心下鞕"的阳明证时,可先用小承气汤以微和胃气,使病人得到小安。如病情未解,大便不通,仍可再用小承气汤,以行气通腑。如果"不大便六七日,小便少"是气血不足,三焦之气不和所致,切勿用大承气汤攻下。如用大承气汤可导致脾胃阳虚,大便溏泻。只有病人"小便利、屎定鞕",即阳明腑实证已形成的情况下,才可用大承气汤攻下。

里证也；即有表证而身微热，犹无表证也。此为空窍不虚而热邪上实也。《经》云："火热在上，水气承之。"亢则害矣，故当急下之，宜大承气汤，若不急下，则髓枯神散矣。莫氏曰："筋之精为黑眼，目中不了了，木火之气盛也；骨之精为瞳子，睛不和水精之气竭也，急下之所以救阴也。"[①]

阳明病，发热汗多者，急下之，宜大承气汤。

此言悍热之在经脉外内者，急下之。夫胃之悍气合阳明而循行于经脉，其性慓悍滑疾，秉两火之热，故阳明病发热，则荣血之所生，泉之竭矣；汗多，则卫外之津液，熯其干矣。阳热甚而阴液亡，若不急下，独阳不生矣。愚按：此病无白虎汤之渴证，无肠胃实之腑证，止发热汗出多者，病阳明之别气，非阳明之本气也。[②]

发汗不解，腹满痛者，急下之，宜大承气汤。

此言悍气之在腹者，急下之。《灵枢·卫气篇》曰："气在头者，止之于脑。气在腹者，止之背俞，与冲脉于脐左右之动脉。"言胃之悍气上从头脑而下至于脐腹，复从气街而外出于皮肤。发汗不解，腹满痛者，言悍热之邪不从皮肤之汗解，而留于脐腹之间，不能下出于气街而满痛者，急下之，若不急下，"脐筑湫痛，命将难全"矣。[③]

腹满不减，减不足言，当下之，宜大承气汤。[④]

① **【注文浅释】**

张氏从胃经的循行路径解释"目中不了了，睛不和"是火热之邪循经入脑，表明张氏对脑的功能已有较深入的认识，对临床灵活运用大承气汤治疗流行性脑炎、脑梗死、脑出血等脑部急危重症具有极大启发意义。

此条无头痛恶寒等表证，亦无腹满谵语等肠燥结证，仅有"目中不了了，睛不和"的精神症状与大便困难、肌表微热的实热症状。里热炽盛，急用大承气汤急下，足以说明张氏认为大承气汤具有"承通体火热"之功的科学价值。

颟(kǎn)：同腮。

② **【注文浅释】**

张氏认为本条是："胃之悍气合阳明而循行于经脉，其性慓悍滑疾，秉两火之热，故阳明病发热。"他提出："此病无白虎汤之渴证，无肠胃实之腑证，止发热汗出多者，病阳明之别气，非阳明之本气也。"即此证较一般的阳明热证病势更为急迫，阳热之气更甚。若不急下，可因阳热甚而致阴液消亡，故宜大承气汤急下以存阴液。

熯(hàn)：（方言）焙，用极少的油煎。

③ **【注文浅释】**

《灵枢》此段论述胸、腹、头、胫的气街部位及其主治疾病的范围，张氏以此来分析"发汗不解，腹满痛"，脱离实际，没有太多价值。

此条重点在"腹满急痛"乃肠热燥结、气机窒塞不通，急当攻下。

④ **【案例犀烛】**

曹颖甫治若华头痛案：病人忽病头痛，干呕，服吴茱萸汤，痛益甚，眠则稍轻，坐则满头剧痛，咳嗽引腹中痛，按之则益不可忍，身无热，脉微弱，但恶见火光，口中燥，不类阳明腑实证状。盖病不传系肠中，而所重在脑，此系张隐庵所谓阳明悍热之气上循入脑之证也。按即西医所谓脑膜炎之类。病人身无热，脉微弱之时，而急下之，所谓釜底抽薪也。若身有大热，脉大而实，然后论治，晚矣。治以生川军三钱，芒硝三钱，枳实四钱，厚朴一钱。

佐景按：若华女士服本方后约三小时即下，所下非燥矢，盖水浊也，而恙乃悉除，不须再诊，是时，余按日从师受课，故知之稔。（摘自《经方实验录》，作者曹颖甫）

此复申明上文之意，言胃之悍气下人迎，合阳明，循膺胸，而下至于脐腹。如悍气在下，则腹满不减，出于气街则减而不满，然虽减不足言，非悍热之病，故曰"减不足言"，亦当下之，宜大承气汤。高子曰："阳明主秋金之燥令，居中土者，胃土之在中也。又两火合并而生此悍热之气，别走阳明，是以三急下证乃病悍热之气而非肠胃之燥实。若在肠胃，反为小承气汤之缓证，后人谓痞满燥实坚悉具，然后可下，嗟！嗟！当急下者，病在气分，譬如救火，缓则焚矣，何可与痞满燥实坚之证同类而语耶？"①

阳明少阳合病，必下利，其脉不负者，为顺也；负者，失也。互相克贼，名曰负也。脉滑而数者，有宿食也，当下之，宜大承气汤。

合下三节论阳明之入于经脉，以征经气相通之义。阳明少阳合病者，合病二阳之气也。夫阳明主合，少阳主枢，必下利者，枢转而从其合也。夫从阳明之合则合少阳之气而涉于经脉，其脉不负者，言阳明土金之脉不为少阳木火所克。负，屈也。故不负者，为顺也。若相克而负，则失其循行之常度，故负者，失也。夫少阳木火，克贼阳明土金，而阳明之经亦可克少阳之木，故互相克贼，名曰负也。夫"翕奄沉，名曰滑"，又曰："阴阳和合，故令脉滑。"今脉滑而数者，非阴阳和合之比，必胃腑实热而有宿食也，当下之，宜大承气汤。此节言阳明之气由气而经，由经而腑也。

病人无表里证，发热七八日，虽脉浮数者，可下之。假令已下，脉数不解，合热则消谷善饥，至六七日，不大便者，有瘀血也，宜抵当汤。

此承上文气分之邪入于经脉，不但可通阳明胃腑，亦可循太阳之经而为瘀血证也。病人无表里证者，病气在于经脉也。发热七八日,当太阳阳明主气之期。虽脉浮数而病在阳明,故亦可下之。假令已下,脉数不解,此经脉之邪不从下解,与胃腑阳明之热相合,则消谷善饥。阳明《经脉篇》曰:"其有余于胃,则消谷善饥也。"夫七八日,乃太阳阳明主气之期,又至六七日,不大便者,此经脉之热不解,出于络脉而与太阳相合,则太阳循经以致瘀血在里,宜抵当汤下之。夫从八日之阳明而纪之,则六日太阳;从七日之太阳而纪之,则七日太阳,故此六七日乃经脉之邪复随气机来复于太阳,而为随经瘀血之证也。瘀血详解已见《太阳篇》中。夫急下涉于阳明悍气则曰"无表里证",此涉阳明经脉亦曰"无表里证",学者所当明辨者也。

若脉数不解,而下不止,必协热而便脓血也。

此承上文"脉数不解",而言脉络之热邪不随太阳之经而成瘀血,乃入内腑肠胃之中,而下利不止,必协热而便脓血。协热者,肠胃协经脉之热;脓血者,经脉之血化而为脓也。

伤寒,发汗已,身目俱黄,所以然者,以寒湿在里,不解故也。以为不可下也,于寒湿中求之。

此下凡四节皆论伤寒发黄,以见阳明主经脉而外合太阳,阳明主中土而内合太阴之义。伤寒发汗已,则表邪已尽。身目俱黄者,太阴之气主周身,太阳之脉起目眦。所以然者,"太阳之上,寒气主之","太阴之上,湿气主之",以寒湿在里,不解故也。非阳明之为病,故为不可下也。于太阳、太阴寒湿中求其义而治之。[①]

伤寒七八日,身黄如橘子色,小便不利,腹微满者,茵陈蒿汤主之。

上文言发黄乃寒湿在里,非关阳明为不可下,此则合

①【临证薪传】

寒湿发黄的特点是:身目发黄,黄色晦暗,倦怠乏力,畏寒肢冷,口不渴,脘腹痞满,大便泄,舌淡苔白腻,脉沉缓。治当温中散寒,除湿退黄。方用茵陈术附汤。

阳明而成湿热发黄也。伤寒七八日,当太阳阳明主气之期。身黄如橘子色者,太阳阳明之热与太阴脾土之湿相瞀成黄,故如橘色之明亮。小便不利者,脾气之不输也。腹微满者,太阴之气逆也。宜茵陈蒿汤,导湿热之邪从小便气分而出。愚按:潮热乃脾家实,故当从腐秽而出;燥鞭乃肠胃实,故当从后便而出;湿热成黄乃太阳阳明之热与太阴脾湿相瞀,故当从小便而出。

伤寒身黄发热者,栀子檗皮汤主之。檗柏同。

栀子檗皮汤方

栀子十五枚　甘草一两　黄檗二两

上三味,以水四升,煮取一升半,去滓,分温再服。

此言阳明合太阳标本之寒热,而为火热发黄之证也。伤寒身黄发热者,身黄乃阳明中土之色,伤寒发热乃太阳标本之气,然无太阳本气之寒,而但有身黄发热之证,是为火热发黄,宜栀子檗皮汤起阴气而清太阳、阳明之火热于内外。①

伤寒瘀热在里,身必发黄,麻黄连轺赤小豆汤主之。

麻黄连轺赤小豆汤方②

麻黄二两　连轺二两　赤小豆一升　生梓白皮一斤　杏仁四十枚　大枣十二枚　生姜二两　甘草二两

上八味,以潦水一斗,先煮麻黄再沸,去上沫,内诸药,煮取三升,去滓,分温三服,半日服尽。降注雨水,谓之潦;又淫雨谓潦。用潦水者,取其从下而升,盖地气升而为雨也。

---

① 【注文浅释】
张氏认为本条发热为“太阳标之气”,身黄是“阳明中土之色”,故用“栀子檗皮汤起阴气而清太阳、阳明之火热于内外”,强调本方特点是热重于湿。
“伤寒发热乃太阳标本之气”当为“伤寒发热乃太阳标之气”之误。

② 【案例犀烛】
丁甘仁治褚某黄疸案:褚左躬耕南亩,曝于烈日,复受淋雨,又夹食滞,湿着于外,热郁于内,遂致遍体发黄,目黄溲赤,寒热骨楚,胸闷脘胀,苔腻布,脉浮紧而数。急仿麻黄连翘赤小豆汤义。治以净麻黄四分、赤茯苓三钱、六神曲二钱、连翘壳三钱、枳实炭一钱、福泽泻一钱五分、淡豆豉三钱、苦枯梗一钱、炒谷麦芽各三钱、西茵陈一钱五分、杜赤豆一两。(摘自《丁甘仁医案》,作者丁甘仁)
按:麻黄连翘赤小豆汤为表里双解之剂,其病机属于风寒外束、湿热内阻。《伤寒论》原文述证较简,以方测证,本证外可见无汗、恶寒、头痛、身痒等表证;内有湿热蕴郁,可见心烦、小便不利等症。本案患者淋雨后热蕴于内,寒湿束于表,又加上饮食不当,食积停于肠胃,导致湿热在里,遍身发黄,小便赤涩。观其舌苔满布腻苔,脉浮紧为寒邪在表,数为里热之象。故予麻黄连翘赤小豆汤方加减。因有食积停滞,故用炒谷麦芽、六神曲、枳实炭化积导滞;枯梗配伍麻黄宣畅气机;茵陈清热利湿,尤善退黄,为治疗湿热黄疸之要药;另用赤茯苓、泽泻加强利湿之功。全方外解表邪,内除湿热,深得仲景治黄之精髓。目前本方多用于治疗风寒表邪未散、湿热内蕴之黄疸、风水、湿疹、咳嗽、哮喘等疾病。

此言太阳随经瘀热^①，合阳明土气而发黄也。伤寒瘀热在里，乃太阳伤寒不解，随经而瘀热在里，循脊内入，合阳明中土之气于内，身必发黄，宜从里而达太阳之气于肌表，麻黄连轺赤小豆汤主之。用连轺、赤小豆启下焦之阴气，甘草、大枣以和中，麻黄、杏仁、生姜、白皮通上焦之气，导瘀热外出于皮毛。《本经》连翘主治寒热鼠瘘、心气客热，今连轺乃连翘之根，能启阴气而上滋心火者也；赤小豆主治水肿消渴、小便胀满，亦能启下焦之阴气以解留中之瘀热；梓木名楸皮，色白而气味苦寒，乃秋金之凉品；杏仁利肺气；麻黄开毛窍，使在里之瘀热仍从皮毛而外出于太阳也。愚按：太阳之气外行于三阳，内行于三阴，如天气之环绕出入，故首论阳明，而曰"病有太阳阳明"；中论阳明受病，从肌表内入而有用桂枝、麻黄汤者，有太阳病不解而转属阳明者，有未宜承气而先宜小柴胡达太阳之气于外者。盖太阳为诸阳主气，太阴坤土尚为太阳出入之地，况阳明主经脉，阳明属胃土，阳明悍气外与卫气相合，而皆在太阳范围之内，故篇终论太阳随经瘀热在里，而以麻黄连轺赤小豆汤主之。不但从中土而达太阳于肤表，且从少阴水脏而达太阳于肤表，所以尊太阳于上。抑与《太阳篇》终而结以结代之脉，同一先天水火之义也。

辨少阳病脉证篇

少阳之为病，口苦，咽干，目眩也。

此论少阳风火主气。夫少阳之上，相火主之，标本皆热，故病则口苦、咽干。《六元正纪论》云"少阳所至为飘风，燔燎"，故目眩。目眩者，风火相煽也。^②

① 【注文浅释】
此处"瘀热"指湿热郁蒸的病机。

② 【注文浅释】
张氏以气化理论解释本证病机。《素问·六微旨大论》云："少阳之上，火气治之，中见厥阴。"即少阳以火气为本，以少阳为标。标本同气，故从本化。
《素问·六元正纪论》云："少阳所至为飘风，燔燎霜凝。"指热亢之变为风，热之甚则水气承之。风火相煽，上扰清窍故见目眩。

少阳中风，两耳无所闻，目赤，胸中满而烦者，不可吐下，吐下则悸而惊。

此少阳自受之风邪，盖少阳初阳之气自下而上，由内至外，则耳目聪明。若中于风，则少阳之气反从上而下，从外而内，故两耳无所闻。目赤者，风动火炎也。胸中满而烦者，三焦之气不和也。此少阳风火之气病于上，三焦之气逆于中，故不可吐下，吐下则津液虚而风火内入，留于心包则心悸，合于肝木则发惊，盖少阳木火之气内合于手足厥阴也。

伤寒，脉弦细，头痛，发热者，属少阳。少阳不可发汗，发汗则谵语。此属胃，胃和则愈，胃不和则烦而悸。

此少阳自受之寒邪。伤寒，脉弦细者，少阳之脉弦，气为邪伤，则弦细，夫脉弦细而头痛发热，此属寒伤少阳。少阳主枢转出入，故不可发汗，发汗则心液虚而神机内逆，故谵语。夫神机出入由于中土，今发汗谵语此不属少阳，而属于胃，胃和则神机旋转而病自愈，胃不和则心气益虚，故烦而悸也。此言少阳合神机出入而由于中土之意。

本太阳病不解，转入少阳者，胁下鞕满，干呕不能食，往来寒热，尚未吐下，脉沉紧者，与小柴胡汤。

此太阳受病而转入少阳也。胁下者，少阳所主之分部，病入少阳枢转不得，故胁下鞕满。干呕不能食者，上下之气不和也。往来寒热者，开合之机不利也。如吐下而脉沉紧，则病入于阴，今尚未吐下，中土不虚，脉沉紧者，乃太阳本寒内与少阳火热相搏，故与小柴胡汤从枢转而达太阳之气于外也。小柴胡汤详列《太阳篇》中，至《少阳篇》则云"本太阳病不解，转入少阳"云云，则与小柴胡汤，前人何据，谓小柴胡为少阳之主方耶？[①]

① 【医理探微】

张氏从"六经气化"理论出发，认为伤寒中风，不从表解而"逆于中土，不能枢转外出"之时，宜用小柴胡汤达太阳之气于肌表，并称小柴胡汤为"运枢却病之神方"。因为小柴胡汤具有"籍少阳之枢转而引太阳之邪气外出"的功能，且仲景将小柴胡汤详列《太阳篇》中，因此应将小柴胡汤归于太阳篇主方。

张氏在《本草崇原》中云"柴胡气味苦平，无毒。春生白蒻，香美可食，香从地出，直上云霄。其根苦平，乃从太阴地土、阳明中土而外达于太阳之药也"，将药性理论与六经气化理论结合成为一个整体，充分体现了作者深厚的学术思想。

若已吐、下、发汗，温针，谵语，柴胡汤证罢，此为坏病，知犯何逆，以法治之。

此总结上文之意。夫"少阳不可吐下，吐下则，悸而惊"；"少阳不可发汗，发汗则谵语"。若已吐、下、发汗则温针，谵语。夫温针者，惊也。本论云："太阳伤寒，加温针必惊。"故仲祖以温针为惊也。夫惊而谵语，病非少阳，如柴胡汤证罢者，此为里虚自败之病。知犯何逆，随其病之所在而以法治之，又不可与小柴胡汤，所以结上文三节之意也。

三阳合病，脉浮大，上关上，但欲眠睡，目合则汗。

此三阳合病，而太阳、阳明之气从少阳之枢转以出入也。三阳合病者，三阳之气合病于太阳也。脉浮大者，太阳之脉浮，阳明之脉大。上关上者，二阳之气从少阳之枢转而出入也。三阳之气主外，病则反从外而内，是以但欲眠睡。夫"阳加于阴谓之汗"，目合则阳气归阴，阳盛阴虚，是以目合则汗，而为三阳合病之证也。①

伤寒六七日，无大热，其人躁烦者，此为阳去入阴故也。

此病少阳而入于少阴也。伤寒六七日，少阳之邪当从太阳而外出。无大热，则不能外出于阳。其人躁烦者，病少阴标本之气化。此为去太阳，故无大热；入于少阴，故躁烦也。夫七日乃再经之第一日，盖太阳、少阴标本相合，雌雄相应，故七日而不出乎太阳，即可入乎少阴也。

伤寒三日，三阳为尽，三阴当受邪。其人反能食而不呕，此为三阴不受邪。

此病少阳而不入于三阴也。夫六日六气，三日三阳，三日三阴，伤寒三日，则三阳为尽，其人不能食而呕，则病入三阴,今反不然,故知三阴不受邪而病气但在于三阳也。

伤寒三日,少阳脉小者,欲已也。

此承上文而言,伤寒三日,乃少阳主气之期,若少阳脉小者,小则病退,其病欲已,不但三阴不受邪也。

少阳病欲解时,从寅至辰上。

日出而阳气微,少阳之所主也。少阳乃阴中之初阳,秉阳春之木气,从寅至辰上,乃寅卯属木,又得少阳气旺之时而病解也。^①

①【注文浅释】

少阳属于木,于四时则旺于春,于一日则旺于寅时至辰时,大约凌晨 3 点至上午 9 点之间,所以少阳病欲解,多在此时间段。本条与太阳病、阳明病欲解时机制一致,可以互参。

伤寒论

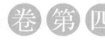

钱塘　张志聪隐庵　注释
同学　高世栻士宗　纂集

辨太阴少阴厥阴病脉证篇

太阴之为病，腹满而吐，食不下，自利益甚，时腹自痛。若下之，必胸下结鞕。

太阳之气若天日，太阴之气犹地土，此言太阴受病，地气不升而自利、自痛也。太阴为病，腹满者，腹为脾土太阴之所居也，脾气不能上交于胃，故腹满。胃气不能下交于脾，故吐。脾胃之气不相通贯，故食不下。自利益甚者，湿气下注也。时腹自痛者，脾络不通也。若下之，则更伤阳明胃土之气，故必胸下结鞕。①

太阴中风，四肢烦疼，阳微阴涩而长者，为欲愈。

此言风为阳邪，得太阴土旺之脉而欲愈也。《经》云："风淫末疾。"又云："脾主四肢。"故太阴中风而四肢烦疼也。阳微阴涩，病脉也。阳微阴涩而长，得太阴土旺之脉，土气充溢于四肢，故为欲愈。②

太阴病欲解时，从亥至丑上。

太阴为阴中之至阴，而主开。亥者，阴之极；丑者，地气开辟矣。③

太阴病，脉浮者，可发汗，宜桂枝汤。

太阴在内主募原，太阴在外主肌腠，故病太阴而脉浮

①【注文浅释】

张氏运用"取象比类"方法，认为"太阴之气犹地土"，土气宜升。太阴为病，土气不升，腹为脾之所居，湿滞于腹，故见腹满；湿气下注，故见下利。胃气不能下交于脾，故吐；脾胃之气不相通，故食不下。脾络不通，时腹自痛。张氏此注突出了太阴虚寒的特点，对于掌握太阴病的辨证有很大的帮助。

②【注文浅释】

张氏认为：风邪主要侵袭人体的四肢，故见四肢烦疼；脾主四肢肌肉，风入四肢，可见脾土气伤，阳微阴涩为病脉。阳微阴涩而长，说明土气充溢于四肢，故疾病向愈。

阳微阴涩：阴阳作浮沉解，即浮取而微，沉取而涩。

③【注文浅释】

太阴为阴之盛，居阴分之表，太阴脾气散精，故主开。亥至丑，指晚上9时至凌晨3时，为太阴病好转的时间。

对于太阴病好转的时间为亥子丑三时，大多数注家认为：太阴病为脾虚寒证，随亥时阳气初生，丑时阳气初长，阴得阳助，寒病得解，因而配属的是亥子丑。

① 【注文浅释】

张氏从"太阴在外主肌腠"，以及《金匮要略》云"腠者，三焦通会元真之处；理者，皮肤脏腑之纹理"，认为"外内相通，太阴主之"。也就是说，太阴表证即是太阳中风证，与前文提出的桂枝汤是"补脾胃而祛外邪"理论相呼应。

《伤寒论译释》认为本条"乃举脉略证，不应理解为单纯据脉定证，然而太阴病兼表，何以不先里后表，却先治表，必然是太阴里虚寒尚不甚，若里虚寒较甚，则虽有表证，亦不可先治其表，而宜先温其里，后和其表。或温里为主，并以各表，如桂枝人参汤即是其例。"此论分析全面，符合临床实际。

② 【注文浅释】

张氏认为"上节病太阴之在外，此节病太阴之在内，在外故宜桂枝汤，在内故宜四逆辈"，通过前后文的联系与比较，示人以治太阴病之法。

脏有寒：指太阴脾脏虚寒。

四逆辈：指四逆汤一类的方药。

③ 【医理探微】

张氏认为本条属于太阴受太阳之阳热之邪，导致下利。由于"脾家受盛实热"，肠中腐秽当排除，故见腹泻。

另有注家认为此条是脾阳恢复驱邪外出的表现。脾家实是脾阳恢复的意思。可参。

者，宜桂枝汤以解肌而发汗也。《金匮要略》云："腠者，三焦通会元真之处；理者，皮肤脏腑之纹理。"盖皮肤有此纹理，而脏腑之募原亦有此纹理，外内相通，太阴主之。程氏曰："纹理即肌腠也，其曰皮肤之纹理，以肌腠外连于皮肤，而脏腑之纹理可意会矣。"①

自利不渴者，属太阴，以其脏有寒故也。当温之，宜服四逆辈。

上节病太阴之在外，此节病太阴之在内，在外故宜桂枝汤，在内故宜四逆辈②。愚按：上文病太阴在外，此病太阴在内，下文病在外而转系于内，太阴主外主内，而外内相通者如此。

伤寒脉浮而缓，手足自温者，系在太阴。太阴当发身黄；若小便自利者，不能发黄。至七八日，虽暴烦，下利日十余行，必自止，以脾家实，腐秽当去故也。

上文病太阴而属脏寒，此言系在太阴而为脾实也。"伤寒脉浮而缓"至"不能发黄"，解同《阳明篇》。七八日，乃太阳阳明主气之期。暴烦，下利者，太阴承阳热之邪而下利也。故虽烦利，必自止，所以然者，以脾家受盛实热，而腐秽当去故也③。

本太阳病，医反下之，因尔腹满时痛者，属太阴也，桂枝加芍药汤主之。大实痛者，桂枝加大黄汤主之。

桂枝加芍药汤方

桂枝三两　芍药六两　甘草二两　生姜三两　大枣十二枚

上五味，以水七升，煮取三升，去滓，分温三服。

桂枝加大黄汤方

即前方加大黄二两。

此承上文"腐秽当去"之意,而推言本太阳病,医反下之,因尔腹满时痛者,乃太阳之邪入于地土,而脾络不通,故宜桂枝加芍药汤主之,此即小建中汤治腹中急痛之义也。大实痛者,乃腐秽有余而不能去,故以桂枝加大黄汤主之。①

太阴为病,脉弱,其人续自便利,设当行大黄芍药者,宜减之,以其人胃气弱,易动故也。

此因上文加芍药大黄,而申言胃气弱者,宜减也。太阴为病,脉弱,其人续自便利,乃太阴阴湿为病,土气内虚不得阳明中见之化。设客邪内实而当行大黄芍药者,亦宜减之。减者,少其分两也。以其人胃气虚弱而易动故也,治太阴者,尤当以胃气为本矣。②

《太阴篇》终。

辨少阴病脉证篇

少阴之为病,脉微细,但欲寐也。

合下三节皆论少阴标本水火、阴阳之气,"少阴之上,君火主之",本热而标阴,火上而水下。火之精为神,水之精为精,脉微者,神气微也,细者,精气虚也,此少阴水火为病而见于脉也;少阴主枢,外内出入,但欲寐,则神气不能外浮而阴阳枢转不利,此少阴阴阳为病而见于证也。少阴标本,不外水火、阴阳,故此节首论水火、阴阳而为少阴病之总纲也。太阳、少阴本于先天一炁,并主寒水之精、君火之神,夫精取汁于中焦,神内藏于血脉,是以太

① **【医理探微】**

张氏将本条与上文相联系,认为"腹满时痛者,乃太阳之邪入于地土,而脾络不通",即脾痛是脾虚络伤。他还认为"桂枝加芍药汤与小建中汤治腹痛同义",指出桂枝加芍药汤具有通阳缓急止痛、建中益气之功。

"大实痛"是由于腐秽有余而不能去,故以桂枝加大黄主之。张氏认为加大黄是泻脾热,于理亦通。

② **【注文浅释】**

张氏从胃气为本出发,提出对于胃气虚弱者,临床应用大黄、芍药等攻伐伤正之剂,应当慎用,充分体现了仲景以脾胃为本的思想。与凡例"本论大旨,人以胃气为本,治伤寒者,毋损其胃气,虽有汗下诸方,其中并无消食之法,并无绝谷之说,故桂枝汤且啜糜粥,十枣汤糜粥自养。即汗下诸方,亦各丁宁诚慎,不可妄投"遥相呼应。

①【医理探微】

张氏运用"标本中气"理论解释本条。张氏认为"少阴以热气为本,以少阴为标,本热而标阴,标本异气,既可从本化热,又可以从标化寒",故提出"少阴标本,不外水火、阴阳,故此节首论水火、阴阳而为少阴病之总纲也",认为少阴病提纲包括寒化与热化二证。

火之精为神,在上,主脉之神气,脉微是神气衰弱;水之精为精,在下,为脉之精气,脉细是精气虚。

少阴为一阴初生,在脏则为水火,故主枢。神气不能外浮而阴阳枢转不利,故见"欲寐"。

张氏认为太阳与少阴均来源于先天一炁,与精、神关系密切。而肾精来源于中焦脾胃水谷的滋养,心神藏于血脉之中。脉以胃气为本,脉"壅遏营气,令无所避",故太阳、少阴为病而言脉。

先天一炁:是指产生万物的原始之炁,是构成天地万物的基本物质。炁:音义同"气"。

②【注文浅释】

张氏运用"标本中气"理论认为本条是言"少阴水火之气上下交济"。张氏认为:欲吐是少阴寒水之气上逆所致。不吐是由于胃得少阴君火之气相助。心烦,是肾水不济心火。但欲寐是神气被阴寒之气所困。若至五日,少阴主气之时,病在少阴,会出现"少阴水火"为病的特点:肾寒则自利;肾水不能济心火,需引外水以自救,则口渴。"小便色白"是诊断下焦虚寒的重要依据。

张氏未囿于"少阴虚寒"的认识,对"欲吐不吐,心烦,但欲寐,自利而渴"常见的少阴病见证,从"少阴水火之气上下交济"角度进行分析,对全面理解少阴病具有重要的参考价值。

阳、少阴为病而言脉也。①

少阴病,欲吐不吐,心烦,但欲寐,五六日,自利而渴者,属少阴也,虚故引水自救。若小便色白者,少阴病形悉具。小便白者,以下焦虚有寒,不能制水,故令色白也。

此言少阴标本水火之为病也。少阴病,欲吐不吐者,病少阴寒水之气则欲吐,得少阴君火之气则不吐。心烦者,水不济其火也。但欲寐者,神气逆于阴也。若至五日,当少阴主气之期,病在少阴不复更传厥阴矣,故五六日,自利而渴者,属少阴水火之为病也,夫自利者,水寒,渴者,火热。然由肾气内虚,故引外水以自救。若更小便色白,为少阴病形悉具而无火热之证,夫小便白以下焦虚而有寒,不能壮火之原以制其水,故令色白。由是而知少阴水火之气上下交济,而后可以无咎也。莫氏曰:"病属太阳,'其小便清者,知不在里,仍在表也';病属少阴,'小便色白,乃下焦虚寒,不能制水'。则表里阴阳不可执一而论,或曰清与白,亦各有别也。"②

病人脉阴阳俱紧,反汗出者,亡阳也,此属少阴,法当咽痛,而复吐利。

此言少阴标本阴阳之为病也。病人脉阴阳俱紧者,少阴本热之阳与少阴标寒之阴相搏而为病也。阴阳相搏是当无汗,反汗出者,阳气外亡也。夫阳气外亡而曰"此属少阴",乃无阳则阴独之义也。咽痛者,少阴阳热之气也。吐利者,少阴阴寒之气也。法当咽痛而复吐利者,先病阳而后病阴也。③

③【医理探微】

张氏认为"阴阳相搏"是少阴本热之阳与少阴标寒之阴相搏。汗出是阳气外亡,其机制是"无阳则阴独",即里寒甚而阳气外脱。咽痛是由于阴寒极盛,少阴之虚阳上浮所致。所谓"先病阳而后病阴",意指先亡阳而后亡阴。

少阴病，咳而下利，谵语者，被火气劫故也，小便必难，以强责少阴汗也。

此下三节皆言少阴不可发汗之意。少阴病咳者，乃肾精下竭，奔气上迫于肺也。下利者，水气不升。谵语者，火气不降。所以致咳、利、谵语者，被火气劫故也。火劫其汗，小便必难，以强责少阴肾藏之精而为汗故也。[①]愚按：此论少阴肾藏之精气上通心肺，真气上蒸而后汗出溱溱，非可以火劫夺之意。赵氏曰："强责少阴之汗，而小便必难，则小便不但属三焦、属膀胱，而又属少阴之肾脏矣。"管氏曰："观其语意，乃强责少阴之汗而小便难，小便难而后咳、利、谵语，证属乎阳而本乎阴，病在于上而因于下也。"

少阴病，脉细沉数，病为在里，不可发汗。

夫脉者，气血之先，生于中焦之谷精，主于少阴之心肾。少阴病，脉细者，中焦之精血虚也；沉者，肾水不升；数者，君火不降。此病少阴，而中焦、心肾之经脉内虚，病为在里，不可发汗而更伤其心肾也。

少阴病，脉微，不可发汗，亡阳故也。阳已虚，尺脉弱涩者，复不可下之。

《平脉篇》曰："寸口诸微亡阳。"故少阴病，脉微，不可发汗者，以亡阳故也。夫阳亡则阳已虚。尺脉弱涩者，乃下焦精血不足，故复不可下之。愚按：寸为阳，尺为阴，阳已虚，言寸脉已虚，以明脉微之在寸口，观"尺脉弱涩而复不可下之"句，其义明矣。

少阴病脉紧，至七八日，自下利，脉暴微，手足反温，脉紧反去者，为欲解也，虽烦下利，必自愈。

此下五节，皆论少阴欲解之证，此言少阴病气得阳明之热化而可愈也。少阴病脉紧者，阴寒为病而外搏于阳

①【医理探微】

张氏认为本条及以下五条均是论述少阴病气得阳明之阳热之助而自愈的情况，突出了"胃气为本"的思想。七八日为太阳阳明主气之时，阴寒为病与阳气相搏当见脉紧，如果邪从阳明之合影响太阴，可见下利。脉暴微者当见病人手足厥冷，病人自下利是邪气内陷，但病人反见手足俱温，未见紧脉，这是由于寒邪从肠胃而解。此时如果病人心烦、下利，是少阴得阳热之助的表现，疾病会自愈。

②【注文浅释】

六经病欲解时，一般都是在本经主气之时，得本经旺气而解。少阴病欲解时在"子至寅"三时，张氏认为子至寅是一阳渐生，水火土三气相合，少阴之寒得阳气生长之时而解。

也。七八日，当太阳阳明主气。自下利者，邪从阳明之合而下利也。脉暴微者，神气暴虚而脉应之也。夫脉暴微则手足宜冷，自下利则邪气宜陷，今手足反温，脉紧反去者，寒邪从肠胃而出，此为欲解也。虽烦下利，乃少阴得阳热之气而烦，从阳明之合而下利，故必自愈。①

少阴病，下利，若利自止，恶寒而蜷卧，手足温者，可治。

此病少阴而得火土之生气者，可治也。下利者，病少阴阴寒在下。若利自止，下焦之火气自生矣。恶寒而蜷卧者，病少阴阴寒在外。手足温者，中焦之土气自和矣。火土相生，故为可治。

少阴病，恶寒而蜷，时自烦，欲去衣被者，可治。

上文恶寒蜷卧、手足温而土气和者，可治；此言恶寒而蜷，但得君火之气者，亦可治也。夫恶寒而蜷，病少阴阴寒在外，时自烦而欲去衣被者，自得君火之气外浮也，故为可治。朱氏曰："以上三节，每节中'自'字宜玩，谓少阴之阴寒自得三阳之气化者，皆为可治也。"

少阴中风，脉阳微阴浮者，为欲愈。

此言风为阳邪，得阴浮之脉而可愈也。少阴中风者，风动少阴君火之气也。脉阳微者，寸为阳，而火气虚微也；阴浮者，尺为阴，而水气外浮也。夫风火为阳，今阳脉内微，而阴脉外浮，乃阳病而得阴气以和之，故为欲愈。

少阴病欲解时，从子至寅上。

少阴秉先天之水火，主后天之阴阳，病则阴阳、水火不交，从子至寅乃一阳渐生，三才气合，故邪不能容而病解矣。②

少阴病，吐利，手足不逆冷，反发热者，不死。脉不至

者,灸少阴七壮。

此下三节病少阴而及于三阳也,此言病少阴之阴寒得太阳之阳热者不死。少阴病,吐利,少阴阴寒为病也。手足不逆冷,则中土之气自和。夫病发于阴当无热矣,反发热者,得太阳之阳热也,阴病而得阳热,故不死。脉不至者,少阴生气下陷,当灸少阴七壮,以启阴中之生阳。愚按:阴中之生阳,乃少阳初阳之气也。①

少阴病,八九日,一身手足尽热者,以热在膀胱,必便血也。

此言少阴得三阳之气而热入膀胱也。少阴病,八九日,当阳明少阳主气。一身手足尽热者,阳明少阳之气合并于太阳通体而为热也。夫太阳秉膀胱之气而周遍一身,今一身手足尽热,以热在太阳之膀胱,膀胱受热,散入胞中,故必便血也。②

少阴病,但厥无汗,而强发之,必动其血,未知从何道出,或从口鼻,或从目出者,是名下厥上竭,为难治。

此言强发少阴之汗而动胞中之血也。少阴病,但四肢厥冷,则无汗矣。若强发之,则血液内伤,故必动其血。胞中者,血海也。《经》云:"冲脉、任脉,皆起于胞中。"未知从何道出者,未知从冲脉而出,从任脉而出也?冲脉会于咽喉,别而络唇口,出于颃颡,颃颡乃口鼻交通之窍,或从口鼻者,从冲脉而出也。任脉从少腹之内上行,系两目之下中央,至目下之承泣,或从目出者,从任脉而出也。此生气厥于下,血出竭于上,是名下厥上竭,经脉内伤,为难治。愚按:上文一身手足尽热,以热在膀胱,散入胞中,必便血;此强发其汗而动胞中之血。以征太阳之气表里上下相通,而出入于膀胱之义。③

少阴病,恶寒身蜷而利,手足逆冷者,不治。

① 【医理探微】

张氏认为本条是论述"少阴之阴寒得太阳之阳热"而不死。"反发热"是少阴病得太阳之阳热,阴病而得阳热,故不死。张氏此说似是而非,岂有心肾阳虚而太阳不虚之理?

《伤寒论译释》云:"少阴病吐利,是阴盛阳微的见证,假如兼见手足逆冷,不发热,甚或烦扰不宁,那是阴阳离绝的恶候。本条犹幸手足不逆冷,是乃中土之阳气尚强。病发于阴,当为无热,今反发热,是为阳气来复,所以断为不死。"此说较为合理。

② 【注文浅释】

张氏认为"太阳秉膀胱之气而周遍一身,今一身手足尽热,以热在太阳之膀胱",即一身手足皆热是热在膀胱的标志。

便血:指小便出血。

③ 【医理探微】

张氏认为"发少阴之汗而动胞中之血",又自注"胞中者,血海也"。此说过于局限,因少阴阳虚,再强发汗,阳气外脱,不能固摄阴液,故见出血。此出血可见于口鼻、两目;可见于皮下;亦可见于二便。故仲景云:"未知从何道出。"

此下六节言少阴阴寒为病而涉于外、内、上、下,此节病少阴之在外,二节病少阴之在内,三节在上,四节在下,五节合上下,六节合外内,皆言不得阳热之化者,死不治也。少阴病,恶寒者,少阴标阴外呈而不得太阳之表阳也。身蜷者,少阴神机内逆而不得君火之本热也。若更下焦生气不升而利,中焦土气不和而手足逆冷,此病阴寒而不得阳热之化,故为不治。愚按:此节不言"死"而但言"不治"者,乃少阴死证之总纲。夫少阴阴寒为病,得太阳之表阳者不死,得君火之本热者不死,下焦生气上升者不死,中焦土气自和者不死,今四者全无,故言不治而为死证之总纲。其下则分言死证之条目。再按:手足逆冷者,手足厥逆而冷,与厥冷相同,故逆冷。厥冷,但至腕踝而止,若四逆则冷至肘膝矣。或问:"恶寒、身蜷、手足冷病少阴之在外,利非在外,何以称焉?"曰:"仲祖不径言下利,而言身蜷而利,则在外之意,盖可见矣。"

少阴病,吐利,躁烦,四逆者,死。

此病少阴在内,而土气内绝者死。少阴病,吐利者,阴阳之气不归中土,故上吐而下利也。躁烦者,水火之气不归中土,故下躁而上烦也。夫阴阳水火之神机,皆从中土而交会,今土气内绝而四逆,四逆者,冷至膝肘也,故死。愚按:《灵枢经》曰:"人之所受气者,谷也。谷之所注者,胃也。胃者,水谷血气之海也。海之所行云气者,天下也。胃之所出血气者,经隧也。经隧者,五脏六腑之大络也。"[①] 盖胃腑所出之血气,从脏腑之大络而外注于孙络、皮肤,充肤热肉,澹渗皮毛,复从指井而溜于荥,注于俞,行于经,与脏腑经脉之血气相合于肘膝之间,是以胃腑之谷气内绝,则为四逆。夫君火之神,肾藏之精,皆本阳明水谷以资生,而复交会于中土,今土气内绝,故吐利、

①【注文浅释】
引自《灵枢·玉版》。原文指出:人禀受的精气,来源于水谷。水谷注入的器官是胃。胃是受盛水谷、化生气血的地方。海里的水要化为云气才能纵横天下,胃中精微化生的气血需要有经隧才能运行周身。

躁烦,四逆而死也。

少阴病,下利止而头眩,时时自冒者,死。

此病少阴在上,而阳气上脱者死。少阴病,下利止者,气机从下而上也。头眩者,阳气虚于上。时时自冒者,迫阳于上而阳气欲脱也。阴寒上承,头眩自冒,^①则孤阳上出,有上无下,故死。

少阴病,四逆恶寒而身蜷,脉不至,不烦而躁者,死。

此病少阴在下,而神机下陷者死。夫少阴之神机从中土而周遍于一身,少阴病,四逆者,神机不达于中土。恶寒而身蜷者,不能从中土而周遍于一身。脉不至,则血气下脱。不烦而躁,则生气下陷而神机不转,故死。愚按:土气内绝、阳气上脱、生气下陷皆为死证,不必言矣。然医者知死之所从去,即知生之所从来,得一线生机,而挽回之功德莫大矣。

少阴病,六七日,息高者,死。

此言少阴不能从下而上,由阴而阳,故六七日息高而死也。夫六七日,乃由阴出阳之期。息高^②乃肾气绝于下,而肺气脱于上,故死。

少阴病,脉微细沉,但欲卧,汗出不烦,自欲吐,至五六日,自利,复烦躁,不得卧寐者,死。

此言少阴不能从外合内,由阳入阴,故五六日,烦躁不得卧寐而死也。少阴病,脉微细沉,但欲卧者,少阴神气、精气内虚而阴寒外呈之象也。汗出者,阳气外浮也。不烦,自欲吐者,不得君火之烦热,自得阴寒之欲吐也。至五六日,乃三阴主气之期。自利者,少阴不得阳热之气而阴津下泄也。其未至五六日之时,少阴阴寒为病,故不烦,但欲卧,至此而复烦躁,不得卧寐,乃虚阳外浮,真阴内竭,不能从阳入阴,而外内离脱,故死。莫氏曰:"此节

①**【注文浅释】**

自冒:指两眼发黑,目无所见。冒,以物项首之状。

②**【注文浅释】**

息高:指吸气不能下达,呼吸浅表的症状。其病机是肾不纳气。

死证在'复烦躁,不得卧寐'二语,乃少阴神机外脱而不内归于阴也。"

少阴病,始得之,反发热,脉沉者,麻黄附子细辛汤主之。

麻黄附子细辛汤方[①]

麻黄　细辛各二两　附子一枚,炮

上三味,以水一斗,先煮麻黄,减二升,去上沫,内诸药,煮取三升,去滓,服一升,日三服。

此下八节论少阴始得之,邪不能上合太阳之阳,不能上济君火之热,随其在气、在经而施救治之法也,此言始病少阴而阴阳外内之气贵相接也。少阴病,始得之,言寒邪始伤少阴。是当无热,反发热者,太阳标阳外呈也。脉

案1,神经性皮炎:黎某,男,48岁,2014年7月5日初诊。患者面部出现红斑1年余,瘙痒,皮疹呈淡红色,表面干燥粗糙并有少许白色鳞屑,抓之易脱落,冬季加重,夏季缓解。曾多次服用中西药治疗无效,每当劳累或情绪波动时病情即加重。观前医所开处方皆属清热凉血解毒、养血祛风止痒之类。病人诉平素易疲劳,怕冷,时有腰酸,舌淡苔薄白,脉沉细。辨证属气不足、风湿蕴肤,治当温阳散寒、祛风除湿止痒。处方:炙麻黄3克,制附子6克(先煎)、细辛3克(先煎)、桂枝10克、炒白芍10克、生炙甘草各10克、白鲜皮10克、地肤子10克、炒黄芩10克、豨莶草30克、生姜1片、大枣3枚。7剂,水煎服,每日1剂。21剂后,患者面部红斑已基本恢复,瘙痒脱屑已不明显,原方续服14剂以资巩固。

案2,神经性咳嗽:李某,男,12岁,2013年11月14日初诊。患者半年前行生殖腺瘤切除术,术后咳嗽不断,常常不自觉咳嗽,不能自主,家长呵斥后稍能控制,胸片示无异常改变。疑为神经性咳嗽,因手术损伤咳嗽中枢所致。天气转凉时咳嗽加重,曾用西药治疗未见好转,遂转中药治疗,服药症状亦无明显改善,观前医多从肺治,给予宣肺、散寒、化痰、止咳药。症见咳嗽频频、痰少色白清稀、声响,形体肥胖,少气懒言,神疲乏力,四肢欠温,怕冷易感冒,不愿多活动,食欲尚可,舌淡苔白,脉沉细弱。辨证属肾阳不足、温化无力、水寒犯肺,治当益气温阳、散寒化饮。处方:生黄芪60克,知母10克,炙麻黄3克,制附子10克(先煎)、细辛5克(先煎)、茯苓10克、泽泻10克、炒白术10克、党参10克、生甘草10

克、木香10克、佛手6克、干姜6克、大枣10克。7剂,水煎服,每日1剂。二诊:患者诉服上药后咳嗽明显好转,精神亦较前好转,稍有腹胀,治同前法,加重理气化痰、温阳之品。原方生黄芪改80克,加法半夏10克、广陈皮6克、炒黄芩10克。7剂,水煎服。三诊:患者诉服上方后咳嗽已基本控制,间歇时有咳嗽,余无不适,舌淡苔白,脉沉细,加重温阳之品,上方加仙茅10克、仙灵脾10克。14剂。四诊:咳嗽基本已平,精神好转,余无不适,效不更方,上方14剂续服以巩固善后。

案3,过敏性鼻炎:李某,男,33岁,2014年3月25日初诊。患者过敏性鼻炎2年余,近2个月来加重,每日晨起鼻塞、流清水鼻涕、喷嚏不止。曾用激素类药喷鼻,可间隙缓解症状,但久用

乏效,每逢天气变化或闻到刺激性气味即会诱发或加重病情。患者四肢欠温、怕冷,冬季尤为突出,舌淡苔薄白,脉沉细,辨证属素体阳虚、卫外不固、风寒外袭,治当温阳散寒、祛风通窍。处方:炙麻黄3克,制附子6克(先煎)、细辛5克(先煎)、川桂枝10克、炒白芍10克、生炙甘草各10克、辛夷6克(包煎)、苍耳子6克(包煎)、白芷10克、薄荷10克(后下)、炒黄芩10克、鱼脑石15克、豨莶草30克、生姜1片、大枣3枚。7剂,水煎服,每日1剂。服上药后鼻塞、流清水鼻涕、喷嚏等诸症明显好转,但近期时流黄浊鼻涕,舌脉如前,治同前法。原方加鸭跖草15克、土茯苓20克、连翘10克、金银花10克。7剂,水煎服。服上方后症状改善,上方续服14剂巩固。

沉者,少阴生气不升也。夫标阳外呈,生气不升,阴阳外内不相接矣,故以麻黄附子细辛汤主之。炮熟附子助太阳之表阳而内合于少阴,细辛、麻黄启少阴之水阴而外合于太阳。按:《本草》细辛气味辛温,一茎直上,端生一叶,其色赤黑,黑属水而赤为阳,一主天而辛上达,能启水中之生阳,上与天气相合。植麻黄之地,冬不积雪,其体空通亦主从里阴而外达于毛窍。盖少阴之气主水阴,太阳之气主天表也。《少阴篇》中凡云"反发热"者,皆在太阳上看。

少阴病,得之二三日,麻黄附子甘草汤微发汗。以二三日无里证,故微发汗也。

麻黄附子甘草汤方

麻黄　甘草炙,余同。各二两　附子一枚,炮

上三味,以水七升,先煮麻黄一两沸,去上沫,内诸药,煮取三升,去滓,温服一升,日三服。

上文言"始得之",此言"二三日"乃承上文而言也。夫二三日无里证,则病少阴而外合于太阳,故以麻黄附子甘草汤微发其汗也。夫少阴之气外合太阳,三日在外,三日在内,少阴之汗乃心肾精血所化,故用熟附以资肾脏之精,麻黄以开心脏之血,合并于中胃而为汗,故用炙草和中以滋其微汗。上节麻黄附子细辛汤主助太阳之阳内归于少阴,少阴之阴外通于太阳,非为汗也;此麻黄附子甘草汤主开通心肾之精血,合于中土而为汗,故此则曰"微发汗",而上文不言也。宋元诸家谓麻黄配细辛乃发汗之重剂,麻黄配甘草乃发汗之轻剂,又谓生附配干姜补中有发,熟附配麻黄发中有补,是皆不明撰论本义,不体立方

按:临床应用麻黄附子细辛汤应符合以下指征:一是辨寒热,一般来讲,患者都有不同程度的四肢欠温、畏寒肢冷,因阳虚阴盛所致;二是辨精神状态,阳虚患者多见精神不振、少气懒言、困倦乏力,甚至嗜睡,此为阳虚不能温养精神所致;三是辨舌象,患者舌质多偏淡胖,苔白滑或白腻,以阳虚挟寒湿所致;四是辨脉象,多为沉脉,或沉迟,或沉细、沉弱,以里阳不足,故脉象应之而沉;五是辨其他症状,如腰膝酸软、夜尿频多、口淡不渴、无汗等,均为阳虚之象。

麻黄附子细辛汤的主要作用是温经散寒、助阳解表,但临床应用并不局限于太少两感证,亦不必拘泥于有无发热恶寒之表证,只要证属阳虚、阴寒内盛,无论伤寒、杂病,通过适当的配伍治用本方,均有良效。因此,凡是阳虚阴寒内盛所致,症见精神不振、不思饮食、倦怠乏力、畏寒肢冷、口淡不渴、舌淡胖、苔白润、脉沉细或迟或弱等阳气不足之证者,无论有无外感症状,均可运用本方。(摘自《吴颛昕运用麻黄附子细辛汤经验》,作者徐达)

大旨而妄生臆说，后人从而和之，此又不能探本澄源，而随人颦笑耳。夫舍正路而不由，蔽其心而不知求，哀哉！

高子曰："阴阳六气主肌腠之第二层，惟少阴、阳明之气与太阳相合而出表，盖少阴主太阳之君火，阳明主秋金之天气也。"

少阴病，得之二三日以上，心中烦，不得卧，黄连阿胶汤主之。

黄连阿胶汤方

黄连四两　阿胶三两　黄芩　芍药各二两　鸡子黄二枚

上五味，以水六升，先煮三物，取二升，去滓，内胶烊尽，小冷，内鸡子黄，搅令相得，温服七合，日三。

首节言"始得之"，次节言"二三日"，此言"二三日以上"，乃通承上文而亦"始得之"之意也。少阴病，得之二三日以上，则始病少阴而少阴之气不能上济，君火之阳热伤经脉，故心中烦，烦则不得卧，故以黄连阿胶汤主之[①]。黄芩、黄连清心中之烦热，芍药、阿胶养心主之神血，卵乃未分之形，白象天而主气，黄象地而主血，用鸡子黄二枚合地二之数，以资中土，助其四散，心气和而脉络通，不致有下文"下利脓血"之证矣[②]。

少阴病，得之一二日，口中和，其背恶寒者，当灸之，附子汤主之。

附子汤方

附子二枚，炮　白术四两　人参二两　茯苓　芍药各三两

上五味，以水八升，煮取三升，去滓，温服一升，日三。

①【注文浅释】

张氏认为黄连阿胶汤证的病机是"少阴之气不能上济水与火，君火之阳热伤经脉"，从水与火、心与肾的角度阐述黄连阿胶汤的功效，对临床应用本方治疗"心肾不交"导致的失眠具有指导意义。

②【临证薪传】

黄连阿胶汤主要治疗肾阴不足、心火上炎之心肾不交之证。临床常用于治疗失眠、心律失常、耳鸣等疾病。其临床特点一是有心烦、心悸、失眠等心神不宁之症；一是有腰膝酸软、口干咽燥、潮热盗汗、舌红少苔等肾阴虚症状。特别适用于女性更年期综合征出现的失眠、心烦、心悸、耳鸣、眩晕等症。

用药时可以生地、山萸肉、葛根代替鸡子黄的养阴功能。

承上文"二三日以上",而言二三日以上则为一二日,不但为"始得之"之意也。《经》云:"心气通于舌,舌和则知五味矣。"一二日而口中和,则不病君火之热,所以然者,少阴水阴之气能上济其君火也。其背恶寒者,乃太阳阳虚不与君火相合,故当灸之,以益太阳之阳,更以附子汤主之。用熟附二枚者,一助太阳之真阳,一助少阴之生阳,人参、白术补中焦之谷精,芍药、茯苓资心主之神气,则少阴神机外盛,而太阳表阳内合矣。①

少阴病,身体疼,手足寒,骨节痛,脉沉者,附子汤主之。

上文言附子汤助太阳之阳,此言附子汤助君火之热,所以足上文之意也。少阴病,身体疼者,君火之气不能周遍于一身。手足寒者,君火之气不能充达于四肢。骨节痛者,君火之神机不能游行以出入。脉沉者,君火之神机不能自下以达上。此少阴为病而君火内虚、神机不转,故亦以附子汤主之,所以足上文之意者如此。②

少阴病,下利便脓血者,桃花汤主之。

桃花汤方

赤石脂一斤,一半全用,一半筛末　干姜一两　粳米一升

上三味,以水七升,煮米令熟,去滓,内赤石脂末方寸匕,温服七合,日三。若一服愈,余勿服。

合下三节言少阴水阴之气,不能上济其君火,热伤经脉下入募原,而为下利脓血之证也。桃花汤主之者,赤石脂气味甘温,主养心气,疗腹痛,治下利脓血。一半全用者,取其圆赤象心以养心气,心主血也;一半筛末者,取其散于经脉,而外达于孙络。配干姜、粳米以温养其中土,

① **【注文浅释】**
张氏认为附子汤方病机是太阳之真阳与少阴之生阳两虚。故用熟附子以温补阳气为主,以人参、白术补中焦,芍药、茯苓资心主之神气。

口中和:口不苦,亦不干。

② **【注文浅释】**
张氏将本条与上条进行比对,认为上条论述重点是太阳不足,本条论述重点是"身体疼,手足寒,骨节痛",其病机属:少阴病君火内虚、神机不转。《素问·痹论》云:"痛者寒气多也,有寒故痛也。"少阴阳虚,寒凝不化,凝滞不通,故身体疼,手足寒,骨节痛,治疗当以附子汤温阳散寒止痛。

盖血脉本于中焦所化也。赤石脂色如桃花,故名桃花汤,或曰赤石脂即桃花石也。^①

少阴病,二三日至四五日,腹痛,小便不利,下利不止,便脓血者,桃花汤主之。

少阴病,得之二三日,不从微汗而解,则内伤经脉。至四五日入于太阴之脾络,故腹痛。脾不转输,故小便不利。经脉伤而下入募原,故下利不止,便脓血。桃花汤主之。

少阴病,下利便脓血者,可刺。

此承上文两节,言病在经脉而为下利便脓血者,可刺,以明便脓血之在经脉也。

少阴病,吐利,手足逆冷,烦躁欲死者,吴茱萸汤主之。

吴茱萸汤方

吴茱萸一升,洗　　人参三两　生姜六两　大枣十二枚

上四味,以水七升,煮取二升,去滓,温服七合,日三。

此下五节论少阴神机逆于经脉而为病,首节言不能会合于中土,二节言不能通贯于三焦,三节言不能自内而外,四节言不能自下而上,五节言或从经脉而出,或从中土而出,所以总结上文之意也。少阴病,吐利者,神机不能交会于中土,故上吐而下利。土气内虚不能充达于四肢,故手足逆冷。烦躁欲死者,少阴神机挟寒邪而逆于经脉,心脉不能下交于肾则烦,肾脉不能上通于心则躁,上下经脉之气不交故烦躁欲死。吴茱萸汤主之,吴茱萸具木火之性能温中土而使神机内转,姜、枣、参秉辛甘之味,能补精汁而使经脉流通。神机转而吐利除,经脉通而烦

---

①【医理探微】

张氏认为本条下利脓血是:"少阴水阴之气,不能上济其君火,热伤经脉下入募原。"将桃花汤主治的下利归于火热灼伤血络所致,恐非仲景本意。且与下文"赤石脂气味甘温……配干姜、粳米以温养其中土"等语自相矛盾。

叶天士《临证指南医案》载:脉微细,肢厥,下痢无度。吴茱萸汤但能止痛,仍不进食。此阳败阴浊,腑气欲绝。用桃花汤。

《伤寒论译释》认为本案:"叙证极简,但已突出少阴阳虚,下焦滑脱的脉证特征,并且分析了已用方药乏效的原因,从而得出该证的病机为'阳败阴浊,腑气欲绝',故改用桃花汤。"并结合叶氏在另案中提出的"议堵截阳明一法"以及"夫阳宜痛,阴宜守,此关闸不致溃散,春回寒谷,生气有以把握"等论述,提出"把桃花汤所主之下利说成热证是不符合临床实际"的总结,言之有理。

躁宁矣。[①]

少阴病，下利，咽痛，胸满，心烦者，猪肤汤主之。

猪肤汤方

猪肤一斤

上一味，以水一斗，煮取五升，去滓，加白蜜一升，白粉五合，熬香，和令相得，温分六服。

夫少阴神机内合三焦，少阴病，下利，则下焦生气不升。咽痛，则上焦火气不降。胸满，则中焦枢转不利。心烦者，神机内逆于经脉也。神机内逆，不能合三焦而游行旋转，故以猪肤汤主之。猪乃水畜，能助水精而上滋其火热，肤遍周身，能从皮肤而通于腠理；蜂采四时之花，以酿蜜；粉为中土之谷而四散，熬香者，稼穑作甘，其臭香。温分六服者，温暖经脉而分布上下四旁。土气充盛则三焦之气外行肌腠，而内通经脉矣。

少阴病，二三日咽痛者，可与甘草汤；不差，与桔梗汤。

甘草汤方

甘草二两，生用

上一味，以水三升，煮取升半，去滓，分温再服。

桔梗汤方

即前方加桔梗一两，煎法同前。

此言少阴神机不能从内而达外也。夫少阴之气外合太阳，三日在外，三日在内。今少阴得病二三日而咽痛

①【注文浅释】
张氏将以下五节总结为"少阴神机逆于经脉而为病"，便于学习及鉴别比较。
张氏认为吴茱萸汤证是少阴神机不能会合于中土，故上吐而下利；土虚不能达四肢，故手足逆冷；寒邪逆于经脉，心肾不能交通，故烦躁欲死。吴茱萸能温中土而使神机内转，姜、枣、参补中土散寒而使经脉流通。张氏主张吴茱萸汤为温中散寒之方，符合本方立意之旨。

① 【临证薪传】

张氏指出炙甘草与生甘草的区别：炙甘草助脾土而守中，即补益脾胃为主；生甘草调经脉而清火热，所谓"调经脉"即止痛之义。

者，少阴神机逆于经脉循经挟咽，故痛也，此二三日有经脉之里证，故可与甘草汤，甘草生用主调经脉而清火热。不差者，言甘草但主和中不能达外，故与桔梗汤方中更加桔梗开达肺气，使少阴之气外出皮毛，则神机外转而咽痛可愈，以明少阴之气当随经脉而外出也。愚按：本论汤方甘草俱炙，炙则助脾土而守中，惟此生用，生则和经脉而流通，学者不可以其近而忽之也。①

少阴病，咽中伤生疮，不能语言，声不出者，苦酒汤主之。

苦酒汤方

半夏十四枚。七乃水之生成数，十四乃偶七而成偶中之奇升也
鸡子一枚，去黄

上二味，内半夏，着苦酒中，以鸡子壳置刀环中，安火上，令三沸，去滓，少少含咽之。不差，更作三剂。

此言少阴神机不能自下而达上也。少阴病，咽中伤，则甚于咽中痛矣，痛极咽伤，火热久炎。故生疮，不能语言者，少阴之生阳不升。声不出者，肺管之会厌不发。故以苦酒汤主之，苦酒，醯也，具春生之木味，主达生阳之气以上升；半夏生当夏半，能启一阴之气；鸡属中西金，卵白象天，主助肺天之气；刀乃金类，环者，还也，取金声之还转也；火上三沸者，金遇火而三伏，则金气盛矣。苦酒汤方主引水气上升而上清其火热，水气上济于肺则能言而声出，上交于心则咽清而火降，以明少阴之气当从下而达上也。

少阴病，咽中痛，半夏散及汤主之。

半夏散及汤方①

半夏^洗 桂枝 甘草

上三味,等分,各别捣筛已,合治之,白饮和服方寸匕,日三服。不能散服者,以水一升,煎七沸,内散两方寸匕,更煎三沸,下火令小冷,少少咽之。

此节总结上文言少阴神机循行于中土三焦,出入于外内上下,尤贵经脉之流通也。少阴病,咽中痛者,统承上文而言也,半夏散用半夏,启一阴之气,桂枝助心主之神,炙甘草补中。用散者,取其从经脉而四散于皮肤。不能散服者,寓言也。意谓用散不能从经脉而散其病,则以火煎汤,取其从中土而外达于肌表。盖神机出入,环转无方,或从经脉,或从中土,而不可执一者如此。愚按:以上五节,皆论少阴之神机出入,与《辨脉篇》论寸口、跗阳四节同义。其言"少阴脉如经",又言"浮则伤胃,数则动脾"。夫脾胃者,中土也。《经》云"根于中者,命曰神机","出入废则神机化灭"。故留于中则为屎脓,逆于上则生恶疮,出游不归则无以返其真,不归于心则神不守舍,是皆少阴神机之为病也。孔子曰:"出入无时,莫知其乡,惟心之谓与。"学者能从正气之出入以识邪,因邪气之为病以悟正,则取之左右逢其源,而过人远矣。②

予甘草汤或甘草桔梗汤。痰热郁结,予苦酒汤;寒邪郁闭,予半夏散及汤。仲景辨证用药丝丝入扣,若能悉心揣摩,必有受益。

② **【注文浅释】**

张氏认为本条所言是少阴病咽痛。半夏散中,半夏散少阴之寒,桂枝温心阳,炙甘草补中,具有通阳散寒,祛痰利咽之功。

张氏认为:"以上五节,皆论少阴之神机出入。"依据《辨脉篇》"少阴脉如经","浮则伤胃,数则动脾";结合《素问·五常政大论》"根于中者,命曰神机,神去则机

① **【案例犀烛】**

林某,女,46岁,护士,2012年6月20日初诊。主诉:咽痛2天。平素易患咽痛,每因贪凉饮冷诱发,常自服清热解毒类中成药治疗,咽痛未愈,咳嗽旋起。中西药疗效欠佳,有时病程长达月余。2天前因贪吃冰西瓜咽痛又发,自服"清热解毒胶囊"后症状加重而来我科就诊。刻诊:咽痒、干痛,纳呆少食;咽后壁可见淋巴滤泡突起,呈簇拥状,色灰白,表面无分泌物附着;舌质暗红,苔薄白,脉沉紧。中医诊断:咽痛证。证属寒邪直中少阴,客寒上泛,痰气郁结。治宜温散寒邪,化痰散结。处方:桂枝15克,法半夏15克,炙甘草10克,桔梗10克。日1剂,水煎早晚分服。药进2剂后二诊,诸症明显减轻,偶有咳嗽。初诊方加干姜5克,五味子5克,再进3剂,诸症消失。(摘自《半夏散及汤治疗夏季咽痛体会》,作者刘松涛)

按:本案患者贪凉喜冷,自服清热解毒中药致寒邪凝结咽喉,咽后淋巴滤泡肿胀以淡红色或淡白色为多见,脉象沉紧。当属寒邪凝结少阴、痰气郁结,选用半夏散及汤治疗,药证相符,故疗效满意。

临床咽痛有寒、热、虚、实之分。阴虚者予猪肤汤;风热上犯,

息";及孔子所说"出入无时,莫知其乡,惟心之谓与",认为少阴神机难测,临床症候变化多端,突出少阴为一阴初生,在脏则为水火主枢的特点。但张氏所论过于拘泥且空泛,临床难以掌握运用。

顾武军在《〈伤寒论〉临床焦点评述》中说:"具体来说,猪肤汤

是少阴热化证,阴虚火炎所致,治以猪肤汤滋肾润肺补脾;苦酒汤证由于阴虚沸腾,咽伤破溃,'不能语言,声不出'与少阴有一定关系,然本方清热涤痰、敛疮消肿,对于外伤性咽伤疼痛应用本方也颇有效,并不一定属于少阴病。我曾用此方治疗一例肺癌病人因'热疗'而致咽痛、口舌生疮,确是'不能语言,声不出',使用本方治疗,收到了满意的疗效。甘草汤证、桔梗汤证当属客热咽痛,是方清热开肺利咽,与肺关系密切,而并不关少阴。半夏散及汤证属客寒咽痛,是方通阳散寒祛痰利咽,也似与少阴无涉。但此四条连类而及,确能起到比较、鉴别的辨证论治作用,充分体现了《伤寒论》辨证论治的精髓。"顾武军此论简洁明了,有理有据,便于治疗咽痛五方的临床辨证运用。

③【注文浅释】

张氏认为本条病机属于:少阴阴寒内盛,心火不能下降,土气内虚。故用生附启肾脏之生阳,干姜温脾阳,葱茎取其通上下阳气。

本条述证较简,结合下文"少阴病,下利脉微者,与白通汤",可见本证当见脉微之症。据通脉四逆汤方"面色赤者,加葱九茎",可推测本条当有阴盛格阳之"面色赤"症。

有注家认为本条属于少阴阴盛戴阳之证,是阴寒内盛,虚阳被格于上,故用葱白辛温走窜,宣通上下,使格拒之势得解,可参。

少阴病,下利,白通汤主之。

白通汤方

葱白四茎　　干姜一两　　附子一枚,生用

上三味,以水三升,煮取一升,去滓,分温再服。

此下四节皆论少阴下利之证,其第五节,言少阴四逆皆主生阳内脱,然亦有土气郁滞,以致四逆,则以四逆散主之,所以结四逆之义也。第六节,言少阴下利咸主寒气虚寒,然亦有阳热外浮因尔下利,则以猪苓汤主之,所以结下利之义也。此言白通汤,主治少阴阴寒下利也,夫下利者,乃肾精不升,心火不降,土气内虚,故白通汤用生附,启肾脏之生阳;葱茎,通心火之神气;干姜,温土气之虚寒③。夫葱去在下之根,用在上之茎,主从上而通下;薤去在上之茎,用在下之根,主从下而达上。今时用葱颈者,即薤白去茎之意。

少阴病,下利脉微者,与白通汤;利不止,厥逆无脉,干呕烦者,白通加猪胆汁汤。服汤,脉暴出者死,微续者生。

白通加猪胆汁汤方

即白通汤加人尿五合,猪胆汁一合。

上五味,以水三升,煮取一升,去滓,内胆汁、人尿,和令相得,分温再服,无胆汁亦可。

上文言少阴下利与白通汤,此承上文而兼言脉微者,以脉始于肾,主于心,生于中土,以明上文下利乃肾精不升,心火不降,土气内虚之意。利不止,厥逆无脉者，言服汤不解，始焉下利，继则利不止；始焉脉微，继则厥逆无脉。更兼干呕心烦者，乃阴阳水火并竭，不相交济，故以白通加猪胆汁汤。夫猪乃水畜，胆具精汁，可以滋少阴而济其烦呕；人尿乃入胃之饮，水精四布，五经并行，可以资中土而和其厥逆，中土相济则烦呕自除，故曰"无胆汁亦可"。服汤，脉暴出死，微续生者，以脉之生原，从下而上，由阴而阳，暴出无根，故主死，微续有本，故主生。^①

少阴病，二三日不已，至四五日，腹痛，小便不利，四肢沉重疼痛，自下利者，此为有水气，其人或咳，或小便利，或下利，或呕者，真武汤主之。

真武汤方

茯苓　芍药　生姜_{各三两}　白术_{二两}　附子_{一枚，炮}

上五味，以水八升，煮取三升，去滓，温服七合，日三服。若咳者，加五味子半斤，细辛一两，干姜一两；若小便利者，去茯苓；若下利者，去芍药，加干姜二两；若呕者，去附子，加生姜，足前成半斤。

此言真武汤治少阴水气下利也。夫少阴神机外合太阳，三日在外，三日在内。在外者，神气乃浮而外合于太阳；在内者，天气下降而内归于太阴。少阴病二三日，在外不已，至四五日则内归于阴，太阴主腹，故腹痛。脾不转输，故小便不利。土属四旁而外邪未解，故四肢沉重疼痛。土气虚微，故自下利。此为有水气者，肾为水脏，藉土气之输布。令神机内陷，土气不升，故以真武汤主之。白术、茯苓运脾土而制伏其水气，芍药资养心气，生姜宣通胃气，附子壮大火土，以温寒水，以助神机。其人或咳

① 【医理探微】
张氏认为本条属于：阴阳水火并竭，不相交济。故用白通汤温阳，用猪胆汁、人尿滋阴。脉暴出，指脉突然浮大躁动，是肾阳欲脱的表现，故病情危重。脉微续，是脉搏由小到大，逐渐浮起，是肾阳渐渐恢复之象，预后良好。
大多注家认为本方用人尿、猪胆汁是《内经》反佐之法，即服白通汤后利不止，厥逆无脉，干呕而烦，乃阴邪与阳药发生格拒的结果，并非药不胜病，所以仍主白通汤，加人尿、猪胆汁，取其咸寒苦降，使热药不被寒药所格拒，可参。

①【临证薪传】

张氏认为"真武汤治少阴水气下利",即真武汤的病机属于少阴病阳虚而兼水湿内停。对掌握真武汤的方证具有重要价值。

张氏认为本证属于:少阴神机内陷,土气虚微,"腹痛,小便不利,四肢沉重疼痛,自下利"皆为土虚之证。真武汤中附子壮火土、温寒水、助神机,白术、茯苓运脾土而制伏其水气,生姜宣通胃气,芍药资养心气。

对于芍药的功效,《本草崇原》云:"初之气厥阴风木。二之气,少阴君火。芍药春生红牙,禀厥阴木气而治肝。花开三四月间,禀少阴火气而治心……心主血,肝藏血,芍药禀木气而治肝,禀火气而治心。"

"芍药资养心气"说对于全面认识真武汤功效具有重要意义,附子、芍药配伍乃补少阴水火,既能温经,又能止痛。下文加减"呕者,气逆而津竭也,故去附子之火热,加生姜以宣通"亦佐证"芍药资养心气"之功,否则去附子后,如何能称"少阴病"?

者,肺气虚于上也,加五味子、细辛助少阴初阳之气以上升,干姜温太阴脾土之气以上达,少阴气升则水天一气,太阴气达则地天交泰矣;或小便利者,水道泄于下也,故去渗泄之茯苓;或下利者,中土虚于内也,故去芍药之苦泄,加干姜以温暄;呕者,气逆而津竭也,故去附子之火热,加生姜以宣通。名曰真武汤者,以真武乃北方元武七宿,而为镇水之神也。①

少阴病,下利清谷,里寒外热,手足厥逆,脉微欲绝,身反不恶寒,其人面色赤,或腹痛,或干呕,或咽痛,或利止,脉不出者,通脉四逆汤主之。

通脉四逆汤方

甘草三两　干姜三两,强人四两　附子一枚,生

上三味,以水三升,煮取一升二合,去滓,分温再服,其脉即出者愈。面色赤者,加葱九茎;腹中痛者,去葱,加芍药二两;呕者,加生姜二两;咽痛者,去芍药,加桔梗一两;利止,脉不出者,去桔梗,加人参二两。

此言通脉四逆汤治下利清谷、脉微欲绝也。下利清谷,少阴阴寒之证也。里寒外热,内真寒而外假热也。手足厥冷,则阳气外虚。脉微欲绝,则生气内竭。夫内外俱虚,身当恶寒,今反不恶寒,乃真阴内脱,虚阳外浮,故以通脉四逆汤主之。夫四逆汤而曰通脉者,以倍加干姜,土气温和,又主通脉也,故曰"其脉即出者愈"。用生附启下焦之生阳,干姜、甘草温中焦之土气,中土温而阳气生,其脉即出矣。若其人面色赤,乃虚阳上浮,加葱九茎以通阳气之下交;或腹痛者,乃脾络不通,非阳气上浮,故去葱,芍药主通经脉,故加芍药;或干呕者,乃胃气内逆,故加宣

达之生姜;或咽痛者,火气上承,故去经脉之芍药,加利肺之桔梗;或利止,脉不出者,下焦阳气将复,中焦精血内虚,故去开通之桔梗,加补益之人参。夫桔梗乃《神农》下品之药,色白味辛,主治胸胁痛如刀刺,盖能开胸胁之痹闭,而宣通宗气、肺气者也,故凡有余气闭而胸痛、咽痛、惊悸、鼻塞者宜之,如三焦元气虚者,大忌。后人谓桔梗乃舟楫之药,载诸药而不沉,杜撰已甚,今人安苟简而袭臆说者,不特一桔梗为然也。[①]

少阴病,四逆,其人或咳,或悸,或小便不利,或腹中痛,或泄利下重者,四逆散主之。

四逆散方

甘草 枳实 柴胡 芍药

上四味,各十分,捣筛,白饮和服方寸匕,日三服。咳者,加五味子、干姜各五分,并主下利;悸者,加桂枝五分;小便不利者,加茯苓五分分俱去声;腹中痛者,加附子一枚,炮令坼;泄利下重者,先以水五升,煮薤白三升,煮取三升,去滓,以散方寸匕内汤中,煮取一升半,分温再服。

本篇凡论四逆皆主生阳不升、谷神内脱,此言少阴四逆不必尽属阳虚,亦有土气郁结、胃气不舒而为四逆之证,所以结四逆之义也。故方中用柴胡、炙草和中而达外,枳实宣达胃土,芍药疏通经脉。用散者,取其四散于外内之意。咳者,加味子、干姜温敛肺气,并主下利者,干姜能温而味子能敛也;悸者,加桂枝以保心气;小便不利者,加茯苓以疏通;腹中痛者,加附子以温阴湿之土;泄利下重者,加薤白以启陷下之阳。[②]

① 【临证薪传】
张氏认为通脉四逆汤证是阴盛于内,格阳于外,其性质是内真寒而外假热,符合临床实际。但又云"真阴内脱,虚阳外浮",前后矛盾。

考张氏《伤寒论印宗》:"此寒邪而动其寒气也。足少阴之本寒在下,天之寒邪反与本气相合,则里气惟阴,而反格阳于外,是以下利清谷,而里寒外热也。"由此,"真阴内脱,虚阳外浮"恐"真阴内盛,虚阳外浮"之误。

关于桔梗之功效,张氏《本草崇原》云:"桔梗治少阳胁痛,上焦之胸痹,中焦之肠鸣,下焦之腹满。又,惊则气上,恐则气下,悸则动中,是桔梗为气分之药,上中下皆可治也。"其认为张元素所说"桔梗乃舟楫之药,载诸药而不沉"是杜撰,令人耳目一新。

② 【医理探微】
张氏提出本方证四逆是由于土气郁结、胃气不舒,阳气不能达于四肢。对于临床应用本方治疗气机郁滞,阳气不能达于四肢的胃痛、腹泻等疾病具有指导意义。

少阴病，下利六七日，咳而呕渴，心烦，不得眠者，猪苓汤主之。汤方并解义俱见《阳明篇》下，大承气汤亦然。

本篇论少阴下利，皆主土寒水泄，阳气虚微。此言少阴下利，至六七日则阴尽而阳复。咳者，肺主皮毛而里邪外出也。呕渴、心烦者，少阴合心主之神而来复于阳也。不得眠者，因于烦也。凡此皆为阳热下利，故以猪苓汤主之，所以结下利之义也。合上两节乃造论之章法，学者不知其原，漫言四逆散治少阴四逆，猪苓汤治少阴下利，举一废百，不亦诬乎！

少阴病，得之二三日，口燥咽干者，急下之，宜大承气汤。

此下三节皆言急下，首节言君火上炎，次节言君相两火煽燔，末节言火入地中，明而见伤，皆当急下之意。少阴病，得之二三日，此少阴自得之邪，将去外而入内。口燥者，心窍开于舌，君火盛而口燥也。咽干者，心脉上挟咽，心血枯而咽干也。若不急下，将自焚矣，宜大承气汤上承君火之热而下泄以养阴，所谓急者，如人堕于水火之中，不容须臾缓也。①

少阴病，自利清水，色纯青，心下必痛，口干燥者，急下之，宜大承气汤。

上文言君火在上，不得阴血以相滋；此言君相二火相煽，不得阴液以相济也。少阴病，自利清水者，君火在上而水津下泄也。色纯青者，君相二火相合于上而少阳木色下现也。阴液不上，两火如焚，则血液并竭，故心下必痛而口干燥。若不急下，火烈伤人，宜大承气汤，急以水济火也。愚按：离卦九四，乃两离相继，故曰"突如其来如"，有"焚如、死如、弃如"之象。此不得火之明而得火之

①【注文浅释】
张氏将"少阴三急下"归纳为：君火上炎，君相两火煽燔；火入地中三型，便于掌握。
张氏认为本条是：心火炽盛，心血枯竭，故宜急下存阴。

烈者也,此之君相二火即两离相继也。^①

少阴病,六七日,腹胀不大便者,急下之,宜大承气汤。

此言火入地中,犹明夷自伤之义。夫少阴神机三日在外,三日在内,六七日气机又当来复于外,腹胀不大便乃日入地中,闭塞冒明,若不急下,则一息不运而神机化灭,故亦宜大承气汤急下也。愚按:明夷之上六,曰:"不明晦,初登于天,后入于地。"以上首节乃初登于天也,次节两离相继,末节乃后入于地也。所谓始则处高位,以伤人之明,终必至于自伤而坠厥命,救人急难者,当急留意焉。^②

少阴病,脉沉者,急温之,宜四逆汤。

四逆汤方

甘草_{二两}　干姜_{两半}　附子_{一枚,生}

上三味,以水三升,煮取一升二合,去滓,分温再服。

此承上文急下而并及于急温,意谓少阴水火主气,病火热在上而无水阴相济者,宜急下;病阴寒在下而无阳热之化者,当急温,缓则如焚如溺矣。夫病有缓急,方有大小,若以平和汤治急证者,与庸医杀人同律。夫元气发原于下,从中上而达于四肢,脉沉乃生气不能从下而中,故用下焦之附子,配中焦之炙草、干姜。若中焦为病而生原无恙者,止用理中丸而不必附子矣。后人有"附子无干姜则不热,得甘草则性缓"之说,此撰不经之语,而贻误后昆者也。如当急用附子,而先以桂试之者,亦误事匪浅。

少阴病,饮食入口则吐,心中温温欲吐,复不能吐,始

① **【注文浅释】**

张氏运用《易经》六十四卦中的离卦解释本条,认为本方证是君火与相火两火煽燔,水津下泄,阴液不上,两火如焚,则血与液枯竭。

"突如其来如"、"焚如、死如、弃如":形容热势迅猛。

色纯青:热极生风之象,故急宜急下,"以水济火"。

② **【医理探微】**

张氏用《易经》六十四卦中的明夷卦释"腹胀不大便"为"阳入中土",即少阴与阳明合病,故宜大承气汤急下。

以明夷上六之卦"不明晦,初登于天,后入于地"总结"少阴三急下"的病机,说理清楚,有新意。特别是对上二节条文没有囿于传统"阳明腑实"之说,而是从"君相两火煽燔,水不济火"角度解读,对于临床灵活运用大承气汤治疗里热炽盛之危急重症具有重要指导意义。

得之，手足寒，脉弦迟者，此胸中实，不可下也，当吐之。若膈上有寒饮，干呕者，不可吐也，当温之，宜四逆汤。

合下两节皆论少阴神机内外环转，上下无方，以终少阴标本寒热、阴阳、水火之义。饮食入口则吐者，少阴神机内逆而水火不交也。心中温温欲吐，复不能吐者，病标阴寒水之气则欲吐，得上承火热之气则不吐。始得之者，原其始得病之时。手足寒，则少阴真阳之气不能从内而外。脉弦迟，则少阴真阴之气不能自下而上。此胸中实者，言真阳真阴之气不能外行上达，则邪实胸中。是虽邪实而少阴神机当自下而上，故不可下也，当吐之而神机上达矣。若膈上有寒饮，干呕者，亦少阴真阳真阴之气不能外行上达，故膈寒而呕。是虽寒呕而少阴神机当从内而外，故不可吐也，当以四逆汤温之而神机外出矣。夫神机出入，环转无方，则少阴标本寒热、阴阳、水火变幻之微，可从此而会悟矣。①

少阴病，下利，脉微涩，呕而汗出，必数更衣；反少者，当温其上灸之。

此亦上文之意，言少阴神机彻上彻下，或内或外，不可略有阻滞也。少阴病，下利，下焦之气虚寒也。脉微涩，中焦之精血内虚也呕而汗出，上焦虚而水津外泄也。夫既下利，必数更衣。反少者，言利减而更衣反少也。夫下利少则其病在上，故当温其上以助上焦之气，然少阴神机从下而上，故更当灸之，以启下焦之气，由是而知少阴之气，上下、内外不可略有阻滞也。附余赵瑾叔曰："《伤寒》一书乃论证立方，以补轩岐未尽之理，实继轩岐而阐明五运六气、阴阳升降、血气出入之微，故必从正以识病，因病而知正，其本意在语言文字之中，复在语言文字之外。隐师本《灵》《素》之理，注明本论，贯通会悟，脉络

① **【注文浅释】**
张氏综合运用"六经标本气化"与"开阖枢"理论解读四逆汤方证，主张从少阴为"枢"（少阴神机内外环转，上下无方）以及"标本寒热、阴阳、水火"等方面全面理解少阴病。

此论与少阴篇篇首遥相呼应，体现了张注的严谨性。

分明，与本论并传不朽，虽高明不能赞一辞，非至真者而如是乎！夫太阳出而爝火当熄，发明本论，不得旨归者，盍亟研求集注，开示后学。若膈膜臆说，剿袭不经，只自聩尔，何堪聩人？嗟！嗟！人苟未免有知，亦复谁能弃此？"

《少阴篇》终。

辨厥阴病脉证篇

厥阴之为病，消渴，气上撞心，心中疼热，饥而不欲食，食则吐蛔，下之利不止。

厥阴者，阴之极也。夫两阴交尽，是为厥阴，阴极而阳生，故厥阴不从标本，从中见少阳之气化也。厥阴之为病，消渴者，《经》云："厥阴之上，风气主之。"所谓本也，病干本气，故风消而渴也。气上撞心，下焦之气不和也；心中疼热，中焦之气不和也；饥而不欲食，上焦之气不和也。夫三焦者，少阳也。《经》云："本之下，中之见也。"厥阴中见少阳，故三焦之病也。食则吐蛔，下之利不止者，乃厥阴标阴为病。《经》云："见之下，气之标也。"厥阴以阴寒为标，蛔乃阴类，不得阳热之化则顿生而吐，下之则阴极而阳不生，故利不止。愚按：此节乃厥阴为病之总纲。莫氏曰："厥阴之为病，消渴，厥阴之主气也；气上撞心，疼热而不欲食，厥阴心包之主血也；消渴而利不止，厥阴有寒热之气化也。气血寒热四者乃厥阴之大纲也。"①

厥阴中风，脉微浮，为欲愈；不浮，为未愈。

此下凡四节，乃复申明首节之义，此节申明"厥阴之上，风气主之"也。厥阴中风者，风伤厥阴之气也。脉微浮，为欲愈者，风为阳邪，脉主阴血，得阴血之微浮而热病

①【注文浅释】

张氏提出本条是厥阴病总纲，依据"六经标本气化"理论，认为厥阴病厥阴风气为本，厥阴阴气为标，从中见少阳之气。"消渴"是本气之病，"气上撞心，心中疼热，饥而不欲食"是少阳三焦之见证，"食则吐蛔，下之利不止"属于厥阴标阴为病。

消渴：指饮水多而渴不解。

气上撞心：病人自觉有气向心胸部上冲。

心中疼热：胃脘部疼痛，伴有灼热感。

当愈，不得阴血之微浮而未愈也。

厥阴病欲解时，从丑至卯上。

合下两节申明厥阴藉中见少阳木火之气化也。从丑至卯上，乃少阳木气生旺之时，厥阴而得木气之阳春，故欲解也。

厥阴病，渴欲饮水者，少少与之，愈。

渴欲饮水乃少阳火热之气盛，厥阴得火热之气，故少少与之而能愈也。①

诸四逆厥者，不可下之，虚家亦然。

此节申明厥阴不可下也。夫四逆者，冷至肘膝；厥者，冷至腕踝。少阴病四逆而厥，厥阴病亦四逆而厥，故曰"诸四逆厥"。夫四逆厥者，咸藉生阳之来复，故不可下之。虚家亦然者，谓气血两虚之家，亦不可下，又不独厥阴为然也。愚按：四逆而厥，急温犹难，岂有下之之理，今曰"不可下"者，所以申明上文"下之利不止"之意，谓厥阴标阴在下也。或问："此节既申明厥阴标阴在下，何以言诸四逆厥，复言虚家？"曰："仲祖之书，脉络如灰线，语意如盘珠，触类旁通，因此悟彼，处处皆然，不独此也。"

伤寒先厥，后发热而利者，必自止。见厥复利。

自此以下凡十八节皆论厥热。意谓厥阴者，阴之极也，阴极阳生，厥热相应，其病当愈。热气有余，则伤包络而便脓血；但厥无热，则有阴无阳而为不治之死证也。伤寒先厥者，言伤寒一日，厥阴受之，故先厥也。后发热而利者，言二日太阳主气，便得三阳之热化，故发热。夫发热而利，则阳气已复，非同厥利，故必自止。见厥复利者，言病不从三阳而解，复交三阴主气，故复见手足厥冷而得下利之证。此节首论厥热，乃论厥阴阴阳环转、次第传变之意。夫病在厥阴，即以一日起厥阴者，从一而三，从阴

① **【医理探微】**

张氏对此条未作深解。

《伤寒论译释》对此条曾有详细注解："一是厥阴病，阳气来复，是厥阴病向愈的首要条件。可是阳复太过，热反亢盛，则发生大渴。这种口渴，少少与水，是绝不能解决问题的。二是厥阴上热证的消渴，其渴的程度，虽然不像白虎证那样的大渴引饮，但从饮水多、渴仍不止来看，可以断言也绝非少少与饮之所能解除。三是厥阴阴邪退阳气复的渴欲饮水，因阳气乍复，津液一时不及上承，因而口渴绝不会是消渴或大渴引饮那样严重，文中的'欲'字，正可说明本证预后的主要依据。所以不用药铒，但采取少少与饮之的措施，以滋助其津液，津液得充，阴阳平衡，则病可愈。"此注解可参。

而阳,先天之气始也;病在太阳,即以一日起太阳者,从三而一,从阳而阴,后天之气始也。夫本论乃无中生有之元机、先后二天之妙用,此之谓也。①

伤寒始发热六日,厥反九日而利。凡厥利者,当不能食,今反能食者,恐为除中,食以索饼,不发热者,知胃气尚在,必愈,恐暴热来出而复去也。后三日脉之,其热续在者,期之旦日夜半愈。所以然者,本发热六日,厥反九日,复发热三日,并前六日,亦为九日,与厥相应,故期之旦日夜半愈。后三日脉之而脉数,其热不罢者,此为热气有余,必发痈脓也。

合下两节论厥热,而详审其除中,伤寒以胃气为本也。伤寒始发热六日者,一日厥阴即得中见之化,而发热六日也。厥反九日者,作再经而不得中见之化,故无热而厥,厥反九日而利也。夫厥利为阴,故凡厥利者,当不能食。今反能食者,恐为除中,除中者,中土之气外除也。若食以索饼,不发热者,知胃气尚在,必愈,夫索饼,麦饼也,麦乃肝之谷,能胜胃土,今不发热,故知必愈。若发热,恐暴热无根,一时来出,不久复去而为除中也。夫以日计之,后三日又当少阳主气之期,若脉之而热续在者,非暴热无根,故期之旦日夜半愈,旦日乃平旦少阳气旺之时,夜半乃子时一阳初生之候,少阳气旺,一阳初生,厥利当愈。又申明所以得愈者,以发热日期与厥相应,无有偏胜之故。设至此不愈,后三日又始于厥阴而交于阳明,脉之而脉数,阳热盛也。其热不罢,火气胜也。此为太阳、阳明热气有余,必内伤血分而发痈脓也。盖厥阴包络主血,若热气有余则伤血分而化为如痈之脓,非发痈也。②

伤寒脉迟,六七日,而反与黄芩汤彻其热。脉迟为寒,今与黄芩汤复除其热,腹中应冷,当不能食,今反能食，此名除中，必死。

　　上文言热气有余而发痈脓，此言热气不足而内外寒冷也。伤寒脉迟，主血气虚寒。六七日者，六日一周，七日来复于厥阴。夫厥阴得中见之热化，其病可治，医不知此，而反与黄芩汤彻其外内之热。夫上文脉数为热，此脉迟为寒，今与苦寒之黄芩汤，复除其热，夫热除则腹中应冷，腹冷当不能食，今反能食，此名除中，不必食以索饼而知其必死也。陈氏曰："除中者，上焦主纳，胃居中土，今去中胃而出于上焦，是无中也，故反能食而名除中。"或曰："阳明居太少之中，故名除中。"张氏曰："黄芩汤但指黄芩，不必拘泥本论之黄芩汤方也。"

　　伤寒先厥后发热，下利必自止，而反汗出，咽中痛者，其喉为痹。发热无汗而利必自止，若不止，必便脓血。便脓血者，其喉不痹。

　　合下两节论厥热之热气盛而为咽痛、口伤也。伤寒先厥者，始于厥阴也；后发热者，交于太阳也。下利必自止者，阳气上升也。夫先厥后热，下利且止，则阴阳似和，其病当愈，而反汗出，咽中痛者，阴液虚而火气盛也。其喉为痹者，《经》云："一阴一阳结谓之喉痹。[①]"一阴者厥阴也，一阳者少阳也，今厥阴为病，而见少阳之火热咽痛，故其喉为痹。夫始之下利必自止者，乃发热无汗而利必自止也。若发热无汗而利不止，则太阳阳热之气不能上升，必阴津下竭、热气内伤而便脓血。夫便脓血则火热下行，故其喉不痹。此明火热下行则便脓血，火热上升则咽痛而为喉痹者如此。

　　伤寒一二日，至四五日厥者，必发热，前热者，后必厥。厥深者，热亦深；厥微者，热亦微。厥应下之，而反发汗者，必口伤烂赤。

伤寒一二日，乃从厥阴而交于太阳也。至四五日，乃从少阳而交于太阴也。夫从阴出阳，从阳入阴，乃阴阳自然之理也，故一二日至四五日厥者，必发热，是先厥后热也；前热者，后必厥，是先热后厥也。夫厥之日期深者，则发热亦深，如上文"厥九日，热亦九日"者是也；厥之日期微者，则发热亦微，如下文"厥五日，热亦五日"者是也。夫一二日厥者，厥在太阳，宜从汗解；四五日厥者，厥在太阴，宜从下解。若厥应下之，而反发汗者，则阴津妄泄，阳热上炎，故必口伤烂赤，此明口烂而为脾热者如此。①

伤寒病，厥五日，热亦五日，设六日当复厥，不厥者，愈。厥终不过五日，以热五日，故知自愈。

此承上文而言厥热相应，其病当愈也。上文云"一二日至四五日厥者，必发热"，故此则言厥五日而热亦五日也。设六日复厥，则厥将深，今不厥，故自愈。所以然者，厥终不过五日，以热亦五日，无有偏胜，故知自愈。

凡厥者，阴阳气不相顺接，便为厥。厥者，手足逆冷者是也。

合下两节言但厥而不得阳热之气化也，前言"诸四逆厥"，此言"凡厥"其义相同。阴阳气不相顺接者，十二经脉从阴出阳，由阳入阴，相为顺接，而气行于四肢，今阴阳之气不相顺接，便为厥矣。又申言厥者，但手足逆冷，不若四逆之至肘膝也。②

伤寒，脉微而厥，至七八日，肤冷，其人躁无暂安时者，此为脏厥，非蛔厥也。蛔厥者，其人当吐蛔。今病者静，而复时烦者，此为脏寒。蛔上入其膈，故烦，须臾复止，得食而呕，又烦者，蛔闻食臭出，其人当自吐蛔。蛔厥者，乌梅丸主之。又主久利。蛔音蚘。

①【医理探微】

张氏认为"先厥后热"是邪从阴入阳，"先热后厥"是邪从阳入阴。"厥深者，热亦深；厥微者，热亦微"是指厥的时间长则发热深，厥的时间短则发热轻。厥在太阴宜从下解，如果误用汗法，导致阴津妄泄，阳热上炎。张氏此注比较牵强，义理难明。

《伤寒论译释》认为："本条讨论的厥证，是指热厥而言，热因热邪郁伏于内，阳不外达，以致四肢厥冷的证候。文中'厥者必发热'与'前热者，后必厥'是以发热为例，说明热厥的辨证要点，四肢虽冷，必伴有其他热证。关于'厥深者热亦深；厥微者热亦微'，提示热厥的轻重与热郁的程度成正比，四肢厥冷愈甚，表明热邪郁伏愈深，四肢厥冷较轻，热邪郁伏亦轻。这对热厥辨证，尤有价值。"此说与多数注家观点一致，且与临床实际相符可参。

②【注文浅释】

张氏依据十二经脉中相表里的阴经与阳经在四肢末端交接，从阴出阳，由阳入阴，相为顺接，解释了手足厥冷的机制，并认为《伤寒论》中的"厥"是指手足逆冷。"四逆"是冷至肘膝关节之上。

① 【案例犀烛】

案 1，久利案：黄煌曾治疗一胆囊切除术后腹泻反复发作 7 年的患者。该患者时常腹痛，遇寒加重，痛则欲泻，泻后痛减，日便 2～3 次。平素口干口苦，寐差，常于凌晨心烦汗出，四肢厥冷。服乌梅丸加减方 20 余剂后，患者腹泻痊愈，睡眠好转，手足渐渐转温。（摘自《黄煌运用乌梅丸治疗"久利"医案赏析》，作者苗婷婷）

案 2，慢性胃炎案：缪某某，女，37 岁，农民，2004 年 10 月 15 日初诊。自述胃脘胀痛已十余年，时轻时重，反复发作，伴泛酸苦水，饮食稍有不慎或恼怒生气则加重，曾在上级医院做胃镜检查，诊断为慢性浅表性胃炎，几经中西药治疗而乏效。近因情绪波动，胃脘胀痛加重，反酸更甚，嗳气呃逆，呃声有力，胸胁胀满，查其脉弦滑，舌质红、苔白腻，辨证为肝胃不和，寒热错杂之胃痛。方用乌梅丸加减：乌梅 12 克、细辛 3 克，干姜 10 克，黄连 10 克，当归 10 克，附子 6 克，党参 10 克，吴茱萸 6 克，半夏 10 克，丁香 3 克，柿蒂 6 克。4 剂，水煎服。二诊：药进症减，嗳气呃逆已失，时有泛酸，于原方去丁香、柿蒂，减干姜量为 6 克，加瓦楞子 15 克，川楝子 6 克。先后服二十多剂，临床症状消失，食欲亦增，嘱注意饮食调节以善后。（摘自《乌梅汤临床应用举隅》，作者王冬梅）

按：案 1 病人久利，既有口干口苦、寐差、心烦等心火上炎之症，又有腹痛遇寒加重、四肢厥冷之肠中虚寒之象。厥阴为阴尽阳生之阴阳转折之时，凌晨心烦汗出，正是一阳生扰动心神所致。案 2 患者肝胆有热，脾胃有寒，肝气犯胃则胃脘胀痛，肝火犯胃则呕吐酸苦，证属寒热错杂、虚实兼夹之证。二证均是乌梅丸适应证，故药到病除。

在内伤杂病中，只要抓住寒热错杂，虚实兼夹之病机，均可运用乌梅丸加减。如同门张喜奎认为乌梅丸可用于慢性萎缩性胃炎的治疗。（摘自《试论乌梅丸证与慢性萎缩性胃炎》，作者张喜奎）

临床运用乌梅丸要点有二：一是既有手足厥冷、畏寒、冷汗、便溏等虚寒之象，又有心中懊恼、反酸嘈杂、口苦、目赤、溲黄等实热症状；二是乌梅丸为厥阴病之主方，若久病常于夜半至凌晨之时症状加重或减轻者，可考虑用乌梅丸加减治疗。

乌梅丸方①

乌梅三百枚　　细辛六两　　干姜十两　　黄连一斤　　蜀椒去汗　　当归各四两　　桂枝　　附子炮　　人参　　黄檗各六两

上十味，异捣筛，合治之，以苦酒浸乌梅一宿，去核，蒸之五升米下，饭熟捣成泥，和药令相得，内臼中，与蜜，杵二千下，丸如梧桐子大，先食，后服十丸，日三服，稍加至二十丸。禁生冷、滑物、臭食等。

此言脏寒则为蛔厥，而不同于脏厥也。夫惟阴无阳则为脏厥，阴阳不和则为脏寒。伤寒，脉微而厥者，经脉内虚不得生阳之气也。至七八日者，七日厥阴，八日太阳。太阳之气主肤表，当顺接而为热，今肤冷者，不得太阳之阳热也。其人躁者，真阳外浮也；无暂安时者，生阳外脱也。此为惟阴无阳之脏厥，而非阴阳不和之蛔厥也。若蛔厥者，其人当吐蛔，今病者静，而复时烦者，烦异于躁，静复时烦者，异于躁无暂安，故此为脏寒，而蛔厥不同于脏厥也。又申明烦者，蛔上入其膈故也；静者，须臾复止是也。得食而呕，又烦者，即所谓静复时烦也。其人当自吐蛔者，蛔闻食臭故出也。此因脏寒而蛔厥者，乌梅丸主之。乌梅得先春之气，苦酒具曲直之味，皆能回阳春以消阴类；桂枝、蜀椒助上焦心火之神；附子、细辛启下焦生阳之气；人参、干姜、当归温补中焦之血气；黄连、黄檗味苦色黄，一导君火之气以下交，一引阴中之气以上济，苦能除烦，苦能杀虫也。又主久利者，言厥阴肝木之气不能上升，脏气虚寒而为久利，此方能升达生阳，调和血气，故又主焉。[①]

伤寒，热少厥微，指头寒，默默不欲食，烦躁数日，小便利，色白者，此热除也，欲得食，其病为愈；若厥而呕，胸胁烦满者，其后必便脓血。

此节言病厥阴而微得阳热之气，下节言病厥阴而不得阳热之气也。伤寒，热少厥微者，少阳气化不盛故热少，厥阴阴寒不深故厥微。指头寒，则厥微可验矣。默默不欲食，则热少可征矣。烦躁数日者，少阴火热为病则烦，少阴水寒为病则躁。夫水济火而仍下行，火济水而仍上出，若小便利，色白者，水济火而下行，故曰"此热除也"；欲得食者，火济水而上出，故曰"其病为愈"。若厥而呕，则寒邪内逆而开阖不利；胸胁烦满，则热邪内逆而枢转不和。久则邪伤包络，故其后必便脓血。

病者手足厥冷，言我不结胸，小腹满，按之痛者，此冷结在膀胱关元也。

四肢者，诸阳之本。病者手足厥冷乃厥阴为病，而不得阳热之气也。言我不结胸者，以明阴寒之气结于下而不结于胸也。结于下，故小腹满、按之痛，膀胱关元俱在小腹之内，故曰"此冷结在膀胱关元也"。盖太阳之气生于膀胱，随气化而运行于肤表；少阳之气出于中极，循关元而上，上合三焦，通会元真于肌腠，名曰关元者，乃元真所出之关也。今冷结在膀胱关元，既不得太阳之阳，又不得少阳之热，而病手足厥冷者如此。

伤寒发热四日，厥反三日，复热四日，厥少热多者，其病当愈。四日至七日，热不除者，必便脓血。

① 【临证薪传】
张氏认为：有阴无阳为脏厥，阴阳不和为脏寒。脏厥，其人躁烦是真阳外浮，阳气欲脱。脏寒，其人烦是蛔上入膈引起心中发烦。蛔厥是脏寒所致。

对于乌梅丸一方，张氏认为，乌梅、苦酒入肝，能回阳春以消阴类；桂枝、蜀椒助上焦心火之神；附子、细辛启下焦生阳之气；人参、干姜、当归温补中焦之血气；黄连、黄檗味苦色黄，能除烦、杀虫。张氏打破传统关于专治"蛔厥"的认识，提出本方具有"升达生阳，调和血气"的功效，故能治疗下利，对于深入理解乌梅丸的配伍意义、拓展其临床应用，极具帮助。

合下两节以寒厥之多少,而论病之愈、未愈也。此节言厥少热多,阳气有余,其病当愈。若四日至七日,但热不除而无厥,则阳气太过,必热伤血分而便脓血也。

伤寒厥四日,热反三日,复厥五日,其病为进。寒多热少,阳气退,故为进也。

此节言寒多热少,阳气不足,其病当进而未愈也。

伤寒六七日,脉微,手足厥冷,烦躁,灸厥阴,厥不还者,死。

合下六节,论厥热之死证而属于不治也。伤寒六七日者,六日六气,七日环复也。脉微者,气血虚也。手足厥冷者,阴阳不相顺接也。烦躁者,水火不相交济也。灸之而厥不还,阴中之阳气不复,故死也。愚按:此节言阴阳、水火不相交会,概三阴三阳而言;其下,则分论三阳也。

伤寒发热,下利,厥逆,躁不得卧者,死。

此阳明土气内绝而为死证也。伤寒发热,乃阳气外浮。下利,则阴液下泄。厥逆者,土气内虚,厥冷而吐逆也。躁不得卧者,胃不和则睡不安,阴气下竭不交于阳明,故躁不得卧。此为土气内绝,故死也。[①]

伤寒发热,下利至甚,厥不止者,死。

此太阳表阳外亡而为死证也。伤寒发热,表阳外浮也。下利至甚,阴气下脱也。厥不止者,阴阳不交,表气外亡,故死也。[②]

伤寒六七日,不利,便发热而利,其人汗出不止者,死。有阴无阳故也。

此少阳三焦外脱而为死证也。伤寒六七日,乃寒伤厥阴而复交于厥阴也。不利者,得中见少阳之气而三焦自和也。若初得病时,便发热而利,其人汗出不止,夫发热则上焦阳气外浮,利则下焦生气下泄,汗出不止则中焦津液外亡,三焦并竭,故死。又申明所以至死者,惟有厥阴之阴,而无少阳之阳故也。陆氏曰:"便发热者,便有出而不还之意,论中不轻下一字者如此。"①

伤寒五六日,不结胸,腹濡,脉虚,复厥者,不可下,此为亡血,下之死。

此言阴血内亡而为死证也。伤寒五六日,则六气已周。不结胸者,不涉于气分也,腹濡者,阳气从胸入腹,不结胸故腹亦濡软也。脉虚者,心主之血虚也。复厥者,血虚而厥也。夫血虚尤藉下焦之生阳,故不可下。所以然者,此为亡血,下之则阴气下脱而死也。

发热而厥,七日,下利者,为难治。

愚按:上文五节言热、言厥、言下利,或病五六日,或病六七日;此节乃通承上文死证之意,而言发热而厥,至七日而犹然下利者,病虽未死,亦为难治。上文言死证之已见,此言未死之先机。

伤寒脉促,手足厥者,可灸之。

此下凡八节皆论厥证。伤寒脉促者,阳气盛而不得阴气以相资也;手足厥者,阴气盛而不得阳气以相接也。夫阴阳之气不相顺接,便为厥,故可灸之,以启陷下之阳。愚按:脉促而厥,其曰"可灸"者,厥阴首重生阳也。

伤寒脉滑而厥者,里有热也,白虎汤主之。

上文脉促,乃阳盛而不得阴气以相资;此言脉滑,乃纯阴与正阳相合,戊癸合而化火也。伤寒脉滑者,阴阳合化太过也,滑而厥者,阴阳搏聚于内,气机不能外达而厥也。里有热者,里有合化太过之热,故以白虎汤主之。《太阳篇》云:"伤寒脉浮滑,此表有热,里有寒,白虎汤主之。"同一义也。然在太阳言浮滑而表热里寒,在厥阴不言浮与表,但言脉滑而厥,义虽同而意稍殊,学者其致思

① 【医理探微】

张氏认为本条属"少阳三焦外脱"。伤寒六七日是病在厥阴,厥阴当见下利而不下利是由于厥阴得中见少阳之气。如果初得病时,即发热而利,且汗出不止,是三焦并竭,"有厥阴之阴,而无少阳之阳"即只有阴邪而无阳气。

① 【注文浅释】

张氏从"戊癸合而化火"分析本条病机。即少阴得阳明太过之火则见热证,并认为此条与《太阳篇》"伤寒脉浮滑,此以表有热,里有寒,白虎汤主之"同一义。

但末句"在厥阴不言浮与表,但言脉滑而厥,义虽同而意稍殊,学者其致思焉可也",似指厥阴得阳明之热而化火,与前文"戊癸合而化火"之注相矛盾,求深反晦。

② 【临证薪传】

当归四逆汤方证病机:营卫不和,气虚血瘀,血虚寒凝。主要功效:调和营卫,通阳化瘀,通脉散寒。当归四逆汤善治四肢病症,对糖尿病周围神经病变、下肢动静脉栓塞形成、雷诺病、冻疮均有较好的治疗效果。

当归四逆汤亦可用于治疗各种疼痛伴见手足冷、脉细欲绝、舌淡苔白者。如陈宁勇曾运用当归四逆汤加减治疗 76 例慢性老年头痛,总有效率达到 90.8%(摘自《当归四逆汤加减治疗老年慢性头痛 76 例》,作者陈宁勇);江晓婧运用当归四逆汤加减配合针灸治疗痛经 130 例,总有效率达到93.3%(摘自《当归四逆汤加减配合针灸治疗痛经 130 例》,作者江晓婧)。

③ 【医理探微】

张氏认为当归四逆汤证的病机是"阳气虚而阴血并竭",具有"阴阳血气通调而脉体自和"之效。突出了当归四逆汤益气养血、温经散寒,通脉止痛之功。

熊廖笙对此曾有精辟的分析:"当归四逆之不用附子干姜者,阴血虚微,恐重竭其阴也。凡伤寒手足厥冷,脉细欲绝者,此寒伤厥阴之经,但当温散其表,不可遽温其里。盖厥阴相火所寄,脏气本热,寒邪每多外伤于经,而少内伤于脏,故止用桂枝以解其外邪,当归和肝血,细辛以散寒,大枣以和营,通草以通阴阳,则表邪散而营卫行,手足温而脉自不绝矣。脉微欲绝与脉细欲绝医者应细辨:脉微为阳微阴盛之四逆汤证,脉细为血少阴血不足之当归四逆汤证,二者不能混为一谈,指下务须明辨,临证方不致误。"(摘自《伤寒名案选新注》,作者熊廖笙)

焉可也。①

手足厥寒,脉细欲绝者,当归四逆汤主之。若其人内有久寒者,宜当归四逆加吴茱萸生姜汤。

当归四逆汤方②

当归　桂枝　芍药　细辛各三两　大枣二十五枚　甘草　通草各二两

上七味,以水八升,煮取三升,去滓,温服一升,日三服。

当归四逆加吴茱萸生姜汤方

即前方加生姜半斤,吴茱萸二升。

上以水六升,清酒六升,煮取五升,温分五服。

此言脉细欲绝,主阴阳血气皆虚,而不同于上文之促、滑也。手足厥寒者,阴阳气血皆虚也。脉细欲绝者,阳气虚而阴血并竭也。故主当归四逆汤,桂枝、细辛助君火之神气以养阳,当归、芍药资中焦之血气以养阴,大枣、甘草益其中土,通草通其络脉,阴阳血气通调而脉体自和,寒厥可愈。若其人内有久寒而脉细欲绝者,更加吴茱萸、生姜,茱萸温厥阴之内寒,生姜助中土之阳热。③

大汗出，热不去，内拘急，四肢疼，又下利，厥逆而恶寒者，四逆汤主之。

合下两节皆论四逆汤，治汗出下利而厥也。大汗出者，表气虚也。热不去者，病未解也。内拘急者，生阳之气虚于内也。四肢疼者，生阳之气虚于外也。又下利者，言生阳之气且不能充于内外，又下利而泄其生阳，则中外皆寒，故厥逆而恶寒。则以四逆汤启下焦之生阳，温内外之阳热。

大汗，若大下利而厥冷者，四逆汤主之。

此即上文之意，言大汗、若大下利而但有厥冷之证者，乃厥阴不得阳热之化，故亦主四逆汤。愚按：四逆汤主启下焦之生阳，以温中土之虚寒，以回表阳之外脱，是从下而中、由中而外之神剂也，阳去阴微，非此莫救。

病人手足厥冷，脉乍紧者，邪结在胸中。心中满而烦，饥不能食者，病在胸中，当须吐之，宜瓜蒂散。

合下两节言病厥而厥阴之气不能上合心主之阳，治邪、治水之各有其法也。病人手足厥冷者，病厥阴而不得阳热之气也。脉乍紧者，言厥阴之气不能上合于阳，时或与阳气相持而乍紧也。所以然者，为寒邪结在胸中。胸者，心主之宫城，故心中满而烦。食气入胃，浊气归心，故饥不能食。夫烦满不能食者，皆由邪结而病在胸中之故也。其高者，因而越之，宜以瓜蒂散吐之。愚按：四逆汤乃启在下之生阳，生阳者，正气也，正气启而中外温和；瓜蒂散乃吐在上之结邪，结邪者，寒邪也，寒邪去而阴阳交会。启正以散邪，除邪而救正，此类是已①。

伤寒厥而心下悸者，宜先治水，当服茯苓甘草汤，却治其厥。不尔，水渍入胃，必作利也。方见《太阳篇》"五苓散"下。

上文言寒邪结于上，此言水气动于中。伤寒厥而心下

① 【医理探微】

张氏分析了四逆汤与瓜蒂散二者的不同。四逆散证属于阳虚，阳气不能温煦四肢，治疗重在温阳。瓜蒂散证属于邪结于上，阴阳二气不相交接，治疗重在祛邪。所见极是。但他认为瓜蒂散"结邪者，寒邪也"则欠妥。

悸者,寒伤厥阴则厥,水气上承则心下悸。夫伤寒而厥,水动而悸,证虽并呈,宜先治水,当服茯苓甘草汤。茯苓、桂枝归伏心气以下交,甘草、生姜调和中土以治水,水气行而心悸平,却治其厥。不尔者,言不以茯苓甘草汤治水,则火土真气内虚不能行泄其水气,水渍入胃,阴气内盛必作利也。①

伤寒六七日,大下后,寸脉沉而迟,手足厥冷,下部脉不至,咽喉不利,吐脓血,泄利不止者,为难治。麻黄升麻汤主之。

麻黄升麻汤方

麻黄二两半　升麻一两一分　当归一两一分　知母　黄芩　萎蕤各十八铢　石膏　白术　干姜　芍药　桂枝　茯苓　甘草　天门冬去心,各六铢

上十四味,以水一斗,先煮麻黄一两沸,去上沫,内诸药,煮取三升,去滓,分温三服,相去如炊三斗米顷,令尽,汗出愈。

此言阴极而初阳不生,致厥阴标、本、中见之气皆虚者,当以麻黄升麻汤启阴中之初阳,而达于肌表也。伤寒六七日,病复交于厥阴也。大下后则阳气下陷,故寸脉沉而迟。阳气外微,故手足厥冷。下部脉不至者,阴极而阳不生也。咽喉不利,乃厥阴风气在上而上焦虚;唾脓血,乃厥阴火化在中而中焦虚,泄利不止,乃厥阴标阴在下而下焦虚。夫风气盛于上,火热见于中,阴液泄于下,乃厥阴标、本、中见之气皆病,不得其法以救之,则束手待毙,故曰"此为难治"。若欲治之,麻黄升麻汤主之。麻黄、升麻启少阳之气于阴中,而直通于肌表,萎蕤、天冬滋少阳之火热而助其阴液,当归、芍药和三焦以养血,苓、术、甘草益土气

①【注文浅释】
本条致厥的原因是阳气被水饮阻遏。故仲景谓:"宜先治水",水去则厥回。
水渍入胃:指水饮渗入肠中。此处胃实指肠。

以和中，干姜、桂枝助火热而止利，知母、黄芩凉三焦而泻火，石膏质重，从里阴而外达于肌腠，夫阴阳血气调和则汗出而愈。又升麻、当归用一两一分者，两为阴数之终，一乃生阳之始，亦启阳气于阴中，而上达心包之意云尔。[①]

伤寒四五日，腹中痛，若转气下趋少腹者，此欲自利也。

自此以下凡十八节，皆论厥阴下利，而有阴阳、寒热、虚实、生死之不同。伤寒四五日者，寒邪从少阳而入于太阴也。太阴主腹，故腹中痛。若转气下趋少腹者，太阴地土之气不能上升而四达，寒邪下陷，故曰"此欲自利也"。

伤寒本自寒下，医复吐下之，寒格，更逆吐下；若食入口即吐，干姜黄连黄芩人参汤主之。

干姜黄连黄芩人参汤方

干姜　黄连　黄芩　人参各三两

上四味，以水六升，煮取二升，去滓，分温再服。

此言下利本自于寒，不可更逆以吐下也。自，从也。伤寒本自寒下者，言伤寒本从于寒而下利也。医复吐下之，则正气虚而寒气内格矣。更逆吐下，即医复吐下之之谓也。若食入口即吐，即寒格之谓也。按《平脉篇》曰："格则吐逆。"干姜黄连黄芩人参汤主之者，厥阴风气在上，火热在中，标阴在下，故以芩、连清中上之风热，干姜温下利之阴寒，人参补中土而调和其上下。[②]

②**【注文浅释】**

张氏依据"六气标本中气"学说，认为干姜黄连黄芩人参汤主治"厥阴风气在上，火热在中，标阴在下，故以芩、连清中上之风热，干姜温下利之阴寒，人参补中土而调和其上下"，简明扼要，易于理解。但对"寒格"形成的原因解释为"正气虚而寒气内格"，仍囿于《伤寒论》原文，未作深究。

《伤寒论译释》云："本自寒下，应与寒格联系，理解为原有下寒上热相格的证候，所以误吐下后才有可能发生上热更甚而食入口即吐的变证。否则，纯属虚寒下利，误吐后怎么会变成严重和上热？"此论透过理解看本质，深得仲景之精髓。

下利,有微热而渴,脉弱者,今自愈。

合下两节言厥阴下利,得微热而自愈也。下利者,里寒也。有微热而渴,得少阳中见之火气。脉弱,则初阳渐长。始虽下利,今当自愈。

下利,脉数,有微热汗出,今自愈;设复紧,为未解。

此即上文之意,而申言脉紧为未解也。脉数者,少阳火热之气也。微热汗出,则阴阳自和,故下利当愈。设火热太过而与阴寒相持,其脉复紧,病为未解。此承上文而申明少阳火热之气不宜太过之意。

下利,手足厥冷无脉者,灸之不温,若脉不还,反微喘者,死。少阴负趺阳者,为顺也。

此言下利无脉不能上承于阳者,死;若得上承于阳者,为顺也。下利,手足厥冷者,惟阴无阳,不相顺接也。无脉者,气不往来也。故宜灸之,既灸而手足不温,其脉不还,反微喘者,乃根气绝于下,阳气脱于上,故死,此少阴阴气下绝,不能上承于阳。若少阴之气上承阳明而负趺阳者,为顺。负,承也。趺阳乃阳明之胃脉,言少阴之气在下,得上承于阳明,则阴气生而脉还,阳气复而得温,故为顺也。金氏曰:"少阴负趺阳,亦戊癸合化之义。"①

下利,寸脉反浮数,尺中自涩者,必圊脓血。

此言下利而热伤包络也,本篇凡言便脓血者,皆热伤络脉,病属心包。下利则阳气下陷其脉当沉,阴气内盛其脉当迟,今不沉迟而反浮数见于寸口者,热伤心包也。尺中自涩者,下利而阴血自虚也。阴血下虚,阳热上乘,阴阳血气不和,是以必圊脓血。圊者,数便后重之意。②

下利清谷,不可攻表,汗出,必胀满。

本论中凡言下利清谷者,皆属少阴下利也。夫少阴、

①【注文浅释】

张氏从"戊癸合化"角度,将"少阴负趺阳"释为"少阴之气在下,得上承于阳明,则阴气生而脉还,阳气复而得温,故为顺也"。

亦有注家将少阴释为太溪脉,趺阳释为冲阳脉,认为"少阴负趺阳"是太溪脉小于趺阳脉,因趺阳为胃土之经脉属于土,太溪为肾之经脉属于水,一主后天,一主先天,少阴负趺阳,表明胃气尚好,则生化有源,即所谓"有胃气则生"。两说其理相通,但张注更为简洁。

有人认为危重病人诊察足部脉,尤其是趺阳,对决诊生死有重要参考价值。误矣!已无脉,何来太溪脉小于趺阳脉?

②【注文浅释】

张氏认为便脓血属于"热伤络脉,病属心包",其病机属于"阴血下虚,阳热上乘,阴阳血气不和",而非湿热下注之热痢。此说对临床运用"养阴清热,凉血止血"法治疗脓血便具有指导意义。

太阳为先天水火，主神机出入，故下利清谷则少阴内虚，不可攻表而复伤太阳之气，若攻表汗出则少阴、太阳神机不和，出入有乖而胸膈必胀满也。

下利，脉沉弦者，下重也；脉大者，为未止；脉微弱数者，为欲自止，虽发热不死。

此言下利而得阴中初阳者，为自止也。下利，脉沉弦，则少阳之气不升，故必下重。若阳热盛而脉大，非初阳之脉象，故利为未止。夫沉弦则不及，脉大则太过，皆非阴中初阳，故下重，故未止。脉微弱数者，微弱为阴，数则为阳，微弱而数，乃阴中有阳，得此脉者，为欲自止，虽阳气外浮而发热，亦不死，所以重初阳之意也。①

下利，脉沉而迟，其人面少赤，身有微热，下利清谷者，必郁冒，汗出而解，病人必微厥。所以然者，其面戴阳，下虚故也。

此言阳明热气上承而下利，可愈也。下利，脉沉而迟，则下利而属于厥阴矣。其人面少赤者，阳明行身之面，是为阳明热气上承。身有微热者，阳明土气自和也。虽下利清谷而兼病少阴者，热气上承，必郁冒，汗出而解。解者，解其下利也。夫郁冒而未得汗时，病人必微厥，所以微厥者，其面虽少赤而戴阳，两阴下利则下虚故也。

下利，脉数而渴者，今自愈；设不差，必圊脓血，以有热故也。

此重言以申上文之意，言圊脓血之因于热也。下利，脉数而渴者，承前两节而言，其一乃"下利，脉数，今自愈"；其一乃"下利，有微热而渴，今自愈"。设不差，必圊脓血者，言当愈不愈，必热伤包络而便脓血，又申明所以便脓血者，以脉数而渴，内有热故也。

① **【医理探微】**

张氏认为本条是凭脉判断下利的预后。脉沉弦，伴下利而里急后重，病在厥阴之痢疾。《素问·脉要精微论》云"大则病进"，下利伴脉大，说明阳明热盛，故下利不止。下利伴脉微弱数，《素问·玉机真藏论》云"脉弱以滑是有胃气"，属于阴症见阳脉，下利可自行停止。初阳：冬至一阳始生，因此冬至至立春以前的一段时间为初阳。在脏腑属于肝胆，在经脉属少阳。

①【注文浅释】

张氏认为本条病机属于：中下二焦气机欲绝，可以依赖上焦君火之气以相济。张氏此注突出君火的作用，对临床判断厥证的预后有极其重要的价值。

晬时：周时，即一昼夜的时间。

---

②【注文浅释】

"气虚而脉反实者，乃真元下脱不得柔和之胃脉也"即指真脏脉，故预后不良。《素问·平人气象论》云："人以水谷为本，故人绝水谷则死，脉无胃气亦死。所谓无胃气者，但得真脏脉，不得胃气也。"

下利后脉绝，手足厥冷，晬时脉还，手足温者生，脉不还者死。

愚按：上文俱言下利，此言下利后者，所以结上文之意也。夫下利后而脉绝，则下焦生气不升；手足厥冷，则中焦土气不和。中下二焦气机欲绝，尤藉上焦君火之气以相济。夫上焦之气，常与荣俱行阳二十五度，行阴二十五度，一日一夜，环转一周。晬时，周时也。晬时脉还者，上焦之气下行，而下焦生阳之气得升也；手足温者，中焦火土之气得和也，故主生。若脉不还，则上焦之气不能环转于下，下焦生气内绝，故主死①。管氏曰："此一节乃结虚寒下利，意谓虚寒下利而涉于阴，则有死有生；末节栀子豉汤乃结三阳下利，故但言证治，不言死生。"

伤寒下利，日十余行，脉反实者死。

愚按：此节复提"伤寒"二字，以上文既言下利后，此节论寒伤厥阴而及于三阴三阳，有更端复起之意。伤寒下利者，伤寒本自寒下也。日十余行者，病厥阴而三阴三阳之气皆虚也。夫六气主十二时，一日而十余行，则阴阳六气皆虚。气虚而脉反实者，乃真元下脱不得柔和之胃脉也，故死②。

下利清谷，里寒外热，汗出而厥者，通脉四逆汤主之。

此下利而涉于少阴也。《少阴篇》云："少阴病，下利清谷，里寒外热，手足厥逆，脉微欲绝，身反不恶寒，通脉四逆汤主之。"在少阴言四逆汤又主通脉，此言"下利清谷，里寒外热，汗出而厥"，乃下利而属于少阴，故亦以通脉四逆汤启下焦之生阳，与上焦之血脉相通于外内也。

热利下重者，白头翁汤主之。

白头翁汤方

白头翁二两　黄连　黄檗　秦皮各三两

上四味，以水七升，煮取二升，去渣，温服一升。

此下利而涉于太阴也。热利者，乃协厥阴中见之阳热而下利也。下重者，邪实而地气不升也。故以白头翁汤主之，白头翁气味苦温，有风则静，无风独摇，其体能立，其用能行，性从下而上达者也；连苗、柏叶经冬不凋，皆得冬令寒水之气，能启水阴之气上滋火热，复能导火热以下行；秦皮气味苦寒，渍水和墨，其色青碧，亦得水阴之气而上行下泄者也。取白头翁之升，用二之偶，秦皮、连、柏之降，用三之奇，陷下之气上升，协热之邪下泄，则热利解而下重除矣。白头翁，根上有白茸，如白头老翁，山中人卖白头翁丸，服之寿考。又云：久服秦皮而头不白。夫发者血之余，二味主清凉、养血，热利下重乃气陷于血分，故皆用之。白头翁与柴胡同类，柴胡中捡根上有白茸者是，《本经》主治温疟，功用与柴胡相同，能启下焦之阳气，故此方启陷下之阳，清下利之热。①

下利，腹胀满，身体疼痛者，先温其里，乃攻其表，温里宜四逆汤，攻表宜桂枝汤。

攻，专治也。表，肌表也。此言太阳之气出入于地中，内而后外，降而后升之意也。下利，腹胀满，则表阳之气陷于地中。身体疼痛者，肌表之气不和也。夫太阳之气内而后外，降而后升，故先温其里而土气和，乃攻其表而阳气出，四逆、桂枝先后用之。高子曰："上文但论太阴热利之证，故此复论太阳之气陷于地中，下利腹胀满而温以四逆汤，殆补太阴之未尽欤。"②

①【临证薪传】

张氏认为本条"热利"是厥阴中见之阳热下利，并认为白头翁"功用与柴胡相同，能启下焦之阳气，故此方启陷下之阳，清下利之热"。

张锡纯在《医学衷中参西录第三卷·治淋浊方》中亦云："白头翁头顶白毛，形如其名，必具有金气。热痢下重，系肝火下迫大肠，借金气以制肝木之胜，则肝火自消，下重自除。"此句突出了白头翁归肝经有别于其他清热燥湿药物的特性，值得深入探讨与研究。

②【注文浅释】

所谓"太阳之气出入于地中"，是指太阳之气行于五脏之里。"下利，腹胀满"属于太阳之气下陷，脾胃虚寒；身体疼痛，则是表证仍在。里急，故先用四逆汤温里，再用桂枝汤解表。

下利，欲饮水者，以有热故也，白头翁汤主之。

此言下利、欲饮水，而病少阳火热之气者，亦以白头翁汤主之。

下利，谵语者，有燥屎也，宜小承气汤。

此言下利、谵语，而病阳明燥屎者，宜小承气汤泄之。

下利后更烦，按之心下濡者，为虚烦也，宜栀子豉汤。

愚按：至此亦言下利后者，亦所以结上文之意也。夫下利后而更烦，则下焦阴津既泄而上焦火热更盛也。按之心下濡者，乃中土之气内虚。故曰"为虚烦也"，宜栀子豉汤调和上下、交济阴阳。管氏曰："栀子豉汤乃交通心肾而为水火既济之方，故言此以结三阳之下利也。"①

呕家有痈脓者，不可治呕，脓尽自愈。

此下四节皆论呕证而有血、气、寒、热之不同，盖此节言血，下节言气，三节言寒，四节言热也。夫呕家有痈脓者，乃包络内伤，病干血分，故不可治呕，言不可以辛散之品治之也，脓尽则包络脏气自和，血液自正，故愈。

呕而脉弱，小便复利，身有微热，见厥者难治，四逆汤主之。

此言病呕而阴阳气机贵相顺接，若不顺接而厥，则为难治之意。呕而脉弱者，少阳之气内虚也。少阳虚，小便当不利，小便复利者，三焦之气自和也。身有微热者，阴阳之气通调也。此病呕而气机顺接，内外相因。若气机内外不顺接、相因，见手足厥冷之证，则为难治，若欲治之，四逆汤主之。

干呕，吐涎沫，头痛者，吴茱萸汤主之。

干呕者，阳明胃气虚寒也。吐涎沫者，太阴脾气虚寒也，脾气虚寒不能转输其津液，故涎沫反从脾窍而出。夫津液淖泽，上濡空窍，补益脑髓，今涎沫外溢而头痛者，寒气盛而阳气微也。吴茱萸汤主之，茱萸秉木火之气能温

①【医理探微】

张氏认为"按之心下濡者，乃中土之气内虚"，值得商榷。

前已述及"下利后更烦，下焦阴津既泄而上焦火热更盛"，故"烦"属于实证而非虚证。因此，按之心下濡者，提示是无形之热内扰心神，故宜予栀子豉汤。如中气已虚，非栀子豉汤所宜，可斟酌使用栀子干姜汤。

中土，人参益胃，大枣补脾，生姜宣达胃气，则土气温和而呕吐自平矣。①

呕而发热者，小柴胡汤主之。

此言表热内乘，少阳枢转不利，呕而发热，则以小柴胡汤枢转而外散其表热焉。

伤寒大吐、大下之，极虚，复极汗者，其人外气怫郁，复与之水，以发其汗，因得哕。所以然者，胃中寒冷故也。

此统承《厥阴篇》之呕吐、下利、厥热，而论哕证之因胃中寒冷，而为败呃也。伤寒大吐者，上四节之呕证是也。大下之者，前十八节之下利是也。极虚者，通论本篇之虚证也。复极汗者，亦本篇大汗出之类是也。其人外气怫郁者，言阳热之气怫郁于外不通于内，或热或厥，前十八节之厥热是也。复与之水，以发其汗者，言因外气怫郁反与水以发其汗，则惟阴无阳、惟寒无热，胃中寒冷而为哕。又申明所以致哕者，以水寒入胃、胃中寒冷故也。由是而知，人以胃气为本，胃以阳热为先。

伤寒，哕而腹满，视其前后，知何部不利，利之即愈。

上文胃中寒冷而为哕，此三焦气逆而为哕。夫伤寒以胃气为本，厥阴从中见少阳之气。三焦者，少阳也。故言胃与三焦，以终此篇之义。伤寒，哕而腹满，乃中土内实，故当视其前后。夫三焦者，决渎之官，水道出焉。三焦气逆，则前部之小便不利；又三焦之气并居于胃，上焦出胃上口，中焦并胃中而泌糟粕，下焦别回肠成糟粕而俱下于大肠，三焦气逆则后部之大便不利。是三焦不通，而为逆呃也，若利之则三焦通畅，人即安和，而哕自愈。夫伤寒至哕，命将难全，医者于此当审其不足有余、寒热虚实，温其胃土，和其三焦，则庶几焉。

以上三阳三阴共三百八十一证。

① **【医理探微】**

张氏认为本证属于太阴脾气虚寒，并指出：吐涎沫，是脾气虚寒不能转输其津液，涎沫从脾窍而出。头痛是涎沫外溢，不能上濡头窍。

此注对吴茱萸汤汤证中头痛与吐涎沫的注解颇有新意，简明易懂。

钱塘　张志聪隐庵　注释
同学　高世栻士宗　纂集

伤寒论

卷 第 五

辨霍乱病脉证

问曰：病有霍乱者何？答曰：呕吐而利，是名霍乱。

夫以霍乱接于六篇之后者，霍乱为病，从内而外，以证伤寒从外而内也。霍乱者，挥霍撩乱，由邪实于胃，脾气内虚，转输不力，以致呕吐而利，一时并发，是名霍乱也。①

问曰：病发热，头痛，身疼，恶寒，吐利者，此属何病？答曰：此名霍乱。霍乱自吐下，又利止，复更发热也。

上文但言"呕吐而利，是名霍乱"，此言寒邪在表而兼吐利之霍乱也。发热、头痛、身疼、恶寒是为寒邪在表，复兼吐利，故此名为霍乱。霍乱自吐下者，言未有名为霍乱而不吐下也。又利止，复更发热者，言发热、头痛、身疼、恶寒、吐利乃一时并发，又有利止，复更发热，如下文所谓"本是霍乱，今是伤寒"者是也。高子曰："吐利为霍乱，今但曰'利止'，则吐亦止；发热、头痛、身疼、恶寒为伤寒，今但曰'发热'，亦为伤寒，所谓书不尽言也。"

伤寒，其脉微涩者，本是霍乱，今是伤寒，却四五日，至阴经上，转入阴必利，本呕下利者，不可治也。欲似大便而反矢气，仍不利者，此属阳明也，便必鞕，十三日愈，所以然者,经尽故也。

此承上文"利止,复更发热"之意,言先霍乱后伤寒,邪入于阴则不可治,病在阳明为欲愈也。伤寒,其脉微涩,主精血内虚。本是霍乱者,本于吐利也。今是伤寒者,利止而复更发热也。却四五日,至阴经上,转入阴者,四日至太阴,五日而转入于少阴也。邪入于阴,故必下利。夫阴寒下利,急当救里,若先本霍乱之呕吐、下利,后入阴复利者,里气先虚,为不可治。欲似大便而反有矢气,仍不利者,此属阳明便鞕,不同阴寒下利,故十三日愈,又申言所以得愈者,经尽而来复于太阳故也。

下利后,当便鞕,鞕则能食者愈;今反不能食,到后经中,颇能食,复过一经能食,过之一日,当愈。不愈者,不属阳明也。

此承上文阳明便鞕之意,言人以胃气为本,能食则愈,不必专属阳明也。下利后,当便鞕,承上文便鞕而言也。人以胃气为本,故便鞕而能食者愈,今反不能食,病当未愈。到后经中,颇能食者,七日至十二日,脏腑经气调和,故颇能食也。复过一经能食者,至十三日而亦能食也。过之一日当阳明主气之期,故当愈。而不愈于此日者,谷入于胃,诸经皆以受气,能食则诸经气脉自和,而不专属阳明也。

恶寒脉微,而复利,利止,亡血也,四逆加人参汤主之。

四逆汤加人参一两,余依四逆汤服法。

此承上文"转入阴必利"之意,言虚寒复利而亡血也。恶寒脉微者,今是伤寒而转入少阴也。复利者,本是霍乱,则已利而今复利也。夫本呕下利为不可治,今利虽止而亦亡血也,故更以四逆加人参汤主之。[1]

①【临证薪传】
四逆加人参汤以四逆汤温经回阳,加人参以生津益血,是治疗阴阳两虚之代表方。凡阳气不足,兼有亡血津枯者,皆可应用本方。现代临床常用于治疗循环系统疾病,如冠心病、心力衰竭、休克等阳亡阴脱者。

霍乱,头痛,发热,身疼痛,热多欲饮水者,五苓散主之;寒多不用水者,理中丸主之。

理中丸方

人参　甘草　白术　干姜_{各三两}

上四味,捣筛为末,蜜和为丸,如鸡子黄大,以沸汤数合,和一丸,研碎,温服之。日三四服,夜一服,腹中未热,益至三四丸,然不及汤。汤法,以四物依两数切,用水八升,煮取三升,去滓,温服一升,日三服。若脐上筑者,肾气动也,去术,加桂四两;吐多者,去术,加生姜三两;下多者,还用术;悸者,加茯苓二两;渴欲得水者,加术,足前成四两半;腹中痛者,加人参,足前成四两半;寒者,加干姜,足前成四两半;腹满者,去术,加附子一枚。服汤后,如食顷,饮热粥一升许,微自温,勿揭衣被。

此言霍乱、伤寒虽有寒热之殊,皆当治其脾土之义。霍乱者,呕吐而利也。头痛、发热、身疼痛者,霍乱而兼伤寒也。夫霍乱则中土先虚,后病阳明本燥之气,热多而渴欲饮水者,当主五苓散助脾土之气,散精于上以滋渴热;不得阳明本燥之气,寒多而不用水者,当主理中丸补脾土之虚,以温中胃。五苓者,五位中央;散者,散于肌腠。理中者,理其中焦;丸者,弹丸似土。虽有寒热之殊,皆当治其脾土者如此。^①

吐利止而身痛不休者,当消息和解其外,宜桂枝汤小和之。

此承上文霍乱、伤寒之意,而言吐利止则霍乱已愈,身痛不休则寒邪未尽,故当消息和解其外,宜桂枝汤小和之。曰"小和"者,谓大邪已去而病轻微也。

①【医理探微】
张氏认为"寒多而不用水者,当主理中丸补脾土之虚,以温中胃",符合实际。然认为"热多而渴欲饮水"是"霍乱则中土先虚,后病阳明本燥之气",释"热多"为阳明燥热,欠妥。
《伤寒论译释》认为:"'热多''寒多',乃相比较而言,热多即寒象较轻,并非后世所说的热霍乱,如果真是热证,五苓散是不可用的。"此注符合仲景原意,较张注义长。

吐利汗出,发热恶寒,四肢拘急,手足厥冷者,四逆汤主之。

合下两节言四逆汤启下焦之生阳,而治中焦之吐利也。吐利汗出,乃中焦津液外泄。发热恶寒,表气虚也。四肢拘急,津液竭也。手足厥冷者,生阳之气不达于四肢。故主四逆汤启下焦之生阳,温中焦之土气。[①]

既吐且利,小便复利而大汗出,下利清谷,内寒外热,脉微欲绝者,四逆汤主之。

既吐且利,小便复利,则津液下泄。大汗出则津液外亡。下利清谷者,少阴病也。内寒外热者,内真寒而外假热也。脉微欲绝,则生阳不升。故亦主四逆汤启少阴之生阳,和中焦之土气。

吐已下断,汗出而厥,四肢拘急不解,脉微欲绝者,通脉四逆加猪胆汁汤主之。

重言以结上文两节之意,上两节皆主四逆汤,此言气血皆虚,更宜通脉四逆加猪胆、人尿以治之。不曰"吐利止"而曰"吐已下断"者,谓津液内竭,吐无所吐,下无所下也。若吐已下断,如所谓汗出而厥,四肢拘急之证,仍然不解;所谓脉微欲绝之脉,依然如故。此为阴阳血气皆虚,更宜通脉四逆加猪胆汁汤主之。通脉四逆汤解见《少阴篇》;加水畜之甲胆乃起肾藏之精汁,上资心主之血,更加人尿乃引膀胱之津液还之胃中,取津汁内滋而血气调和之意。愚按:风雨寒暑之邪直入中焦,皆为霍乱。若吐利太过而生气内伤,手足厥冷,脉微欲绝,皆宜四逆汤主之,无分寒与暑也。盖正气受伤止救正而不论邪,后人补立藿香正气散以治吐利,此治微邪在胃,正气不伤,如此之证,弗药亦愈,即阴阳汤、黄土汤皆能疗之。若霍乱里虚,上古止立四逆、理中二方为急救正气之法,有谓藿香

① 【医理探微】

成无己注:"上吐下利,里虚,汗出发热恶寒,表未解也,四肢拘急,手中厥冷,阳虚阴胜也,与四逆汤助阳退阴。"张氏将本条与下条合并论述,认为手足厥冷、下利清谷、脉微欲绝诸证为少阴虚寒。四逆汤"启少阴之生阳,和中焦之土气",张氏此注难免落入窠臼。

然从霍乱病症特点分析,张氏提出"吐利汗出、四肢拘急、小便复利而大汗出"均属于亡津液,值得重视。霍乱一病吐泻并作,极易伤津,此时如骤予大剂辛温回阳,则虑津液愈涸,当在温阳同时加用生津之法。

正气散治暑霍乱者,亦非也。愚每见暑月病霍乱,四肢逆冷,无脉而死,霍香正气不过宽胸解表之剂,恶能治之?!况夏月元气发泄在外,中气大虚,外邪卒至,救正犹迟。夫邪正相持,有风雨寒暑之分,正受邪伤,止论正气之虚实,入脏即为不治之死证,非风暑为阳而寒雨为阴也,此为霍乱之大纲,学者宜服膺而弗失。高子曰:"霍乱之证,至汗出而厥、四肢拘急、脉微欲绝,乃惟阴无阳,用四逆汤不必言矣。又加胆汁、人尿者,津液竭而阴血并虚,不当但助其阳,更当滋益其阴之意。每见夏月霍乱之证,四肢厥逆、脉微欲绝,投以理中、四逆不能取效,反以明矾少许和凉水服之而即愈,亦即胆汁、人尿之意,先贤立法可谓周遍详明矣。"[①]

吐利发汗,脉平,小烦者,以新虚不胜谷气故也。

此言邪从外解,谷气内行为胃和欲愈之证,以终霍乱之义。吐利发汗,言病吐利而胃不虚,故发汗以解之。脉平,小烦者,以吐利发汗经脉方虚,不胜胃中所食之谷气,故脉平而小烦也。《经》云:"谷入于胃,脉道乃行。"又云:"食气入胃,浊气归心,淫精于脉。"新虚不胜此之谓也。莫氏曰:"吐利发汗,脉平,小烦,如未与谷,何以云新虚不胜谷气? 意谓吐利之发汗,必得水谷之精而后汗出溱溱。《经》云:'得谷者昌,失谷者亡。'治霍乱者,慎勿徒损其胃气也。"

《霍乱篇》终。

辨阴阳易差后劳复病脉证

伤寒,阴阳易之为病,其人身体重,少气,少腹里急,或引阴中拘挛,热上冲胸,头重不欲举,眼中生花,膝胫拘

① 【医理探微】

张氏结合上两节条文,在反复推究"吐已下断"四字后认为:"不曰'吐利止'而曰'吐已下断'者,谓津液内竭,吐无所吐,下无所下也。若吐已下断,如所谓汗出而厥、四肢拘急之证仍然不解,所谓脉微欲绝之脉依然如故。此为阴阳血气皆虚。便宜通脉四逆加猪胆汁汤主之。"

高世栻进一步指出:"加胆汁、人尿者,津液竭而阴血并虚,不当但助其阳,更当滋益其阴",认为加胆汁、人尿的目的是滋阴,有创见,并以临床"每见夏月霍乱之证,四肢厥逆、脉微欲绝,投以理中、四逆不能取效,反以明矾少许和凉水服之而即愈,亦即胆汁、人尿之意"以资佐证。同时说明实践中可用明矾少许和凉水代替胆汁、人尿,启发后学临床用药当灵活变通,切忌拘泥。

急者,烧裈散主之。

烧裈散方

上取妇人中裈近隐处,剪烧灰,以水和服方寸匕,日三服。小便即利,阴头微肿,则愈。妇人病,取男子中裈烧灰。

此言阴阳易之为病,形体虚而精气竭,以烧裈散从其本原而治之之意也。伤寒差后,余热未尽,男女媾精,男病授女,女病授男,名曰阴阳易。其为病也,形气皆虚,故身体重而少气。余毒入于阴中,是以少腹里急。或引阴中拘挛,热上冲胸者,冲脉为病也,夫冲脉起于气冲至胸中而散。头重不欲举者,督脉为病也,夫督脉起于溺孔之端,合太阳而上额交巅。眼中生花者,任脉为病也,夫任脉起于中极之下,上颐循面入目。膝胫拘急者,肾精竭而筋骨痿弛也。《金匮要略》云:"阴寒精自出酸削不能行。"凡此皆毒入前阴之所致,故以烧裈散主之。裈裆乃阴吹精注之的,益取彼之余气,却彼之余邪,邪毒原从阴入,复使之从阴出耳。①

大病差后,劳复者,枳实栀子汤主之。若有宿食者,加大黄如博棋子大五六枚。

枳实栀子汤方

枳实三枚,炙　栀子十四枚　香豉一升

上三味,以清浆水七升,空煮取四升,内枳实、栀子,煮取二升,下豉,更煮五六沸,去滓,温分再服,覆令微似汗。

①【医理探微】
张氏认为阴阳易是伤寒热病初愈,余邪未尽,房事时将邪毒传于对方而致病,此种因房事染易邪毒而致的病证称为阴阳易。

烧裈散方:义理不明,恐非仲景原文,或传抄有误。历代随文而注者欠妥。如属于体虚失精,治疗当以桂枝加龙骨牡蛎汤为主;如属于毒邪入侵,方选升麻鳖甲汤加减。

① 【医理探微】

张氏认为差后更发热的原因是"伤寒差已，则大邪已去。后更发热者，表里之气未和也"，即正气已虚而表里之气未和，基于"少阳为枢"理论，宜用小柴胡汤枢转少阳。如治疗后脉浮，是邪由里出表，故用汗法治疗。脉沉是由少阳转里，故可从下而解。提示临床当辨证析机，随机而治。可为一说。

② 【临证薪传】

《伤寒论译释》认为："本方是利水峻剂，必须是邪实而正不虚的，如正气已虚，则不可用。又本方作用是利水，与大陷胸汤、十枣汤等泻下逐水剂有别，不应混同。"临床上，本方对于慢性肾功能不全腰以下水肿病人具有较好的疗效，特别是牡蛎、泽泻、海藻三药配伍，对降低慢性肾功能不全患者肌酐、尿素氮具有较好的临床疗效。

③ 【临证薪传】

张氏认为本条"差后而上下不和"，属于水气停于腰以下，太阳膀胱之津水不能布散全身。所以以牡蛎、泽泻能散结行水；栝蒌根、商陆根能启阴液，性皆从下而上，养阴行水；蜀漆，《本草崇原》认为"能通金水之气，以救火逆，又能启太阳之阳，以接助其亡阳，亦从阴出阳之药"，即引领水邪从下而上，从里而表；海藻能散水气于皮肤；葶苈能泻肺气而通表。可见，张氏认为本方具有散结行水之功。对于深入领悟牡蛎泽泻散的功效有一定的启发作用。

阴阳易者，劳伤精也；差后劳复者，劳伤形体也。伤寒者，大病也。大病差后则阴阳水火始相交会，劳其形体则气血内虚，其病复作，则以枳实栀子汤主之。栀子清上焦之烦热，香豉启下焦之水津，枳实炙香，宣中焦之土气，三焦和而津液生，津液生而血气复矣。若有宿食而三焦未和，则加大黄以行之，如博棋子大五六枚，燥屎行而三焦血气自相和合矣。

伤寒差已后，更发热，小柴胡汤主之。脉浮者，以汗解之；脉沉实者，以下解之。

合下五节言差后正气虚而余邪未尽，有表里、上下、寒热、虚实之病，而不因于劳复也。伤寒差已，则大邪已去。后更发热者，表里之气未和也，主以小柴胡汤从枢达表。夫枢转而脉浮者，病气从表，以汗解之；枢转而脉沉实者，病气从里，以下解之。①

大病差后，从腰以下有水气者，牡蛎泽泻散主之。

牡蛎泽泻散方②

牡蛎　泽泻　蜀漆洗去腥　海藻洗去咸　栝蒌根　商陆根熬　葶苈子以上各等分

上七味，异捣下筛为散，更入臼中治之，白饮和服方寸匕。小便利，止后服。

此言差后而上下不和也。太阳膀胱之津水从下而上，行于肤表，腰以下有水气，则津水不能上行而周遍，故以牡蛎泽泻散主之。牡蛎、泽泻能行水上，栝蒌根、商陆根能启阴液，性皆从下而上，蜀漆乃常山之苗，从阴出阳，海藻能散水气于皮肤，葶苈能泻肺气而通表，气化水行，其病当愈。③

大病差后，喜唾，久不了了，胃上有寒，当以丸药温之，宜理中丸。方载《霍乱篇》。

此言差后而里气虚寒也。喜唾则水津不归，久不了了则气血不和，所以致此者，胃上有寒也，当以理中丸温之。

伤寒解后，虚羸少气，气逆欲吐，竹叶石膏汤主之。

竹叶石膏汤方①

竹叶二把　石膏一斤　半夏半升　人参三两　甘草二两
粳米半升　麦门冬一升

上七味，以水一斗，煮取六升，去滓，内粳米，煮米熟，汤成，去米，温服一升，日三服。

此言差后而里气虚热也。伤寒解后，津液内竭，故虚羸。中土不足，故少气。虚热上炎，故气逆欲吐。竹叶石膏汤主之，竹叶凌冬青翠，得冬令寒水之气；半夏生当夏半，得一阴之气；人参、甘草、粳米资养胃气，以生津液；麦冬通胃腑之脉络；石膏纹肌色白，能通中胃之逆气达于肌腠。夫津液生而中气足，虚热解而吐自平矣。②

病人脉已解，而日暮微烦，以病新差，人强与谷，脾胃气尚弱，不能消谷，故令微烦，损谷则愈。

① 【案例犀烛】

陈亦人治陆某呕吐案：病历3日，历经针灸、中西药治疗未效。剧烈呕吐，开始呕出大量酸苦水，继则饮食均吐，滴水不能进；周身战栗恶寒，虽重被覆盖，仍寒战不止；大便多日未通，小便少而不畅。昨起迄今小便全无，舌苔薄黄干燥、毫无津液，舌质深红，脉沉细数。证属胃热津伤气逆，治拟竹叶石膏汤加姜汁反佐。药用：生石膏30克，党参12克，炙甘草6克，麦冬15克，制半夏6克，粳米10克，鲜竹叶20克，生姜汁少许冲，1剂。为了防止饮药即吐，嘱每次只进药1匙，若药入即吐，继续进药1匙，10分钟后再服，略增量。如法服药，未吐，头煎药服完，战栗全除，呕亦全止。次日复诊，舌上津回，小便稍通，略进饮食，未吐。原方再进一剂，竟收全功。其后始悉患者起病腹痛呕吐，疑房室后受寒，曾用艾灸关元、气海等穴，以及服桂附椒萸等辛热药多剂，以致胃津被劫，胃热更甚，热邪内郁，故反而战栗恶寒；呕甚则气逆不降，故二便皆闭。病机符合胃热津伤气逆，故用竹叶石膏汤，取得预期效果。（摘自《伤寒论》，作者陈亦人）

按：本案最大价值在于陈亦人运用竹叶石膏汤治疗呕吐时的小剂频服，以及姜汁反佐方法，这是治疗呕吐病人的常用服药方法，可有效提高治疗效果。竹叶石膏汤适用于身热、多汗、口渴、时欲呕、消瘦憔悴，舌红少苔、舌面干燥无津，脉虚细数者，特别对肿瘤病人放化疗后引起的呕吐有较好疗效。

② 【注文浅释】

对于"气逆欲吐"的机制，张隐庵认为是"虚热上炎所致"，颇有见地。胃以和降为顺，虚热内扰，胃气不降而上逆，则致气逆欲吐。故方中以竹叶、石膏清热；半夏，《本草崇原》云"《月令》五月半夏生，盖当夏之半也……半夏色白属金，主宣达阳明之气"，故以半夏辛散，和中降逆；人参、甘草、粳米益气和胃；麦冬，《本草崇原》云"气味甘平，质性滋润，凌冬青翠……禀少阴癸水之气，上合阳明戊土，故治伤中、伤饱。胃之大络，内通于脉，胃络脉绝者，胃络不通于脉也。麦冬颗分心贯，横生土中，连而不断，故治胃络脉绝"。诸药合用，"津液生而中气足，虚热解而吐自平"。

此言差后强食,而为虚中之实证也。上文差后皆为病解,至此则云"脉已解"者,言脉解而病始解,所以通结上文之意。日暮微烦者,心气虚而脉络不和也。又申明所以微烦者,以病新差,人强与谷,脾胃气尚弱不能消谷,故令微烦。由是而知谷之不可强与,倘不当与而强与之,不必治以汤药,但当损谷则愈。《霍乱》《差后》俱结谷气一条,盖人以胃气为本,胃以谷气为先之义。

《易复篇》终。

辨痉湿暍病脉证

伤寒所致太阳病,痉、湿、暍三种,宜应别论,以为与伤寒相似,故此见之。

本论共四百七十四证,此条不与焉。伤寒所致太阳病者,言外伤于寒而病于太阳也。痉、湿、暍三种,宜应别论者,言应别论于《金匮要略》。以为与伤寒相似者,言痉、湿、暍皆病太阳之气而证似伤寒。故此见之者,故复于伤寒之后而见痉、湿、暍也。夫曰"与伤寒相似,故此见之",则痉、湿、暍当在伤寒之后,叔和编次之误,宜改正矣。愚按:六淫之邪,风居其首,故《太阳篇》先论中风,后论伤寒。《经》云:"风者百病之长,善行数变。"于此故不言风而言痉,痉者,风病也,所以不言风而言痉者,亦善行数变之义也。[1]

太阳病,发热无汗,反恶寒者,名曰刚痉。

此言风伤太阳,标本受病,不得阴液以相滋而名为刚痉也。太阳病,发热者,风伤太阳之标阳也。无汗者,以阳邪而病标阳,不得阴液以和之,故无汗也。夫病及标阳则寒已化热,而反恶寒者,太阳标本皆病也。风伤太阳,

①【注文浅释】
张氏说明了将《痉湿暍病脉证》篇放于伤寒之后的原因,并认为痉属于风邪所致。此论尚平允。
暍(yē):指中暑。

标本皆病,不得阴液以相滋,故名曰刚痉。

太阳病,发热汗出,不恶寒者,名曰柔痉。

此言风伤太阳之标阳,寒已化热,阴液外泄而名为柔痉也。愚按:太阳者,三阳也。标本皆病,阳气过盛,故名曰刚;反本病标寒,化热而汗外注,故名曰柔。所谓刚柔者,阴阳变化之别名也①。

太阳病,发热,脉沉而细者,名曰痉。

上两节言风伤太阳,此言风伤太阳而内合少阴也。太阳病,发热者,病太阳之气在表也。脉沉而细,则从太阳而入于少阴。风淫末疾,故名曰痉。《金匮要略》云"为难治"。

太阳病,发汗太多,因致痉。

上三节论痉,举其已然者而言之,此则推原所以致痉之因也。太阳病者,风伤太阳之气也。发汗太多,则表气外虚,津液内竭,不能荣养其经脉,致骨节屈伸不利而成痉②。

病身热足寒,颈项强急,恶寒,时头热面赤,目脉赤,独头面摇,卒口噤,背反张者,痉病也。

此举太阳经气皆病,而分别痉病之真,所以足上文痉病之义。病身热足寒者,太阳之气主周身,故身热,太阳经脉循足指,故足寒。颈项强急,恶寒者,太阳经脉行于背,故颈项强急,太阳之气本于寒,故恶寒。时头热者,太阳主开,标阳之气上行于头,故时头热。面赤者,阳气怫郁在表也。目脉赤者,太阳经脉起于目内眦也。凡此皆太阳经气为病,或伤于寒,或中于风,皆有是病,而非痉病之真。痉病则风入经俞,风随经脉而动于上,独头面摇;风随经脉而壅于内,独卒口噤;风随经脉而入于俞,独背反张。必如是而后为痉病也。由是而知上文之"刚痉"、

①**【注文浅释】**

张氏根据"六经标本中气"理论分析"病身热足寒，颈项强急，恶寒，时头热面赤，目脉赤"的成因，认为上述诸症是寒邪或风邪入中太阳经俞所致。而痉病是风入经俞，随经脉而动，故上文所言痉病皆当见"头面摇、卒口噤、背反张"的症状。与其他注家相较，张氏所注分析透彻，明确区分了太阳伤寒、太阳中风与痉病的不同。

"柔痉"及"名曰痉"与"因致痉"等证，皆当有头面摇、卒口噤、背反张，而始为痉病者如此。^①

太阳病，关节疼痛而烦，脉沉而细者，此名湿痹。湿痹之候，其人小便不利，大便反快，但当利其小便。

合下四节，首节言湿痹，下三节言湿家，而皆为湿伤太阳也，此言太阳筋脉不和而为湿痹，治当利其小便也。太阳病，关节疼痛而烦者，湿流关节，大筋不和，故疼痛，疼痛不已而心烦。脉沉而细者，太阳不能合心主之神气以外浮，故脉不和而沉细。痹，闭也。湿伤太阳，筋脉涩滞，故此名为湿痹。湿痹之候则肌腠之气不能外通皮毛，内合三焦，故其人小便不利，大便反快。夫小便不利则水道不行，故但当利其小便，决渎无愆则三焦通会元真于肌腠，湿邪去而筋脉调和矣。周身骨节计三百六十五会，以应周天之数。关节者，腰背肘膝之大关，大筋之所统属，而不同于骨节也。

湿家之为病，一身尽疼，发热，身色如似熏黄。

上文言湿流关节而不得阳热之化，此言湿伤通体，阳热盛而外陈于肌表也。一身尽疼者，湿伤通体之肌腠也。发热者，阳热盛也。身色如似熏黄者，湿热发黄而外陈于肌表也。

湿家，其人但头汗出，背强，欲得被覆向火，若下之早，则哕，胸满，小便不利，舌上如苔者，以丹田有热，胸中有寒，渴欲得水而不能饮，口燥烦也。

上文言湿伤太阳之通体而一身疼热发黄，此言湿伤太阳分部之肌腠而为三焦不和之证也。湿家，其人但头汗出者，土气不能四散而湿邪上蒸也。背强者，邪伤太阳之分部而经脉不舒也。欲得被覆向火者，肌腠虚而背寒也。夫湿家之病，中土先虚，若下之早，则脾胃阴阳之气不相交合,故为哕。湿气内逆而胸满,三焦不和而小便不利。舌上如苔者,言火热上承,上焦不和也。以丹田有热者,言下焦丹田有热而致舌上如苔也。胸中有寒者,言上下皆热而中胃虚寒也。上下皆热故渴欲得水,胸中有寒故不能饮,而止见口燥心烦之证也。①

　　湿家下之,额上汗出,微喘,小便利者,死。若下利不止者,亦死。

　　上文言湿家下早而为哕,此言湿家下之而致死也。湿家下之者,承上文而申言之也。额上汗出,微喘,乃太阳表气脱于上。小便利,乃太阳根气泄于下。此太阳之气自相离脱,故死。若下利不止者,乃太阳土气内虚,地气不升,故亦死。夫水天一气,地天交泰,汗出、微喘而小便利,乃水气不上承于天,天气孤也;下利不止,乃地气不上交于天,地气陷也,故皆主死。②

　　问曰:风湿相搏,一身尽疼痛,法当汗出而解,值天阴雨不止,医云:此可发汗,汗之病不愈者,何也?答曰:发其汗,汗大出者,但风气去,湿气在,是故不愈也。若治风湿者,发其汗,但微微似欲汗出者,风湿俱去也。

　　合下三节皆言病湿身疼。首节言风湿,次节言寒湿,末节言汗出当风则为风湿,久伤取冷则为寒湿也。风湿相搏者,风为阳邪,湿为阴邪,阴与阳争故相搏也。相搏则阴阳内外不和,故一身尽疼痛。法当汗出而解者,阴阳和而病解也。值天阴雨不止,乃地气升而为云,天气降而为雨,此天地气交之时,人与天地相参,故医云此可发汗。若汗大出者,乃阳气外浮,风性鼓动,故但风气去;湿性凝着,故湿气在而病不愈也。若微微似欲汗出,则风湿俱去,其病当愈。

　　湿家病,身上疼痛,发热面黄而喘,头痛,鼻塞而烦,

① 【医理探微】
　　张氏认为通体太阳运行于三阴三阳六气之外,在肤表第一层;分部六气三阴三阳,则运行于皮肤肌腠之间为第二层,但因部位近于皮,故其气也总归于太阳。太阳病,病项背而循经属分部太阳为病;病周身毫毛肌腠属通体太阳为病。故上文"湿家之为病,一身尽疼,发热,身色如似熏黄"为湿伤通体之太阳。本条"湿家,其人但头汗出,背强"为湿伤太阳分部,导致三焦失常。湿邪易伤脾胃,如下之过早,则导致脾胃虚弱,脾胃之气上逆,故见哕。舌上如苔,是上、下二焦有热;胸有寒是指脾胃虚寒。渴欲得水而不能饮是由于上、下二焦有热,故口渴欲饮,但脾胃虚寒而不能饮,使病人口燥心烦。

　　张氏认为本病病机属于中、上二焦有热,而脾胃虚寒。自成一说。按张氏之说,则"舌上如苔"当为黄苔或黄腻苔。

　　大多注家认为本条"丹田有热"是由于阳气陷而郁于下,并非真热;胸上有寒,既有胸阳不足,又有寒湿内困。因而"舌上如苔"当指舌上湿润,似苔非苔。可参。

② 【注文浅释】
　　张氏认为:本证阳气脱于上,阴气脱于下,阴阳离绝,故为死候。张注从"水天一气,地天交泰,汗出、微喘而小便利,乃水气不上承于天,天气孤也;下利不止,乃地气不上交于天,地气陷也",生动形象地说明了"额上汗出、微喘,小便利,下利不止"三症与阴阳离绝的关系,便于理解。

其脉大，自能饮食，腹中和无病，病在头中寒湿，故鼻塞，内药鼻中，则愈。

此言头中寒湿，病属三阳，太阴脾土能与阳明胃气相和而无病也。夫三阳之脉上行于头，身半以上，天气主之，湿家因头中寒湿而为病，故身上疼痛，其曰"身上"者，以病属三阳，而身半以上，天气主之也。发热者，病少阳火热之气也；面黄者，病阳明中土之气也；喘者，病太阳皮毛之气也，此头中寒湿而病属三阳也。夫太阳之脉，上额，交巅，今头中寒湿，故头痛而属于太阳；阳明之脉起于鼻，交頞中，今头中寒湿，则鼻气不能上通于头，故鼻塞而属于阳明；少阳之脉，上抵头角，今头中寒湿，不能循经上达则火气内逆，故心烦而属于少阳。病在三阳，故其脉大。邪不伤阴，太阴脾土之气得以上交于胃，故自能饮食。自能饮食则土气运行，故腹中和无病。夫腹和无病，则阳明胃气亦无病矣，何以复有阳明鼻塞之证，故申言所以鼻塞者，以病在头中寒湿。故鼻塞治之之法，但当内药鼻中，则寒湿去而诸病可愈。莫氏曰："面黄、鼻塞皆属阳明，但言鼻塞不言面黄者，省文也，读者以意会之可也。"[①]

病者一身尽疼，发热，日晡所剧者，此名风湿。此病伤于汗出当风，或久伤取冷所致也。

此言汗出当风则为风湿，久伤取冷则为寒湿，所以结上文两节之意。夫风湿相搏，一身尽疼痛，今病者一身尽疼是风湿为病也。发热至日晡所剧者，此风湿病在阳明，故值阳明气旺之时而病剧也。夫风湿、寒湿皆能病阳明之气，故又申言此病伤于汗出当风，则为风湿；或久伤取冷之所致，则为寒湿，所以结上文两节之意者如此。

太阳中热者，暍是也。其人汗出，恶寒，身热而渴也。

① 【注文浅释】
张氏从三阳经脉的分布及循行规律注解诸症，认为本证属于"头中寒湿，病属三阳"，说理清楚，明确本条湿病的特点是在上不在下。特别强调说明"阳明鼻塞"是指病在头部，而非脾胃本脏之病。

合下三节皆言暍伤太阳。暍者，暑也。暑为热邪，故云："太阳中热者，暍是也。"不曰"伤"而曰"中"者，夏月皮毛开发，热邪入于肌腠，故曰中也。其人汗出者，邪入于肌，肌腠虚也。太阳之气以寒为本，以热为标，恶寒者，病太阳之本气也；身热者，病太阳之标气也。暑为热邪，标本皆病而汗出，故渴也。《要略》主人参白虎汤。

太阳中暍者，身热疼重，而脉微弱，此以夏月伤冷水，水行皮中所致也。

太阳中暍者，暑入肌腠也。身热疼重，则太阳肌表之气不和。脉微弱，则太阳经脉之气不足。夫热邪伤阳，而证兼身重，脉见微弱者，此以夏月伤冷水，水行皮中所致。夫夏伤冷水，此脉所以微弱也；水行皮中，此身热疼而且重也。《要略》主"一物"瓜蒂汤。夫瓜属蔓草，延引藤茂，其蒂最苦，其瓜极甜，乃从阴出阳，由里达表，用之主从经脉而散皮中之水，清太阳之热。散为吐剂，内有配合；汤非吐剂，内无配合，故加"一物"二字。愚按：太阳中暍因于热矣，证见身热疼重而脉微弱，却以夏月伤冷水、水行皮中所致，则知虽感热邪，端以太阳之标本虚实为宗。今人治暑，辄饮清凉，不知寒暑皆为外邪，中于阳而阳气盛，则寒亦为热；中于阳而阳气虚，则暑亦为寒；若中于阴，无分寒暑，皆为阴证，如酷暑炎热，并无寒邪，反多阴证。总邪之中人，随人身六气之阴阳虚实而旋转变化，非必伤寒为阴，而中暑为阳也。莫氏曰："在《金匮要略》引方言治，在《伤寒》不言方治，欲人自悟其旨，不必强入汤方也。"[①]

太阳中暍者，发热恶寒，身重而疼痛，其脉弦细芤迟，小便已，洒洒然毛耸，手足逆冷，小有劳，身即热，口开，前板齿燥。若发汗，则恶寒甚；加温针，则发热甚；数下之，

①【临证薪传】
此证属于夏月感受寒湿所致。临床以恶寒、发热、头重身痛、无汗、胸闷、苔白腻、脉浮为特点。方宜《太平惠民和剂局方》香薷散加减。

则淋甚。

　　此言暑病太阳标本、经脉，不宜汗、下、温针也。太阳中暍者，暑邪入于肌腠，解同上文也。病太阳而得标阳之气，则发热；病太阳而得本寒之气，则恶寒。病太阳通体之经，故身重而疼痛；病太阳通体之脉，故弦细芤迟。小便已，洒洒然毛耸，手足逆冷者，病太阳本寒之气不得阳热之化也；小有劳，身即热，口开，前板齿燥者，病太阳标阳之气不得阴液之滋也。此太阳中暍，标本、经脉皆病，治当助其标本、益其经脉，而不宜汗、下、温针，若发汗则夺膀胱之津液而恶寒甚；加温针则伤太阳之标阳而发热甚；数下之则经脉内虚而淋甚。[①] 程氏曰："合上三节，皆为暑证，学者得其义而引申之，不为方书所误，进乎道矣。"

　　《痉湿暍篇》终。

辨不可发汗病脉证

　　夫以为疾病至急，仓卒寻求，按要者难得，故重集诸可与不可与方治，比之三阴三阳篇中，此易见也。又时有不止是三阴三阳，出在诸可与不可中也。

　　本论共四百七十四证，此条不与焉。

　　脉濡而弱，弱反在关，濡反在巅，微反在上，涩反在下。微则阳气不足，涩则无血。阳气反微，中风汗出而反躁烦。涩则无血，厥而且寒。阳微发汗，躁不得眠。

　　此下凡六节，首节言胃气虚，中四节言肺、肝、心、肾虚，末节言脾气虚，凡此皆不可发汗也。脉濡而弱，乃胃土柔和之脉也。夫三部之中皆有胃脉，今濡弱之脉不见于寸尺，但见于关巅，故曰弱反在关，寸尺之中，名曰关

---

①【医理探微】

　　张氏系统总结仲景太阳中暍不宜汗、下、温针之原由，认为"发汗则夺膀胱之津液而恶寒甚；加温针则伤太阳之标阳而发热甚；数下之则经脉内虚而淋甚"，说理充分，颇有参考价值。

也,濡反在巅,高骨耸然名曰巅也。夫柔和之脉但见于关巅,不见于寸尺,故曰微反在上,寸脉微也;涩反在下,尺脉涩也。夫寸为阳而主气,故微则阳气不足;尺为阴而主血,故涩则无血。阳气不足而脉反微,则太阳之气不交于少阴,故中风汗出而反躁烦。涩则无血,则厥阴之气不交于少阳,故厥而且寒。夫阳气从阴而生,由内而外,若阳微发汗,必肾虚而躁,胃虚而不得眠,由是则胃气虚而阳微阴涩者不可发汗也。或问曰:"弱反在关,濡反在巅,则胃有柔和之土气,何谓胃虚?"曰:"但在关巅,不行寸尺,故曰虚也。"曾氏曰:"弱反在关者,按以候之;濡反在巅者,举以候之。盖关犹界限,巅犹稍末也。"①

动气在右,不可发汗,发汗则衄而渴,心苦烦,饮即吐水。

动气者,虚气也。脏气不调,故筑筑然而动也。动气在右,肺气虚也。肺虚不可发汗,发汗则衄而渴者,血随肺窍而衄,火热上炎而渴也。血液虚而火热盛,故心苦烦。肺气虚而不能四布其水津,故饮即吐水②。高子曰:"伤寒动气乃经脉内虚,必内伤而兼外感也。"

动气在左,不可发汗,发汗则头眩,汗不止,筋惕肉瞤。

动气在左,肝气虚也。肝虚不可发汗,发汗则头眩者,肝气虚而诸风掉眩也。汗不止者,肝血虚而腠理不密也。夫肝之血气资养筋肉,今血气两虚故筋惕肉瞤③。

动气在上,不可发汗,发汗则气上冲,正在心端。

动气在上,心气虚也。心虚不可发汗,发汗则气上冲者,心肾之气皆属少阴,心虚则肾气上冲。病由心肾不交,故上冲而正在心端。

动气在下,不可发汗,发汗则无汗,心中大烦,骨节苦

①【注文浅释】
张氏认为本条论述胃气虚不可发汗。
"脉濡而弱,弱反在关,濡反在巅"是指濡弱仅见于关部,上不及寸,下不及尺,代表胃气不足;"微反在上"是指寸脉微,代表阳气不足;"涩反在下"是指尺脉涩,代表阴血不足。脉微,中风汗出,导致阳气更虚,阴液更亏。血少厥阴之气不交于少阳,故四肢厥冷,阳虚则太阳之气不交于少阴,则燥扰不能安眠。张氏从厥阴与少阳二者的关系解释四肢厥冷,从太阳与少阳二者的关系说明燥扰不得眠的原因,有一定的意义。
"濡"指脉搏浮而无力,"弱"指脉搏沉而无力,"巅"指关脉,"上"指寸脉,"下"指尺脉,"无血"指阴虚血不足。

②【注文浅释】
张氏认为本条"动气"指气筑筑然而动。"动气在右"是肺气虚。"衄而渴"是发汗后导致的火热上炎,血随火从肺窍而出,析理切当。

③【注文浅释】
张氏认为本条"动气在左"是肝气虚。肝气虚误汗后可致肝气血两虚,故曰"血气两虚故筋惕肉瞤"。张氏从气、血两方面注解误汗后变证的病机,比较全面。

疼,目运,恶寒,食则反吐,谷不得前。

动气在下,肾气虚也。肾虚不可发汗,发汗则无汗者,肾虚而阴不交阳也。心中大烦者,阴不交阳而水火不济也。肾主骨,故骨节苦疼。精不上注,故目运。阳气外虚,故恶寒。火气内微,故食则反吐而谷不得前。前,下行也。

咽中闭塞,不可发汗,发汗则吐血,气欲绝,手足厥冷,欲得蜷卧,不能自温。

《经》云:"喉主天气,咽主地气。"咽中闭塞,脾气虚也。脾虚不可发汗,发汗则吐血,气欲绝者,脾脉之血若罗络,从经隧而出于孙络、皮肤,妄发其汗则脾虚不统,故吐血;又咽喉之气交相贯通,妄发其汗则咽气不通于喉,故气欲绝。手足厥冷者,脾土虚而不能充溢于四肢也。夫手足厥则欲得蜷卧,手足冷则不能自温。[1]

诸脉得数动微弱者,不可发汗,发汗则大便难,腹中干,胃燥而烦,其形相象,根本异原。

此言诸脉,以结上文六节之意。数动,阳脉也;微弱,阴脉也。诸脉得数动微弱者,犹言左右三部或得数动之脉而阳盛阴虚,或得微弱之脉而阴盛阳虚,皆不可发汗。发汗则津液内竭,故大便难;水气外泄,故腹中干;火热上蒸,故胃燥而烦。其形相象者,汗后而燥证相同也。根本异原者,数动之脉属乎阳,微弱之脉属乎阴,有阴有阳、有虚有实,医者当审其根本矣。[2]

脉濡而弱,弱反在关,濡反在巅,弦反在上,微反在下。弦为阳运,微为阴寒。上实下虚,意欲得温。微弦为虚,不可发汗,发汗则寒栗,不能自还。

此下凡六节,首节言胃气虚寒不可发汗,二、三、四节言病在三阴不可发汗,五节总结三阴之证,末节言寒伤太阳经脉,推广汗、下、火熏以终不可发汗之意,此言胃气虚而脉弦微者不可发汗也。脉濡而弱,弱反在关,濡反在巅,解同上文,所以明胃虚也。弦反在上者,浮紧为弦,见于寸也;微反在下者,虚细为微,见于尺也。弦为阳运,言脉弦为阳气运于外;微为阴寒,言脉微为阴寒盛于内。上实者,弦反在上而上实也;下虚者,微反在下而下虚也。意欲得温者,言胃气内虚,意欲得温热之剂以相资益。微弦为虚者,言微脉、弦脉皆为内虚,故不可发汗,发汗则表阳外虚而寒栗。不能自还者,阳气外亡不能从外而还归于内,则胃虚而脉弦微之不可发汗也如此。

咳者则剧,数吐涎沫,咽中必干,小便不利,心中饥烦,晬时而发,其形似疟,有寒无热,虚而寒栗,咳而发汗,蜷而苦满,腹中复坚。

此言咳剧发汗,则伤太阴脾肺之气。咳者,太阴肺病也;咳者则剧,言咳甚则病及于脾。数吐涎沫者,脾虚而不能转输其津液也。津液不布于上,故咽中必干;津液不化于下,故小便不利;津液不运于中,故心中饥烦。晬时,周时也,周时而脉大会于寸口,今肺咳为病,其气不能外达皮毛,故晬时而发,其形似疟。所谓其形似疟者,乃有寒无热,虚而寒栗之谓也。由是则咳者不可发汗,咳而发汗,致脾肺之气不能外充,故蜷而苦满,腹中复坚。身蜷卧而胸苦满,肺气虚矣;身蜷卧而腹中坚,脾气虚矣。咳剧之不可发汗如此。[①]

厥,脉紧,不可发汗,发汗则声乱、咽嘶、舌痿、声不得前。

此言厥冷发汗,而伤少阴心肾之气。厥者,手足逆冷,主阴阳之气不相顺接。脉紧者,邪正相持,主在表之邪内搏于阴。厥而脉紧乃阳气外虚,邪气内搏,故不可

① 【注文浅释】
张氏认为本条病机是"咳剧发汗"导致"肺脾两虚"。"数吐涎沫、咽中必干、心中饥烦"注为"脾虚而不能转输其津液";"其形似疟,有寒无热,虚而寒栗"注为"脾肺之气不能外充";身蜷卧而胸苦满,肺气虚;身蜷卧而腹中坚,脾气虚。
此句张氏分析精辟,周密畅达,圆融无碍,可为典范。

发汗。发汗则伤少阴心主之神，故声乱、咽嘶，所以然者，心脉从心系上挟咽，心气内竭，故声乱而咽嘶；更伤少阴肾精之气，故舌痿、声不得前，所以然者，肾脉循喉咙，挟舌本，肾气内竭，故舌痿而声不得前。厥证之不可发汗如此。^①

诸逆发汗，微者难差；剧者言乱、目眩者死，命将难全。

此言诸逆发汗，而绝厥阴之生阳。夫手足冷至腕踝则为厥冷，至肘膝则为逆。诸逆者，阴极而不得生阳之气。若更发汗，病轻微者，亦属难差；病剧者，致言乱、目眩者，乃神明血气内乱，故死，又曰"命将难全"者，言虽不即死，命亦难全。诸逆之不可发汗如此。《厥阴篇》有"诸四逆厥"之句，故曰"诸逆"。

咳而小便利，若失小便者，不可发汗，汗出则四肢厥逆冷。

上三节言咳、言厥、言逆皆不可发汗，此申言发咳、汗而致厥逆，所以总结上文三节之意。咳者，肺病也。咳而小便利，则肺气流通，非小便不利矣。若小便自失者，乃气机上下不交。故不可发汗，汗出则四肢厥而逆冷。是知咳之不可发汗，而厥逆之尤不可发汗也如此。^②

伤寒头痛，翕翕发热，形象中风，常微汗出自呕者，下之益烦，心中懊憹如饥；发汗则致痉，身强，难以屈伸；熏之则发黄，不得小便，久则发咳吐。

此言寒伤太阳之经脉，汗、下、火熏施治各异，损正则一，故举下之、熏之与发汗而并论之，所以推广而终不可发汗之义。伤寒头痛者，伤寒太阳循经脉而病于上也。病于上故发热，循经脉故翕翕发热。夫寒性凝敛，风性鼓动，今头痛而翕翕发热，故形象中风。邪入于经则血液内

①【医理探微】

张氏从少阴心肾两方面分析声乱、咽嘶、舌痿、声不得前的原因，认为厥而脉紧是阳气外虚，邪气内搏。发汗导致心肾两亏，心不主神，则声乱、咽嘶；肾精不足，则舌痿、声不得前。

至于是心肾阴虚，还是心肾阳虚，注文未予明确，可依据临床实际情况辨析。

②【医理探微】

张氏认为咳失小便、气机上下不交，属于肺气虚冷、上虚不能制下。张氏此注过于局限。《素问·咳论》云："肾咳不已，则膀胱受之，膀胱咳状，咳而遗尿。"故咳嗽伴小便不利，除与肺有关，亦与肾有关。

虚,故常微汗出。经脉之气不通于肌表,故常自呕。夫寒
伤太阳之经脉,致微汗、自呕者,不可下,下之则经脉内
虚,故心中益烦而懊侬如饥。既不可下,亦不可汗,若发
汗则经脉外虚,故致痉,痉则身强而难以屈伸;既不可汗,
亦不可熏,若熏之则火伤肌腠,土气不和,故身发黄,不得
小便,久则脾土之气不能循经脉而上交于肺,故发咳吐。
愚按:《不可汗篇》计十三节,其中五脏、三阴起止结构为
造论之章法,后《不可下篇》亦然,学者必明其章法,然后
循文求解,若昧其大纲,徒求句释,抑末也,未可入仲祖之
门墙。

　　《辨不可发汗》终。

辨可发汗病脉证

　　大法,春夏宜发汗。

　　天有一岁之四时,人有一岁之四时;天有一日之四
时,人有一日之四时。春夏宜发汗者,朝则为春,日中为
夏,于寅卯之后、午未之前人气生长之时而发汗,亦顺天
时之大法也。[①]

　　**凡发汗,欲令手足俱周,时出似絷絷然,一时间许,益
佳,不可令如水流漓。若病不解,当重发汗。汗多必亡
阳,阳虚不得重发汗也。**

　　此言发汗不宜太过,两为诚慎之辞,故曰"不可令如
水流漓",又曰"阳虚不得重发汗也"。凡发汗者,凡可发
汗之病也。欲令手足俱周者,言气机充满于四肢,一身
手足俱有汗而周到也。时出似絷然者,言汗出以时,似
絷然而徐注也。一时间许者,言徐出徐敛,至一时间而
始尽也。益佳者,言时出似絷然已佳,至一时间许则益

①【注文浅释】
　　张氏依据《灵枢·顺气一日
分为四时》所云"春生,夏长,秋
收,冬藏,是气之常也,人亦应之,
以一日分为四时,朝则为春,日中
为夏,日入为秋,夜半为冬",认为
春夏宜发汗的原因是朝为春,日
中为夏,在寅卯之后、午未之前人
气生长之时而发汗,顺应阳气上
升之天时。

佳。又申言汗虽出不可令如水流漓,过伤津液而为诚慎者。如此凡发汗所以解病,若发汗病不解,当重发汗以解之。又申言汗乃阴液,藉阳气相加而始出,故汗多必亡阳,阳虚不得重发汗,而又为诚慎者。如此发汗者可不慎欤!

凡服汤发汗,中病即止,不必尽剂。

诸方汤剂非止一服,故曰"中病即止,不必尽剂",亦诚慎之意也。

凡云可发汗,无汤者,丸散亦可服,要以汗出为解,然亦不如汤,随证良验。

此言表邪未解而入于中土、入于经脉,仍当汗解之义。凡云可发汗者,言凡病从表入里未得汗解,而云犹可发汗也。无汤者,言病不在表,亦不在肌,无可发汗之汤方也。丸散亦可服者,言病在中土则丸可服,病在经脉则散可服。要以汗出为解者,言虽服丸散,大要以汗出始为病解,如小柴胡汤"蒸蒸而振,却复发热汗出而解",五苓散"多饮暖水,汗出则愈"之类。然不如汤者,言丸散虽可服,不如即以丸散之方为汤。服之良验者,随其证之所在,使服之汗出而良验也。或曰:"然不如汤者,即以丸散煎汤也。"更详之。[1]

夫病脉浮大,问病者,言但便鞕耳。设利者,为大逆。鞕为实,汗出而解。何以故? 脉浮当以汗解。

此言浮大之脉,宜从汗解而不宜下利也。夫病脉浮大者,太阳之脉浮,阳明之脉大,乃身病而得阳盛之脉。问病者,言但便鞕耳,乃阳热盛而便鞕,无足怪也。设利者,津液下泄也,故为大逆。便鞕为邪实于胃,汗出则胃气和而病解,如"上焦得通,津液得下,胃气因和,身濈然汗出而解"之类。所以然者,脉虽大而浮,故当以汗解。

① **【注文浅释】**

张氏引仲景原文,说明发汗以汗出为要,更有说服力。同时指出,临床如需发汗,可以将丸散作汤剂使用,所谓"师古而不泥古"也。

此浮大之脉,虽便鞕而亦宜汗解者如此。[①]

下利后,身疼痛,清便自调者,急当救表,宜桂枝汤发汗。

下利后则津液已虚,身疼痛、清便自调者,表未和而里和也,故急当救表,宜桂枝汤调和荣卫,宣水谷之津,助肌腠而为汗也。既言"救表",又言"发汗"者,谓桂枝汤能助皮腠之血液以救表,又能宣水谷之津以发汗也。

发汗多,亡阳谵语者,不可下,与柴胡桂枝汤和其荣卫,以通津液,后自愈。方载"小结胸章"。

旧本以此一节为《辨发汗后》病证,另为一章,愚则汇并于《发汗》之后,不必另为一章也。发汗多,亡阳谵语者,汗多亡阳,神气内虚也。亡阳而神气虚,故不可下。与柴胡桂枝汤,用柴胡启一阳之气,半夏启一阴之气,人参、甘草、生姜、大枣资生中焦之津液,桂枝保助心神,芍药资养荣血,合黄芩以和卫气,虽亡阳谵语,后必自愈。[②]

《辨可发汗》终。

辨不可吐病脉证

合四条已具《太阳篇》中,故不复赘。

① 【注文浅释】
张氏认为"利者"是指病人下利。脉浮大,而见下利,是表邪下陷,里虚所致,故为大逆。便鞕为阳明里实,汗出则胃气和而病解。类似于"阳明病,胁下鞕满,不大便而呕,舌上白苔者"的小柴胡汤证。说明此条"便鞕"非指阳明腑实证,仅代表里气不虚,一般无需治疗,汗出表解后,大便即可通畅。

② 【医理探微】
张氏认为"汗多亡阳"是"神气内虚"。神气内虚,所以不可用下法,而用柴胡桂枝汤调和阴阳。《本草崇原》云:"柴胡春生白蒻,香美可食,香从地出,直上云霄。其根苦平,禀太阴坤土之气,而达于太阳之药也。主治心腹肠胃中结气者。心为阳中之太阳而居于上,腹为至阴之太阴而居于下,肠胃居心腹之中,柴胡从坤土而治肠胃之结气,则心腹之正气自和矣……柴胡乃从太阴地土、阳明中土而外达于太阳之药也。"所以说柴胡启一阳之气。半夏,《本草崇原》说:"'脉解篇'云:阳明者,午也。五月盛阳之阴也。半夏生当夏半,白色味辛,禀阳明燥金之气化。主治伤寒寒热者,辛以散之也。"故云"启一阴之气"。人

参、甘草、生姜、大枣资生中焦之津液,桂枝保助心神,芍药资养荣血,合黄芩以和卫气。张注指出本方具有调阴阳、补脾胃、温心神、养营血和气之功,不落前人之窠臼,值得学习。

张注对柴胡桂枝汤为何能治疗神气内虚之"亡阳谵语"未作深究。《伤寒论译释》对本条"亡阳谵语"曾有精辟分析:"服发汗汤药,以微微汗出为宜,切不可出汗过多,汗出太多,不仅是邪不外解,而且有伤津亡阳之变,《论》中已有说明,并且有针对性的救误方药,本条更补充出汗多亡阳谵语的另一种特殊情况与治误方法。这种亡阳,既不同于少阴病肾阳外亡的脉微肢厥,也不同于

心神浮越的烦躁惊狂,而是精神紊乱,所以胡言乱语。治疗这一谵语,自然非温回阳所宜,但更非阳明里实,亦不可用攻下方药,而应当调其营卫、和其枢机,使得营卫调和,枢机畅利,而津液通调,则谵语自愈。近世用柴胡桂枝汤治疗许多精神失调症,取得较好的疗效,这就是很好的证明。"

辨可吐病脉证

大法，春宜吐。

春气从下而上，由阴而阳。春宜吐者，以明吐剂亦从下而上，由阴而阳，所以顺春升之气而施治也。愚按：一日之四时，乃朝则为春，于少阳气旺之时而服吐药，亦顺天时之大法也。^①

凡用吐汤，中病即止，不必尽剂也。

补益之剂可以多服；汗、吐、下药，皆中病即止者，恐伤正气也。

病胸上诸实，胸中郁郁而痛，不能食，欲使人按之，而反有涎唾，下利日十余行，其脉反迟，寸口脉微滑，此可吐之，吐之利即止。

此言邪实于胸者宜吐，吐之利即止，以明气机环转、上下相通之义。病胸上诸实者，言邪实于胸，或寒，或食，或气，或痰之类也。胸中郁郁而痛者，言胸上实而致胸中郁痛也。胸实而痛，故不能食。气机不能从上而下，故欲使人按之而反有涎唾也，夫欲按为虚，涎唾为实，故曰"反"也。天气闭塞则地气不升，故下利日十余行。夫胸中实而下利，频得生阳鼓动之脉，则气机旋转，其病可愈。今其脉反迟，阳气虚^②也；寸口之脉迟而微滑，胸上实也；胸上实故可吐之，吐之则胸膈和而气机旋转，上下相交，故利即止。

宿食，在上脘者，当吐之。

胃为水谷之海，有上脘、中脘、下脘之分，上脘主纳，中脘主化。今食在上脘不得腐化，故成宿食，当吐之。

病人手足厥冷，脉乍结，以客气在胸中；心下满而烦，欲食不能食者,病在胸中,当吐之。

此言客气在胸,阳气不能外达;病在胸中,正气不能上行,皆当吐之。病人手足厥冷者,阴阳之气不相顺接也。脉乍结者,来缓时止,阴盛则结也。所以然者,客气在胸中,阳气不能外达之所致也。心下满而烦者,邪隔则满,气郁则烦也。欲食不能食者,胃欲得食,上焦不纳也。所以然者,以病在胸中,正气不能上行之所致也。凡此皆当吐之,客病去而阳气外达,正气上行矣。愚按:《太阳篇》中吐证四条,皆为医过,而瓜蒂散一证又曰:"虚家不可与之。"是伤寒虽有吐法,非与汗、下并施,后人混称伤寒有汗、吐、下三法,习矣。不察,使治伤寒而仅用三法,鲜不遭其毒害,更有以栀子豉汤为吐剂者,尤可笑也。

《辨可吐》终。

辨不可下病脉证

脉濡而弱,弱反在关,濡反在巅,微反在上,涩反在下。微则阳气不足,涩则无血。阳气反微,中风、汗出而反躁烦;涩则无血,厥而且寒。阳微不可下,下之则心下痞鞕。

此下凡六节,章法大义与《不可汗》相同,此言胃气虚而阳微阴涩者,不可下也。

动气在右,不可下。下之则津液内竭,咽燥、鼻干、头眩、心悸也。[①]

动气在左,不可下。下之则腹内拘急,食不下,动气更剧。虽有身热,卧则欲蜷。

此言肝虚不可下。下之则肝木之气内逆,故腹内拘

①【注文浅释】
张氏认为本条属于"肺气虚,津液内竭"。高世栻进一步说明:"咽燥、鼻干,津竭也;头眩、心悸,液竭也。"液竭不能滋养脑髓,故头眩;不能养心,则心悸。注解简明,义理圆通。

①【医理探微】

张氏认为腹内拘急是肝木之气内逆，即肝木乘脾土。并依据《素问·经脉别论》"食气入胃，散精于肝，淫气于筋"之说，认为"肝虚则食不下，食下则土壅木郁，故动气更剧"。肝主筋，肝热则筋脉失养，故卧则身体欲蜷曲。张注将"卧则欲蜷"解释为肝经阳热，有些牵强。

钱天来注："动气在左，皆属少阳厥阴本无实邪。下之则胃中阳气伤败，寒在中焦，所以腹内拘急，食不能下，而动气更剧也。此时虽有虚阳浮散于外而身热，其卧则如少阴之状而欲蜷卧矣。"《伤寒论译释》认为："钱注里寒阳浮，其意近是。"

②【医理探微】

张氏认为"身上浮冷"是"神气外虚"；又云"火气外炎，故热汗自泄；真阳之气外越于肤表，故欲得水自灌"。真阳之气外越，何以身上浮冷？难以自圆其说。

《伤寒论宗印》云："下之，则心肾之气不交，而虚火惟上矣。火热在上，故掌握热烦，火郁于内，故身上浮冷。而热汗自泄，水火不相交济，故欲得水自灌。"此论甚是。

《伤寒论译释》注云："脐上有动气，原属心虚，当然不可攻。误下则损伤心阴，而心火更炽，所以掌心烦热，热汗自泄，体表之热，随汗外泄，所以身上不热而是浮冷。这种浮冷是指体表皮肤寒冷，其机制与'病人身大寒，反不欲近衣者，寒在皮肤，热在骨髓也'是一样的，并不是恶寒，所以欲得水自灌。"这两种说法可相互参详。

急。食气入胃，散精于肝，肝虚故食不下，食则动气更剧。虽有身热之阳证，然肝属厥阴，故卧则欲蜷。①

动气在上，不可下。下之则掌握热烦，身上浮冷，热汗自泄，欲得水自灌。

此言心虚不可下。下之则心气内郁，不能循经脉而入于掌中，故掌握热烦；神气外虚，故身上浮冷；火气外炎，故热汗自泄；真阳之气外越于肤表，故欲得水自灌。②

动气在下，不可下。下之则腹胀满，卒起头眩，食则下清谷，心下痞也。

此言肾虚不可下。下之则水阴内逆，脏寒生满病，故腹胀满；肾精不濡于上，故卒起头眩；水阴气盛于下，故食则下清谷；阴气不上则阳气不下，阴阳上下不相交济，故心下痞也。

咽中闭塞，不可下。下之则上轻下重，水浆不下，卧则欲蜷，身急痛，下利日数十行。

此言脾虚不可下。下之则上轻下重者，脾肺之气不相交会，天气虚而地气逆也。脾气不能散精，故水浆不下。土气不能四达，故卧则欲蜷。气机内而不外，陷而不升，故身急痛而下利日数十行。章法首言胃，末言脾者，五运以土气为本也。

诸外实者，不可下。下之则发微热，亡脉厥者，当脐握热。

合下两节论虚实而言诸实、诸虚者，所以结上文之意也。夫诸实宜下，此言诸外实则阳气有余，阴血不足，故不可下。下之则发微热者，阴血虚也。夫脉乃血脉，亡脉厥者，乃冲脉内虚，不能循腹上行而流注于四肢也。《经》云："冲脉于脐左右之动脉间。"冲脉内逆，故四肢厥，身热微而当脐握热。握，掌握也，热聚于脐，大如掌握之义。①

诸虚者，不可下。下之则大渴，求水者易愈；恶水者剧。

诸虚者，外内之血气皆虚也。夫阴阳血气生于胃腑水谷之精，下之则津液亡，而大渴求水者，胃气有余而热，故易愈；恶水者，胃气不足而寒，故剧也。上节论阴血，此节论阳气。发热亡脉，当脐握热者，阴血虚也；恶水则剧者，阳气虚也。

脉濡而弱，弱反在关，濡反在巅，弦反在上，微反在下。弦为阳运，微为阴寒。上实下虚，意欲得温。微弦为虚，虚者不可下也。

合下三节，首节言胃气虚寒，次节言病在太阴而涉于三阴，末节言病在阳明而涉于三阳，凡此皆不可下而误下之所致也。此节与《不可汗章》辞同义合，言有胃气虚寒者，不可下也。

微则为咳，咳则吐涎，下之则咳止而利不休，利不休，则胸中如虫啮，粥入则出，小便不利，两胁拘急，喘息为难，颈背相引，臂则不仁，极寒反汗出，身冷若冰，眼睛不慧，语言不休，而谷气多入，此为除中，口虽欲言，舌不得前。

此言病在太阴不可下，下之则三焦不和，而少阴、厥阴皆致其病也。微则为咳者，言咳在于肺则病微，不若《不可汗章》之"咳者则剧"也。咳则吐涎者，言肺咳而吐脾涎，不若《不可汗章》之"数吐涎沫"也。夫肺脾者，太阴也，其病虽微不可下，下之则天气下陷，故咳止；地气不升，故利不休。利不休，则三焦之气不能通贯。胸中如虫啮，粥入则出者，上焦不能如雾也；小便不利者，下焦不能如渎也；两胁拘急，喘息为难者，中焦不能如沤也。肺气

①【医理探微】

张氏认为本条属于阴血虚。亡脉厥者，是血虚不能循腹上行而流注于四肢；并引用《灵枢·卫气》"气在腹者，止之背腧，与冲脉于脐左右之动脉者"之论，认为"当脐握热"指热聚于脐，大如掌握。自成一说。

李宇航认为："病在表，当用汗法从表而解。若误用下法，则徒伤正气而表热不解。误下伤阳，无脉而厥者，当脐捂热始暖。"其认为"当脐握热"是用手掌正对神阙，将其捂热。当指正对，握指同"捂"，属于汉代脐疗之法。（摘自《宋本〈伤寒论〉全释》，作者李宇航）

①【案例犀烛】

"臂则不仁",张氏引《灵枢·经脉第十》"是主肺所生病者,……臑臂内前廉痛厥",认为其病机是肺脉不下肘中循臂内所致。不仅反映了注者深厚的理论功底,对临床辨证亦有重要指导价值。

江苏省首届十大"国医名师"孟景春治疗端木某某案:男,40岁,牙医,南京市人。初诊:1967年8月19日。患者原有空洞型肺结核,1周前突然咯血,量较多,经某医院急诊,注射仙鹤草素血止。2日后胸臂疼痛,右手臂酸麻,不能屈伸,手拇指不用。视其面色苍白少华,形瘦,精神委顿,不时仍有咳嗽,咳痰尚爽,饮食较佳,二便亦调,苔厚腻(嗜烟),脉弦细,舌下色紫,尖有青紫斑。证脉合参,系痰瘀交阻肺络,手太阴经脉失宣。治宜清肺化痰,活血通络。处方:南沙参、炙百部、甜杏仁各10克,炙紫菀、冬瓜仁各12克,法半夏、陈皮各6克,丹参15克,丝瓜络15克。另用川贝母、参三七各4.5克,共研细末,每次服1.5克,每日2次。5剂。二诊:8月23日。其子持病历来,诉述服药后,手臂酸麻与屈伸不利俱见好转。唯有时痰中带有血丝。于原方加仙鹤草12克。3剂。三诊:8月27日。诸症均见轻,右手臂已能屈伸,拇指伸展自如。

按:由于咳血时用止血剂救疼痛急,血止留瘀,阻于肺络,致肺及其经脉俱病,故出现胸臂疼痛,臂内侧酸麻不利屈伸,拇指不能屈伸。由于痰瘀交阻于肺和手太阴经脉,导致肺失清肃,经气瘀滞,故于咳嗽胸痛的同时,更见臂内酸麻,拇指不用。故以南沙参、百部、杏仁、川贝母、紫菀等肃肺化痰以利肺气;丹参、三七、丝瓜络化瘀通络,以利经气通畅。(摘自《孟景春临床经验集》,作者孟景春)

不能外合于太阳,故颈背相引而胸仰。肺脉不下肘中循臂内,故臂则不仁。不仁者,即《经脉篇》所云"臑臂内前廉痛厥"者是也。①此因下之而脾气不升,三焦不和,以致肺脉为病者,如此而未已也。极寒反汗出者,厥阴为阴寒之极,不能外交于阳,故反汗出。惟阴无阳,而身冷若冰矣。眼睛不慧,语言不休者,少阴主水火之原,肾精不升而眼睛不慧矣,心火不降而语言不休矣。以如是之证而谷气多入,此为《厥阴篇》之除中。除中者,阳气内除也,阳气内除,故始之语言不休者,至此则口虽欲言而舌不得前。虽曰"微则为咳,咳则吐涎",下之而变证如是,可不慎欤!

脉濡而弱,弱反在关,濡反在巅,浮反在上,数反在下。浮为阳虚,数为无血,浮为虚,数为热。浮为虚,自汗出而恶寒;数为痛,振寒而栗。微弱在关,胸下为急,喘汗而不得呼吸,呼吸之中,痛在于胁,振寒相搏,形如疟状,医反下之,故令脉数、发热、狂走见鬼,心下为痞,小便淋沥,小腹甚鞕,小便则尿血也。

此言病在阳明不可下,下之则太阳、少阳皆致其病也。濡弱者,胃气柔和之脉也,濡弱之脉当充溢于上下,今濡弱反在关巅,而上寸脉浮,下尺脉数,不能充溢,故曰"反"也。夫寸为阳,故上浮为阳虚;尺为阴,故下数为无血,是浮固为虚,而数则为热也。浮为虚,虚则太阳表气不固,故自汗出而恶寒;数既无血而热,故数为痛,痛则少阳阳气内虚不能枢转,故振寒而栗。微者,濡也。微弱在关,即濡弱在于关巅也。夫阳明主胃脉而出于膺胸,土气不达,故胸下为急。病合太阳不能内入,故喘汗而不得呼吸;病合少阳不能外出,故呼吸之中,痛在于胁。夫振寒而栗者,少阳也,以少阳之振寒而外搏于太阳阳明,故形如疟状而寒热并呈也。所以致脉数而枢转不利者，以不当下而医反下之，故令脉数而病于少阳也；以少阳之阳而合阳明之热，则发热、狂走见鬼、心下为痞；以少阳之阳而合太阳之热，则小便淋沥、小腹甚鞕、小便则尿血也。此胃脉濡弱，下之而三阳皆病者如此。

脉濡而紧，濡则卫气微，紧则荣中寒。阳微卫中风，发热而恶寒；荣紧胃气冷，微呕心内烦。医为有大热，解肌而发汗。亡阳虚烦躁，心下苦痞坚。表里俱虚竭，卒起而头眩。客热在皮肤，怅怏不得眠。不知胃气冷，紧寒在关元。技巧无所施，汲水灌其身。客热应时罢，栗栗而振寒。重被而覆之，汗出而冒巅。体惕而又振，小便为微难。寒气因水发，清谷不容间。呕变反肠出，颠倒不得安。手足为微逆，身冷而内烦。迟欲从后救，安可复追还。

愚按：以上十一节、以下十一节，皆言不可下，独此节并不言下，但举发汗、水灌而为游泳唱叹之辞，所以触类引申而承上启下也[①]。脉濡而紧者，正气虚而外邪内搏也。故濡则卫气微，正气虚于卫也；紧则荣中寒，外邪搏于荣也。夫卫为阳，阳微主卫中于风，而有发热恶寒之证矣；荣为阴，荣紧主胃气寒冷，而有微呕、心烦之证矣。医为有大热者，医以发热、心烦之证为有大热，故用解肌发汗之法以治之。亡阳虚烦躁者，误汗则阳气外亡，正气内虚，烦躁者，阳气外亡而心肾不交也；心下苦痞坚者，正气内虚而上下不和也。夫亡阳内虚，则表里俱虚竭。卒起而头眩，里虚也；客热在皮肤，表虚也；怅怏不得眠，表里俱虚竭也。夫表里虚竭则胃气亦冷、关元亦寒，医者不知胃气冷，不知紧寒在关元。恐技巧之无所施，故汲水以灌其身。始之客热在皮肤者，今则客热应时罢，栗栗而振

①【注文浅释】

张氏在学术上"维护旧论，尊王赞成"，力主维护原有编次，但若泥古太重，则不免有强牵之虞。《伤寒论译释》注云："本条明系误汗变证，却列在不可下篇中，可能是编排讹错，张氏仍曲为回护，说成为触类引申，承上启下，实属强词夺理。观'脉濡而弱'的许多条文，既载于不可汗篇，又列于不可下篇，可见张氏的说法不确。"此论中肯。

寒,此太阳表气外亡矣。又重被以覆之,更汗出而冒巅,冒巅者,冒昧于上而不明也,此阳明土气内竭矣。通体战惕而又振动,小便为微难,此少阳三焦内虚矣。寒气因水发者,阴寒之气因水灌而发也。清谷不容间,此太阴土气内虚而下利清谷矣。寒气因水发,则呕变反肠出,颠倒不得安,此少阴水火不交而呕变颠倒矣。寒气因水发,则手足为微逆,身冷而内烦,内烦者,烦于内不形于外也,此厥阴不得生阳之气而逆冷、内烦矣。夫三阳三阴其病如此,则寒邪盛阳气衰,虽欲救之,正气难复,故云"迟欲从后救,安可复追还"。此举发汗、水灌之误,所以触类引申而承上启下者如此。①

脉浮而大,浮为气实,大为血虚。血虚为无阴,孤阳独下阴部者,小便当赤而难,胞中当虚,今反小便利,而大汗出,法应卫家当微,今反更实,津液四射,荣竭血尽,干烦而不得眠,血薄肉消,而成暴液。医复以毒药攻其胃,此为重虚,客阳去有期,必下如污泥而死。暴,曝同。

此下凡七节,言胃腑三阳之气从内达外,不可下也。此节言荣卫血气内虚,藉胃腑之水谷以资生,不可更以毒药攻其胃也。浮为气实者,阳气实也;大为血虚者,阴血虚也。故血虚为无阴,无阴则阳无以生而为孤阳矣。孤阳乘阴血之虚而独下阴部者,火热下乘必小便当赤而难。阴血不足,必胞中当虚。今反小便利,非赤而难矣,大汗出,非胞中虚矣。夫火热下乘阴血不足,法应卫家当微,今反更实,更实者,即小便利而大汗出也,小便利而大汗出是为津液四射,夫津液四射则荣竭血尽,荣竭血尽则干烦而不得眠。干烦者,津血不周也;不得眠者,荣卫不和也。夫荣卫血气主热肉充肤,今荣竭血尽,不能热肉充肤,故血薄肉消,而成暴液。暴液者,津液受曝,孤阳独下

① 【注文浅释】
怅怏:失意不乐的神态。
汲水:取水。
战惕:惊悸、恐惧之意。
呕变:呕吐带有异味。
反肠出:直肠脱出。
颠倒:翻来覆去,坐卧不安。

阴部之所致也。荣卫虚微，津血不足，尤藉胃腑之水谷以资生，若医复以毒药攻其胃，此为重虚，始则孤阳独下，今则客阳外去，客阳去有期，必惟阴无阳，故下如污泥而死。

脉数者，久数不止，止则邪结，正气不能复，正气却结于脏，故邪气浮之，与皮毛相得，脉数者，不可下，下之必烦利不止。

此申明少阳脉数之不可下。脉数者，少阳相火之脉也。久，常也。止，停也。久数不止者，言少阳常数而枢转不停也。止则邪结，正气不能复者，言枢转暂止则邪气得以侵结，而正气不能复归其部也。正气却结于脏，故邪气浮之，与皮毛相得者，言少阳三焦之气内通脏腑，外合皮毛，正气却结于脏则三焦真气不能外出，故邪气浮之，与皮毛相得，合止则邪结与正气却结而论之，皆正气停而邪气得以侵入也。由是则少阳脉数者，不可下，下之则三焦不和，邪入于上焦则烦，入于中、下二焦则协热而利不止。所以申明少阳脉数之不可下者如此。①

脉浮大，应发汗，医反下之，此为大逆。

此言太阳标阳气盛者，不可下。脉浮大者，太阳阳气外浮而标阳更盛也，故宜得汗之阴液而解，医反下之，则变眚无穷，故为大逆。

病欲吐者，不可下。呕多，虽有阳明证，不可攻之。

此言阳明土气上逆者，不可下。病欲吐者，邪留中土而阳明胃气上逆也，故不可下。即《阳明篇》所谓"伤寒呕多，虽有阳明证，不可攻之"之义也。

太阳病，外证未解，不可下，下之为逆。

合下三节皆论太阳。前二节言太阳之气外行于肌表而多热，末节言太阳之气内入于地中而多寒，此言太阳阳

① **【医理探微】**

张注"久数不止者，言少阳常数而枢转不停也"，故数脉属于少阳。少阳为枢，少阳枢转不利，正气内结，卫外功能降低，邪气由外而入。如用下法，则正气受损，三焦不和，邪气内侵。入上焦则烦，入中、下二焦则协热而利不止。

张氏之注乃一家之言，可参。

热外行,外证未解者,不可下,下之为逆,而有下文之变证矣。

太阳病多者热,下之则鞕。

太阳病多者热,言太阳之气若天与日,有通体之阳热,有分部之阳热,若下之而气机不能环绕于周身,则挟邪内逆而为鞕。莫氏曰:"下之则鞕,太阳正气不能从胸内入,而成结胸也。"①

无阳阴强,大便鞕者,下之必清谷腹满。

此言太阳本寒内逆,不得标阳之热而清谷腹满也。无阳者,无太阳之标阳也;阴强者,寒气内入而阴邪强盛也。大便鞕者,太阳挟本寒之气入于中土而土气不和也。若下之,必阳气虚微而清谷,阴邪过盛而腹满。②

伤寒发热,头痛,微汗出。发汗,则不识人;熏之则喘,不得小便,心腹满;下之则短气,小便难,头痛,背强;加温针则衄。

合下三节皆言经脉受病不宜汗、下,汗、下皆损正气,故合汗、下而并论之,以终不可下之义。此言寒伤太阳经脉,不宜汗、下也。伤寒发热、头痛者,病干太阳也。微汗出者,经脉受邪,血液为汗,故出而微也。若发汗,则伤少阴心主之神气,故不识人。若火熏而发汗,则太阳之气外而不内,故喘;升而不降,故不得小便;更不能交会于中土,故心腹满。若下之,则阴阳、上下不相交济,故短气而小便难;更不能循经脉而上行于头,外出于背,故头痛、背强。若加温针而夺其汗,内伤经脉,则下动冲脉之血而为衄。

伤寒,脉阴阳俱紧,恶寒发热,则脉欲厥。厥者,脉初来大,渐渐小,更来渐渐大,是其候也。如此者,恶寒甚者,翕翕汗出,喉中痛;热多者,目赤脉多,睛不慧。医复

① 【注文浅释】
张氏认为太阳病误下后,太阳之气不能环绕于周身,则挟邪内陷而形成心下鞕的症状。莫氏进一步指出:"下之则鞕,太阳正气不能从胸内入,而成结胸也。"其认为误下之后,是水热互结之结胸证。此说较合理。

② 【注文浅释】
张氏认为本条属于"寒气内入而阴邪强盛",即阴邪内结,治当温阳散结。如果误下,则致阳虚而下利清谷,腹部胀满。

发之,咽中则伤;若复下之,则两目闭,寒多者便清谷,热多者便脓血;若熏之,则身发黄;若熨之,则咽燥。若小便利者,可救之;小便难者,为危殆。

　　此言寒伤太阳,经脉内虚,不宜汗、下也。伤寒,脉阴阳俱紧,即《太阳篇》所云"脉阴阳俱紧,名为伤寒",而病通体之表阳者是也。恶寒者,病太阳之本气也;发热者,病太阳之标气也。若经脉内虚,阳热之气不与寒持,则脉欲厥,即《平脉篇》所云"脉紧为寒,诸乘寒为厥"者是也。又申明厥者,其脉初来大,渐渐小,更来渐渐大①,此经脉虚而大小无常,不若正邪相持之转索无常也。是其候也者,言是脉欲厥之候也。如此经脉内虚而恶寒甚者,则气虚于外,故翕翕汗出,汗出津竭故喉中痛。如此经脉内虚而热多者,则血虚于内,故目赤脉多,赤脉多故睛不慧。夫寒甚热多,气血皆虚,如此医者欲攻其表,若复发之,咽中则伤,咽中伤甚于喉中痛矣。医者欲攻其里,若复下之,则两目闭,两目闭甚于赤脉多、睛不慧矣。若恶寒甚而寒多者,下之则寒入于阴而便清谷;热多者,下之则热入心包,而便脓血。若火熏以发之,火气内郁则身发黄。若火熨以发之,火气上炎则咽燥。夫发黄、咽燥,若小便利者,火邪从小便而出,故可救之;小便难者,火邪内逆,故危殆。夫寒伤表阳,经脉内虚,而不可汗、下者如此。赵氏曰:"上节言熏之、言温针,此节言熏之、言熨之,皆所以发汗也。"

　　伤寒发热,口中勃勃气出,头痛,目黄,衄不可制,贪水者必呕,恶水者厥。若下之,咽中生疮,假令手足温者,必下重便脓血。头痛目黄者,若下之,则两目闭。贪水者,脉必厥,其声嘤,咽喉塞,若发汗,则战栗,阴阳俱虚。恶水者,若下之,则里冷不嗜食,大便完谷出;若发汗,则

①【注文浅释】
　　张氏认为此为经脉空虚所致,比较模糊。应指脉象忽大忽小,与《素问·平人气象论》所云"乍疏乍数"之脉临床意义相近,乃心气虚之象。

口中伤，舌上白苔，烦躁。脉数实，不大便六七日，后必便血；若发汗，则小便自利也。

此言经脉内虚，不宜汗、下；末言脉数实则经脉不虚，复宜汗、下，此造论之章法，学者所当体认者也。伤寒发热，寒伤太阳而发热也。口中勃勃气出①，阳气不交于阴而勃勃上出也。阳热之气协寒邪而内逆于经脉，故头痛、目黄。头痛、目黄则病气循经上行，故衄不可制。伤寒致衄则经脉内虚，经脉虚而贪水者，水气不能四布，故必呕。经脉虚而恶水者，阴阳不相顺接，故必厥。夫经脉虚而致衄者，不可下，若下之，则火热循经上炎，故咽中生疮；假令不循经上炎留于中土而手足温热者，必火热下陷，下重而便脓血，此言经脉虚而致衄者，不可下也。上文云："头痛，目黄，衄不可制。"故头痛目黄者，亦不可下，若下之，则阳气下陷不能循经脉而上行，故两目闭。夫不可下者，亦不可汗，故申言贪水者，阳气盛而阴血虚，血虚故脉必厥，脉厥故其声嘤②，声嘤故咽喉塞，凡此皆阴虚脉厥之所致也，若发汗则战栗，战栗者，阴阳皆虚也，此贪水阴虚发汗而致阴阳皆虚者如此。又申言恶水者，阴寒盛而阳气虚，气虚不可下，若下之，则里冷不嗜食，阴寒益盛矣，大便完谷出，阳气益虚矣；若发汗，则阴阳血气皆虚，口中伤者，阴血虚也，舌上白苔者，阳气虚也，烦躁者，阴血虚而阳烦，阳气虚而阴躁也，此恶水阳虚汗、下而致阴阳皆虚者如此。夫经脉内虚，不宜汗、下，若脉数实，则经脉不虚而阳气盛，不大便六七日则邪留中土而胃气实，若不下，之后必便血，如是则宜下矣；若发汗，则阴阳和而小便自利，如是则宜汗矣。此承上文不宜汗、下而申明脉数实则宜汗、下，所以不明言而欲人自悟其义者如此③。

下利，脉大者，虚也，以其强下之故也。设脉浮革，因尔肠鸣者,属当归四逆汤。方载《厥阴篇》。

愚按:《不可汗、下》两篇,但论汗、下后变证,不列汤方;此节举汤方而引申之,所以通结汗、下之意。下利,脉大者,津液下泄,血虚也,以其不应下而强下之故也。设脉浮革,则血益虚,《辨脉篇》云:"寒虚相搏,此名为革,妇人则半产、漏下,男子则亡血、失精。"故云"设脉浮革"则血益虚。因尔肠鸣者,《经脉篇》云:"大肠主津液所生病者。"血虚则津液亦虚,故因尔肠鸣也。属当归四逆汤者,意谓下后变证,皆不立方,若欲治之,当于三阴三阳中求之,如当归四逆汤是其属也,而汗后变证,亦当求汤方之属而治之可矣。

《辨不可下》终。

辨可下病脉证

大法,秋宜下。

邪实于中土者,因而下之。秋宜下者,日晡人气收降,因服下药,亦顺天时之大法也。

凡服下药,用汤胜丸,中病即止,不必尽剂也。

凡邪实于中土而服下药者,用汤胜丸,谓丸缓而汤荡也,然下之太过,则胃气并伤,故中病即止,不必尽剂。

下利,三部脉皆平,按之心下鞕者,急下之,宜大承气汤。

《经》云:"卫之悍气,别走阳明,其性慓悍滑疾,伤人最速。"故悍气为病,当急泻其邪而不容稍缓也。下利者,悍气下逆而利也。悍气为病,行于脉外不入经俞,故三部脉皆平。按之心下鞕者,神机不利也。夫脉外之邪慓悍罔制,心下之气窒碍难通,急下其邪而神机自转,缓则譬

①【医理探微】

张氏综合分析《灵枢·营卫生会》"上焦出于胃上口,并咽以上贯膈而布胸中,走腋,循太阴之分而行,还注手阳明,上至舌,下注足阳明,常与营俱行于阳二十五度,行于阴亦二十五度一周也,故五十度而复会于手太阴矣",与《素问·痹论》云"卫者,水谷之悍气也,其气慓疾滑利,不能入于脉也"之内容,提出"悍气为病,当急泻其邪而不容稍缓也",认为本证"下利"属于热迫大肠;"心下鞕"属于邪在少阴、神机不利。

张注对于临床运用下法治疗急性热病具有启发意义,也体现了大承气汤"大无不该,主承通体火热"之义。

如卒中,不可为期矣。附余曾玉阶曰:"三部脉皆平,则病脉外之悍气,确乎不易,非吾师灵心慧眼,恶能看出。"①

下利,脉迟而滑者,内实也。利未欲止,当下之,宜大承气汤。

上文病脉外之悍气而下利,此病肠胃之内实而下利也。下利,脉迟而滑者,肠胃内实也。虽利未欲止,更当下之,宜大承气汤,所谓通因通用也。

问曰:人病有宿食者,何以别之? 师曰:寸口脉浮而大,按之反涩,尺中亦微而涩,故知有宿食,当下之,宜大承气汤。

合下两节皆言宿食,此节凭脉,下节凭证也。寸以候阳,寸口脉浮而大,阳气盛也。按以候里,尺以候阴,按之反涩,尺中亦微而涩,里气留滞,阴气不和也。故知内有宿食,当下之,宜大承气汤上承阳盛之气、下泻留滞之邪而阴气自和矣。

下利,不欲食者,以有宿食故也,当下之,宜大承气汤。

夫胃为水谷之海,大肠为传道之官,食已而便,便已而食。今下利,不欲食者,以有宿食在胃中故也,亦当下之,宜大承气汤。

下利差后,至其年月日复发者,以病不尽故也,当下之,宜大承气汤。

此经脉受邪,内通肠胃,下利复发,亦当下之而愈也。《四时刺逆从论》曰:"春者,天气始开,地气始泄,冻解冰释,水行经通,人气在脉。夏者,经满气溢,孙络受血,皮肤充实。长夏者,经络皆盛,内溢肌中。秋者,天气始收,腠理闭塞,皮肤引急。冬者盖藏,血气在中,内著骨髓,及于五脏。"是人气随四时之生长收藏出入于经络脏腑,一岁之中，外内环转。如邪留于经脉，至其年月日，正气复行至伏邪之处，邪正相遇而下利复发者，以病不尽故也，亦宜大承气汤下之，上承经脉之邪，下从肠胃而出^①。

下利，脉反滑，当有所去，下之则愈，宜大承气汤。

合下两节皆内实宜下，此节凭脉，下节凭证也。滑者，往来流利如珠，有诸内而形诸外也。下利内虚，脉反滑者，当有所去，下之则愈，宜大承气汤^②。

病腹中满痛者，此为实也，当下之，宜大承气汤。

腹中满痛，其病在里，既痛且满，此为实也，当下之，宜大承气汤，所谓通则不痛也。或问："急下乃上承悍热之气而下泄，用大承气汤宜已，宿食内实是肠胃燥结，何以不用小承气汤？"曰："大、小承气之治，《阳明篇》言之详矣。小承气汤，枳、朴生用，但主破泄，不用上承之芒硝，止用下行之大黄，以攻燥屎。大承气汤，枳、朴炙用，臭香益胃，芒硝上承，大黄下泄，今宿食内实，是中土留滞，胃气不和，枳、朴炙香能醒胃气，芒硝上承能行土滞，醒胃行滞，自宜大承气汤明矣。且通篇下证，皆非伤寒所致，益伤寒之当下已列于三阳三阴篇中，此则不止是三阳三阴，出在诸可与不可与中，观下文举伤寒而论其后，义可见矣。"^③

伤寒后，脉沉。沉者，内实也。下解之，宜大柴胡汤。

夫伤寒之当下已列于三阳三阴篇中，故上文言病言下利，至此则言伤寒后，虽举伤寒而论其后，所以示别也。伤寒后则大邪已去，正气外出。今脉沉者，正气不能外出，邪气内实也，故下解之，宜大柴胡汤，邪实从肠胃而解，正气从肌表而出也。愚按：《劳复篇》曰："伤寒差已后，更发热，小柴胡汤主之。脉浮者，以汗解之；脉沉实者，以下解之。"此言伤寒后者，亦属伤寒差后也；脉沉内

① 【临证薪传】

张氏认为下利至次年同一时令日期而复发的原因是：正气行至伏邪处，邪正相遇，而下利复发。此说有一定道理。

周期性腹泻原因较多，有邪在厥阴，可予乌梅丸；有邪在太阴，可予理中汤；邪在阳明，自当承气汤；亦有食物所致，治疗时须注意忌口。本条治以大承气汤，当余邪未尽，正气未虚，故宜攻下。

有注家认为此条下利指休息痢，亦可参。

② 【注文浅释】

张氏注"合下两节皆内实宜下，此节凭脉，下节凭证也"，简明扼要。但又认为"下利"属于内虚，自相抵牾。故《伤寒论译释》有"果属虚证，何兼攻下"之问。

③ 【医理探微】

《伤寒论译释》云："张氏设问讨论大小承气汤的运用区别，认为可下篇皆非伤寒所致，颇有见地。但谓小承气汤枳朴生用，与大承气汤枳朴炙用的作用不同，似亦有理，但《伤寒论》所载的小承气汤方，枳朴也是炙用并生用的说法，未知所据，抑系其本人经验。"

考《本草崇原》枳实条下云："仲祖本论，有大承气汤，用炙厚朴、炙枳实。小承气汤，用生厚朴、生枳实，生熟之间，有意砒焉。学者不可不参。"但《伤寒论印宗》小承气汤方下载枳朴炙用。可见小承气汤方枳实、厚朴生用之说当为张氏后期之经验。

实,宜大柴胡汤者,亦即"脉沉实,以下解之"之意也。

脉双弦而迟者,必心下鞕;脉大而紧者,阳中有阴也,可以下之,宜大承气汤。

此申明大承气汤之下,内而能外,降而能升,活泼而引申之,以终可下之义。脉双弦者,两手之脉,状如弓弦;迟者,一息三至。双弦而迟主邪气盛正气虚,故必心下鞕。脉大而紧者,阳气盛故脉大,寒邪盛故脉紧,大而紧主阳热外盛而寒邪内入,故阳中有阴也。夫心下鞕则土气内逆,阳中有阴则正邪相持,邪从内解而正从外出,故曰"可以下之,宜大承气汤"。夫合脉证而论,皆不当下,今曰"可以下之"者,言气机环转内而后外、降而后升,即欲下之亦无不可,所谓圆通之士,方可言医,故为活泼引申之说,此天运旋转之元机,治道神明之通变也。[①]

《霍乱》至《汗》《吐》《下》计九十三证。合六篇,共四百七十四证,一百一十三方,今将汤方开列于后:

桂枝汤　桂枝加葛根汤　桂枝加附子汤

桂枝去芍药汤　桂枝去芍药加附子汤　桂枝麻黄各半汤

桂枝二麻黄一汤　桂枝去桂加茯苓白术汤　桂枝二越脾一汤

甘草干姜汤　芍药甘草汤　葛根汤

葛根加半夏汤　葛根黄芩黄连汤　麻黄汤

大小青龙汤　桂枝加厚朴杏仁汤　干姜附子汤　桂枝加芍药生姜人参新加汤　麻黄杏仁甘草石膏汤　桂枝甘草汤

茯苓桂枝甘草大枣汤　厚朴生姜甘草半夏人参汤　茯苓桂枝白术甘草汤

芍药甘草附子汤　茯苓四逆汤　五苓散

① **【临证薪传】**

张氏认为:从脉证而言"脉双弦而迟,心下鞕"主邪气盛,正气虚;"脉大而紧"属于阳热"外盛而寒邪在内",二者皆不可下。仲景认为可用大承气汤攻下,是"气机环转内而后外、降而后升,即欲下之亦无不可,所谓圆通之士,方可言医,故为活泼引申之说,此天运旋转之元机,治道神明之通变也",即属于变法,临床应当结合实际病情,可以考虑采用攻下之法使"邪从内解而正从外出"。

张注体现了仲师知常达变、灵活变通之思想。当然,攻下并非一定使用大承气汤,后世吴鞠通治疗温病的"五承气汤"正是这种灵活变通思想的体现。

茯苓甘草汤　栀子豉汤　栀子甘草生姜豉汤

栀子厚朴干姜汤　禹余粮丸　大小柴胡汤

小建中汤　柴胡加芒硝汤　桃核承气汤

柴胡加龙骨牡蛎汤　桂枝去芍药加蜀漆牡蛎龙骨救
逆汤

桂枝加桂汤　桂枝甘草龙骨牡蛎汤　抵当汤丸

大陷胸丸　大小陷胸汤　文蛤散

白散　柴胡桂枝汤　柴胡桂枝干姜汤

十枣汤　半夏附子泻心汤　生姜甘草泻心汤

大黄黄连泻心汤　赤石脂禹余粮汤　旋覆代赭汤

桂枝人参汤　瓜蒂散　黄芩汤

黄芩加半夏生姜汤　黄连汤　桂枝附子汤

桂枝附子去桂加白术汤　甘草附子汤　炙甘草汤

上方载《太阳篇》。

调胃承气汤　大小承气汤　白虎汤

白虎加人参汤　猪苓汤　蜜煎土瓜根猪胆汁导方
茵陈蒿汤　麻仁丸　栀子檗皮汤

麻黄连轺赤小豆汤

上方载《阳明篇》。

桂枝加芍药大黄汤

二方载《太阴篇》。

麻黄附子细辛甘草汤　黄连阿胶汤　附子汤

桃花汤　吴茱萸汤　猪肤汤

甘草汤　桔梗汤　苦酒汤

半夏散及汤　白通汤　白通加猪胆汁汤

真武汤　通脉四逆汤　四逆散汤

上方载《少阴篇》。

乌梅丸　当归四逆汤　麻黄升麻汤

当归四逆加吴茱萸生姜汤　干姜黄连黄芩人参汤
白头翁汤

上方载《厥阴篇》。

四逆加人参汤

理中丸汤　通脉四逆加猪胆汁汤　烧裈散　枳实栀
子汤　牡蛎泽泻散　竹叶石膏汤

上方载《霍乱》《易复》篇。

一百十三方终。

伤寒论

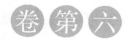

钱塘　张志聪隐庵　注释
同学　高世栻士宗　纂集

辨脉法

问曰：脉有阴阳者，何谓也。答曰：凡脉大、浮、数、动、滑，此名阳也；脉沉、涩、弱、弦、微，此名阴也。凡阴病见阳脉者生，阳病见阴脉者死。

此辨脉法之大纲也，脉之大体不离阴阳，阳脉、阴脉其名不一，揆其大要，凡大、浮、数、动、滑五脉，此名阳也；沉、涩、弱、弦、微五脉，此名阴也。夫诊脉而别阴阳，非为脉也，为病也，凡阴病见阳脉得阳盛生长之气，故主生；凡阳病见阴脉得阴寒消索之气，故主死。凡病皆然，不独伤寒也[①]。高子曰："大、浮、数、动、滑五脉为阳，沉、涩、弱、弦、微五脉为阴，举其大概而论三阳三阴也。夫阳明脉大，太阳脉浮，少阳脉数，少阳之初阳上合阳明，其脉则动，少阴之癸水上合阳明，其脉则滑，以三阳论五脉者如此；又太阴脉沉，少阴心血虚其脉涩，少阴肾精虚其脉弱，厥阴肝虚其脉则弦，不得少阳中见之气其脉则微，以三阴论五脉者如此。合通篇脉法，其中更有缓脉、紧脉、迟脉、濡脉、结脉、促脉、芤脉、革脉，脉类虽多，皆可以阴阳而意会之也。"

问曰：脉有阳结阴结者，何以别之。答曰：其脉浮而

① **【注文浅释】**
张氏认为诊脉别阴阳的目的是诊察疾病。凡阴病见阴脉得阳盛生长之气，主生；阳病见阴脉得阴寒消索之气，主死。此阴病指寒盛或阳虚之病。阳病指热盛或阴虚之病。脉象是外邪作用于人体的反映，阳脉代表正气较充盛，能抵抗外邪；阴脉代表正气不足，抵抗外邪能力相对较弱。故张氏认为"凡病皆然，不独伤寒"，境界高远。

数，能食，不大便者，此为实，名曰阳结也。期十七日当剧。其脉沉而迟，不能食，身体重，大便反鞕，名曰阴结也。期十四日当剧。

合下两节，首节言阳结、阴结，谓阴阳之气各不相通；下节言阴虚则阳盛、阳虚则阴盛而彼此相通也。夫脉始于足少阴肾，主于手少阴心，生于足阳明胃，心主神气内虚，则阴阳、上下不相交济而为阳结、阴结矣。浮数为阳脉，能食、不大便为阳证，以阳证而得阳脉，故此为实，名曰阳结也。阳结者，阳气自结不得阴气以相资也。剧甚也，期十七日当剧者，一日太阳，十七日当少阴主气之期，阳气固结，少阴三主气而不能上济则当剧矣。此心主神气内虚，少阴之气不上交于阳，而为阳结者如此。其脉沉而迟，阴脉也。不能食、身体重，阴证也。夫阴证当下利，今大便反鞕，乃阴气自结而不得阳气以相资也。期十四日当剧者，一日太阳，十四日当阳明主气之期，阴气固结，阳明三主气而不能下济，则当剧矣。此心主神气内虚，阳明之气不下交于阴，而为阴结者如此。[1]

问曰：病有洒淅恶寒而复发热者，何？答曰：阴脉不足，阳往从之；阳脉不足，阴往乘之。曰：何谓阳不足？答曰：假令寸口脉微，名曰阳不足，阴气上入阳中，则洒淅恶寒也。曰：何谓阴不足？答曰：假令尺脉弱，名曰阴不足，阳气下陷入阴中，则发热也。

此言阴阳彼此从乘，而不同于阳结、阴结也。恶寒者，寒病也，寒病属于阴；发热者，热病也，热病属于阳。今洒淅恶寒而复发热，是寒热相兼，阴阳交胜，故阴脉不足，阳往从之而发热；阳脉不足，阴往乘之而恶寒。夫阳脉、阴脉数之可十，推之可百，今但举寸尺，故曰"假令寸口脉微，名曰阳不足，阴气上入阳中，则洒淅恶寒"，乃阳

[1]【注文浅释】
张氏根据脉象"始于足少阴肾，主于手少阴心，生于足阳明胃"，认为心主神气内虚，则阴阳上下不相交济而为阳结、阴结矣。浮而数，能食，不大便，为阳热盛、阴不足，大便秘结不通为阳结；脉沉而迟，不能食，身体重，大便反鞕，为阴寒盛、阳不足，大便秘结不通为阴结。

对于病情预后的推断，张氏依据传经日期及阴阳互济关系认为：十七日当少阴三传主气之期，为少阴之阴气不能上交于阳；十四日当阳明三传主气之期，阳明之气不能下交于阴。张注拘于旧说，未有发明。

虚恶寒也；"假令尺脉弱，名曰阴不足，阳气下陷入阴中，则发热"，乃阴虚发热也。

阳脉浮阴脉弱者，则血虚。血虚则筋急也。

合下三节以血气而论脉也，夫气为阳，血为阴，故阳脉浮阴脉弱者，则血虚，血虚则筋无所养，故筋急也。或问："阳脉、阴脉属寸尺耶？属浮沉耶？"愚曰："阴阳者，有名无形，不可胜数，会悟其旨，贯通于脉，触类引申，无非阴阳，若必居一于此，则吾岂敢？"①

其脉沉者，荣气微也；其脉浮而汗出如流珠者，卫气衰也。

此以荣气、卫气而论脉之浮沉也。夫脉沉为阴，脉浮为阳，故其脉沉者，荣气内微也；其脉浮而汗出如流珠者，卫气外衰也。

荣气微者，加烧针，则血留不行，更发热而躁烦也。

上文论荣卫之气，此节申明荣主血而卫主气也。荣气微者，承上文而言也，复加烧针伤其经脉，则血留泣而不行，阴虚阳无所附，更发热而躁烦也。承上文而申言荣主血，则知卫之主气矣。

脉蔼蔼，如车盖者，名曰阳结也。

合下五节承上文阳结、阴结，阳气虚微、阴血不足之意，谓有是证，必有是脉，故为效象形容以言脉也。脉蔼蔼，如车盖者，柔软、摇荡、虚浮于上，不能内归于阴，故名曰阳结也。②

脉累累，如循长竿者，名曰阴结也。

脉累累然，如循长竿之节，弦坚而涩，不能上达于阳，故名曰阴结也③。此拟脉象而申明上文之阳结、阴结者如此。

脉瞥瞥，如羹上肥者，阳气微也。

① **【注文浅释】**
张氏认为"阳脉浮阴脉弱"为血虚。而对于"阳脉浮阴脉弱"的含义则通过设问"阳脉、阴脉属寸尺耶？属浮沉耶？"，指出贵在会悟其旨，触类引申。即从位置而言：阳脉浮指寸脉浮，阴脉沉指尺脉沉。如从脉势而言，轻取脉浮数，重按脉沉弱。

② **【注文浅释】**
张氏认为"蔼蔼"指柔软、摇荡、虚浮于上，意指虚浮无根之脉，与前文阳结"脉浮而数"相矛盾。
蔼蔼：本指草木茂盛之象，此指脉象盛大之貌。形容脉浮数中带有上拥之势。
效象：摹仿，仿效。

③ **【注文浅释】**
累累：接连成串。循长竿之节：形容沉迟中带有涩滞不畅之象。即沉迟带有涩象，是阴结的脉象。

①【注文浅释】

瞥瞥（piē）：闪烁不定，飘忽浮动之意。羹上之肥：指肉汁上漂浮的油脂。形容脉浮无根之象。

②【注文浅释】

绵绵：微细、微弱之意。泻漆之绝：状如倒漆之时，最后一滴漆汁下落之态。张注"头大而末小"，更易领会。

③【注文浅释】

《素问·平人气象论》云："人一呼脉再动，一吸脉亦再动，呼吸定息，脉五动，闰以太息，命曰平人。"张氏据此解释结脉与代脉的区别，便于临床掌握运用。

脉瞥瞥然，如羹上之肥，浮泛于上，难以寻按，故曰阳气微也。①

脉萦萦，如蜘蛛丝者，阳气衰也。

脉萦萦然，如蜘蛛之丝，细而极微，难以把握，故曰阳气衰也。此拟脉象而申明上文之寸口脉微、尺脉弱，并荣气微、卫气衰者如此。

脉绵绵，如泻漆之绝者，亡其血也。

脉绵绵然，如泻漆之绝，头大而末小②，此阳气外越，阴血内虚不和于阳，故曰"亡其血也"。此拟脉象而申明上文之血虚筋急、血留不行者如此。

脉来缓，时一止复来者，名曰结。脉来数，时一止复来者，名曰促。脉阳盛则促，阴盛则结，此皆病脉。

合下三节，首节言阳盛则促、阴盛则结；次节言阴阳相搏，其脉则动；末节言阴阳同等，其脉则缓也。脉来缓者，一呼一吸不及四至也。时一止者，暂有停止不相续也；复来者，暂一止而复来也。此缓而时止，乃阴气有余，阳气不足，故此名为结脉。脉来数者，六至为数，亦时一止复来者，乃阳气有余，阴气不足，故此名为促脉③。夫阴虚阳盛则促，阳虚阴盛则结，故曰"此皆病脉"。

阴阳相搏，名曰动。阳动则汗出，阴动则发热，形冷、恶寒者，此三焦伤也。若数脉见于关上，上下无头尾，如豆大，厥厥动摇者，名曰动也。

阴阳相搏，名曰动者，言阴阳皆盛，两相搏激而为动脉也。两相搏激必有后先，若阳气先动而搏阴则汗出，阴气先动而搏阳则发热。若阳动无汗，阴动无热，但形冷、恶寒者，乃三焦阳热之气不能外出以温肌肉、充皮肤，故曰"此三焦伤也"。夫有动脉之义，必有动脉之形，若数脉见于关上，上下无头尾，如豆大，厥厥动摇者，名曰动也。

此因动脉之义而更为效象形容者如此。^①

阳脉浮大而濡，阴脉浮大而濡，阴脉与阳脉同等者，名曰缓也。

浮大，阳也。浮大而濡，则阳中有阴。阳脉如是，阴脉亦如是，阴脉与阳脉同等，故名曰缓也。缓者，和缓舒徐，不数、不动、不结、不促，非不及四至之谓也^②。

脉浮而紧者，名曰弦也。弦者状如弓弦，按之不移也。脉紧者，如转索无常也。

合下二节，申明弦脉有虚实之不同，而其体皆劲急，故此节以弦脉合紧脉，下节以弦脉合革脉也。脉浮而紧者，弦脉之象，故名曰弦也。弦者状如弓弦之劲急，虽按之而不移，所以申明浮紧名弦之义也。若但紧者，如转索之无常，非若弓弦之一线。此言正气受邪，其脉则弦，弦脉似紧而究不同于紧脉者如此。

脉弦而大，弦则为减，大则为芤。减则为寒，芤则为虚。寒虚相搏，此名为革。妇人则半产、漏下，男子则亡血、失精。

此言正气自虚，其脉弦大，弦减大芤，而究同于革脉也。脉弦而大者，正气自虚也，故弦则为气减，大则为脉芤，气减则为寒，脉芤则为虚，寒虚相搏，此名为革。革者，外劲内空，如按鼓革。妇人脉革则半产、漏下，男子脉革则亡血、失精。此弦减大芤，而致精血两虚者如此。^③

问曰：病有战而汗出，因得解者，何也？答曰：脉浮而紧，按之反芤，此为本虚，故当战而汗出也。其人本虚，故当发战。以脉浮，故当汗出而解也。若脉浮而数，按之不芤，此人本不虚；若欲自解，但汗出耳，不发战也。

合下七节皆言病解，此节言战而汗出，病因得解，又申明本虚则战，不虚则但汗出也。脉浮而紧，邪正相持之

①【注文浅释】
张氏抓住动脉的本质，开始便提出动脉是"阴阳皆盛，两相搏激"，即阴气与阳气相互搏击，言简意赅。

②【注文浅释】
张氏用"不数、不动、不结、不促，非不及四至之谓也"注解缓脉不是跳动慢，而是和缓之意，清楚明白。

③【注文浅释】
弦则为减：弦而中取无力，为阳虚，阳虚则生内寒。本条言虚，上文脉浮而紧为实。
大则为芤：大而中取无力为芤，为血虚。
革脉：弦芤并见，浮大且劲急有力。即举之有力，按之不足，状若鼓革，外急中空。

脉也。脉紧则按之当实，今按之反芤，芤则为虚，故云"此为本虚"，本虚故当战而汗出也。夫本虚但当发战，不能汗解，故申言其人本虚，故当发战，以脉兼浮，故当汗出而解也。夫脉非但浮，浮而芤也，故设言若脉浮而数，按之不芤，此人本不虚，若欲自解，但汗出耳，不发战也①。

问曰：病有不战而汗出解者，何也？答曰：脉大而浮数，故知不战汗出而解也。

此节言不战而汗出，病得解也，上文言"脉浮而数"，此言"脉大而浮数"，同一义也。

问曰：病有不战、不汗出而解者，何也？答曰：其脉自微，此以曾经发汗、若吐、若下、若亡血，以内无津液，此阴阳自和，必自愈，故不战、不汗出而解也。

此节言不战、不汗出而病得解也。其脉自微，气血本虚也。此以曾经发汗、若吐、若下、若亡血者，言未病之先或始病之初，曾有发汗、吐、下、亡血之证。以内无津液，故其脉自微。其脉虽微，非关病过，故言此阴阳自和，亦必自愈，所以不战、不汗出而解者，以此故也②。

问曰：伤寒三日，脉浮数而微，病人身凉和者，何也？答曰：此为欲解也，解以夜半。脉浮而解者，濈然汗出也；脉数而解者，必能食也；脉微而解者，必大汗出也。

此言伤寒三日，少阳内外枢转而病解也。伤寒三日，乃少阳主气之期。脉浮数者，病在阳也。浮数而微，则得阴气以和之，且身凉和，故曰"此为欲解也"。夜半乃阴尽之时，以阳得阴则解，故解以夜半。又申明脉浮而解者，少阳枢转从外，故濈然汗出也。濈然者，微微外注也。若脉数而解者，少阳三焦气盛，故必能食。能食者，三焦和也。若脉微而解者，少阳之气内入于阴，故必大汗出也。大汗者，阳加于阴而为汗也。夫六篇中论邪病、论治

① 【医理探微】

张氏认为本条及以下七节，都是说明病解的机制。本条说明战汗病解的原因。脉浮紧或浮数均为邪盛于表。按之反芤，则为里虚，正气虚而不甚，正邪相争，可发生战汗。如果按之不芤，正气旺盛，正能胜邪病，可随汗出而解。

② 【医理探微】

张注"脉自微"是气血本虚，即在未病之先或得病之初，曾有发汗、吐、下、亡血之证，因而"脉微"与是否感受病邪无关，即未感受外邪，或感外邪但邪气轻微皆可见。张注符合仲景原旨。

所谓"阴阳自和，亦必自愈，故不战、不汗出而解"，示人不可再用汗、吐、下之法，但可根据气血虚弱的具体情况，调和气血，气血调和则病自愈。张氏此注略简，词义亦含糊，易引起歧义。

法，故皆言发汗而解；《辨脉篇》论正气、论脉体，故皆言自汗而解。①

问曰：脉病，欲知愈未愈者，何以别之？答曰：寸口、关上、尺中三处，大小、浮沉、迟数同等，虽有寒热不解者，此脉阴阳为和平，虽剧当愈。

此言三部脉平而病解也。

师曰：立夏，得洪大脉，是其本位。其人病，身体苦疼重者，须发其汗；若明日身不疼不重者，不须发汗；苦汗濈濈自出者，明日便解矣。何以言之，立夏得洪大脉，是其时脉，故使然也。四时仿此。

此言得四时之旺脉而病解也。

问曰：凡病欲知何时得？何时愈？答曰：假令夜半得病，明日日中愈；日中得病，夜半愈。何以言之？日中得病，夜半愈者，以阳得阴则解也；夜半得病，明日日中愈者，以阴得阳则解也。

此言阴得阳，阳得阴而病解也。

寸口脉浮为在表，沉为在里，数为在腑，迟为在脏。假令脉迟，此为在脏也。

合下四节，言心主之神机彻上、彻下、彻内、彻外，故上举脉之寸口，下举足之趺阳，以论神机之升降出入也。寸口脉浮为在表者，言寸口脉浮，主神机外行于肤表；沉为在里者，言寸口脉沉，主神机内入于中土；数为在腑者，言寸口脉数，主神机在六腑之阳；迟为在脏者，言寸口脉迟，主神机在五脏之阴。又曰"假令脉迟，此为在脏"者，言神机不仅见于寸口，不过假寸脉之迟，以明神机之在脏，而在表、在里、在腑亦犹是也。

趺阳脉浮而涩，少阴脉如经者，其病在脾，法当下利。何以知之？若脉浮大者，气实血虚也。今趺阳脉浮而涩，

①【注文浅释】
张氏根据"少阳为枢"理论注解本条。"脉浮而解，濈然汗出"是少阳枢转从太阳而解；"脉数而解，必能食"是少阳枢转从阳明而解；"脉微而解，大汗出"是少阳枢转从少阴而解。阳加于阴，故大汗而出。

故知脾气不足，胃气虚也。以少阴脉弦而浮，才见此为调脉，故称如经也。若反滑而数者，故知当屎脓也。

此言少阴如经则神机内转，而病在趺阳之脾胃也。趺阳者，足阳明冲阳之脉动于足趺，故名趺阳。趺阳脉浮而涩，则土气不和。少阴脉如经者，则神机自转。其病在脾，病在于脾，故法当下利。又设言若脉浮大者，乃阳明土气实而少阴精血虚也。今趺阳脉浮而涩，故知脾气之不足，胃气之内虚，而病趺阳之脾胃也。夫所谓如经者，以少阴脉弦而浮，得春生上达之象，故称如经之调脉，而神机自转。若脉不弦而浮，反滑而数，则少阴君火之气留滞于内，不能循经出入，故知当屎脓也。屎脓者，火热之气内伤经脉也。[①]

寸口脉浮而紧，浮则为风，紧则为寒。风则伤卫，寒则伤荣。荣卫俱病，骨节烦疼，当发其汗也。

上文假寸脉之浮、沉、迟、数，以明神机之外应，此言寸脉浮紧，荣卫受邪，而神机不能外应也。寸口脉浮而紧，浮者阳脉也，风者阳邪也，故浮则为风；紧者阴脉也，寒者阴邪也，故紧则为寒。风邪为阳，故风则伤卫；寒邪为阴，故寒则伤荣。荣卫俱病，则神机不能从骨节而外出于皮毛，故骨节烦疼，当发其汗则神机外应，而风寒之在荣卫者，亦藉汗出而外解矣。愚按：仲祖撰论，汇节分章各有照应，并非散叙平铺。如此章四节，两举寸口、趺阳所以明神机之出入，上节举表里、脏腑以明神机之外应，此节举荣卫、骨节以明神机之不能外应，故曰"骨节烦疼，当发其汗"，言邪气去则神机旋转，可从骨节而外应于皮毛之意。后人不参旨义，谓风必伤卫、寒必伤荣，欲以一言而该全论，不思寒亦可以伤卫，风亦可以伤荣，不思既在荣卫，何以复病骨节，既病骨节，何以复当发汗？只袭糟粕而亡神理,致本论之终于蒙蔽也。门人曹自玉因愚言而请曰:"先生开讲本论,发前人所未发,精义入神,至真至妙,第此章论神机出入,何所据焉?"愚曰:"试思在表、在里、在腑、在脏,何者在焉?是必神机之旋转矣。"自玉抚掌叹曰:"诚哉!精义入神,至真至妙也!鄙意谓风寒之邪在表、在里、在腑、在脏,今荷师教,因思风寒之邪既如是之在矣,何以又云风则伤卫、寒则伤荣,若表里、脏腑、荣卫皆可伤也,后人亦不当泥定风伤卫、寒伤荣矣。不探其原,只泥其语,一人倡之,千百人和之,害滋大矣!使成无己在今日,亦当佩服师言而易其说。"①

趺阳脉迟而缓,胃气如经也。趺阳脉浮而数,浮则伤胃,数则动脾,此非本病,医特下之所为也。荣卫内陷,其数先微,脉反但浮,其人必大便鞕,气噫而除,何以言之?本以数脉动脾,其数先微,故知脾气不治,大便鞕,气噫而除。今脉反浮,其数改微,邪气独留,心中则饥,邪热不杀谷,潮热发渴,数脉当迟缓,脉因前后度数如法,病者则饥。数脉不时,则生恶疮也。

上节言少阴脉如经,则神机内转,病在趺阳之脾胃;此言胃气如经则脾胃无病,荣卫内陷而致少阴神机之病也。趺阳脉迟而缓,则土气柔和,故曰"胃气如经也"。若趺阳之脉不缓而反浮,不迟而反数,浮而为虚,故浮则伤胃,数为热,故数则动脾。夫曰伤胃、曰动脾,此非脾胃之本病,必治之失宜,故曰"医特下之所为也"。夫下之则荣卫之气不能外行肌表,故荣卫内陷而致神机之逆也。又申明所以致荣卫内陷者,其数先微而脾脉不和,脉反但浮而胃脉不和,其人必大便鞕则病在胃,气噫而除则病在脾也。何以言之者,言脾胃本无病,今何以言其病,故又为反复申明之。夫数则动脾,故曰"本以数脉动脾",今其数先微,故知扣脾气之不治也,故知大便之鞕也,故知气噫而除也。今脉既反浮而胃脉不和,其数既改微而脾脉不和,夫脉主于手少阴心,脾胃之脉不和,故邪气独留于脉。心中则饥者,心主脉也。邪气者,邪热也,邪热故不杀谷,所以心中则饥而少阴火热内盛也。潮热者,脾病也,发渴者,胃病也,此非脾胃之本病,荣卫内陷,邪热留心而致脾胃之病。又推言数脉当迟缓之时,胃气如经,是脉因前后度数如法,今病者则饥,乃因数脉不时之故。夫数脉不时,则火热内逆,故生恶疮,此少阴神机之所以致病也。由是而知脾胃无病,因荣卫内陷致少阴神机之病,而及于脾胃者如此。①

师曰:病人脉微而涩者,此为医所病也。大发其汗,又数大下之,其人亡血,病当恶寒,后乃发热,无休止时。夏月盛热,欲着复衣,冬月盛寒,欲裸其身,所以然者,阳微则恶寒,阴弱则发热。此医发其汗,使阳气微,又大下之,令阴气弱。五月之时,阳气在表,胃中虚冷,以阳气内微,不能胜冷,故欲着复衣;十一月之时,阳气在里,胃中烦热,以阴气内弱,不能胜热,故欲裸其身。又阴脉迟涩,故知亡血也。

合下两节皆言汗、下宜慎之意,此言汗、下失宜,阴血内虚而脉微涩也。病人脉微而涩,阴血虚也。医大发汗,又数大下,其人亡血,夫亡血阴虚,阳无所守,故病当恶寒,后乃发热,无休止时。其恶寒也,虽夏月盛热,而欲着复衣,寒之极矣;其发热也,虽冬月盛寒,而欲裸其身,热之极矣。所以致此者,乃阳微则恶寒,阴弱则发热。又申明所以阳微者,此医发其汗而使阳气微;所以阴弱者,此医又大下之而令阴气弱,所云汗、下失宜而为医所病者是也。夫夏月欲着复衣者,如五月之时,外阳内阴,故阳气

① 【医理探微】

张氏认为本条属于"脾胃无病,因荣卫内陷致少阴神机之病"。跌阳脉浮数是由于医误下后导致"荣卫内陷"。如果脉浮而数不明显,病人会出现"大便鞕,气噫而除"。为什么呢?因为"数脉动脾",病人数脉虽然不明显,但伴见"大便鞕,气噫而除",所以可以推知属于"脾气不治"。如果脉浮数甚,是由于少阴火热内盛,导致脾胃不和,故出现饥饿感。潮热是脾病,口渴是胃病,这些症状都是由于"邪热留心而致脾胃之病"。如果跌阳脉浮数转为迟缓,是治疗合乎法度,胃气恢复正常,故饥而能食。如脉数不变,则"火热内逆,故生恶疮"。

张注紧扣"脾胃无病,因荣卫内陷致少阴神机之病"的病机,义理尚清。但对"荣卫内陷,其数先微……故知脾气不治,大便鞕,气噫而除"的注解烦琐,且过于强调"脾胃无病",未得要领。

"邪热不杀谷"应指心火导致胃中虚火,不能消化食物,故饥而不欲食。如脾胃实热,当消谷善饥。

在表而胃中虚冷,五月一阴初生,以阳气内微,不能胜冷,故欲着复衣也;夫冬月欲裸其身者,如十一月之时,外阴内阳,故阳气在里而胃中烦热,十一月一阳来复,以阴气内弱,不能胜热,故欲裸其身也。所谓其人亡血者,通体脉微而涩,其阴脉又兼迟涩,故知亡血也。由是而知汗、下之宜慎矣。[①]

脉浮而大,心下反鞕,有热属脏者,攻之,不令发汗。属腑者,不令溲数,溲数则大便鞕。汗多则热愈,汗少则便难,脉迟尚未可攻。

此言太阳上合少阴心脏,下合膀胱水府,而汗、下宜慎也。脉浮而大,阳气浮而外盛也,浮大之脉,病为在表。今心下反鞕,太阳之气不能从胸出入矣。若有热属少阴心脏者,当攻下之,以泻心下之热,不令发汗而夺其心液也。有热属膀胱水府者,当发汗而运行于肤表,不令利小便而溲数,若溲数则津液去而大便鞕[②]。夫有热属脏,虽曰"不令发汗",然亦有汗多则热愈者;夫溲汗皆属水津,虽曰"溲数则水津去而大便鞕",然亦有汗少水津不去而便难者;夫有热属脏,虽曰"攻下之",然亦有脉迟尚未可攻下者。属脏、属腑所当慎其汗、下者如此。

脉浮而洪,身汗如油,喘而不休,水浆不下,形体不仁,乍静乍乱,此为命绝也。又未知何脏先受其灾,若汗出发润,喘不休者,此为肺先绝也。阳反独留,形体如烟熏,直视摇头者,此为心绝也。唇吻反青,四肢漐习者,此为肝绝也。环口黧黑,柔汗发黄者,此为脾绝也。溲便遗失,狂言,目反直视者,此为肾绝也。又未知何脏阴阳先绝,若阳气前绝,阴气后竭者,其人死,身色必青;阴气前绝,阳气后竭者,其人死,身色必赤,腋下温,心下热也。

此一节论死、绝之脉证。脉浮而洪,阳气驰也;身汗

① 【注文浅释】
张氏认为"脉微而涩"病机为阴血虚、阳无所守。其原因在于大汗、大下所致。其脉象特点是寸关尺通体微而涩,尺脉可见迟涩。

张氏在《黄帝内经素问集注·四气调神大论》中说:"春夏之时,阳盛于外而虚于内,秋冬之时,阴盛于外而虚于内。"故云:"五月之时,阳气在表,胃中虚冷,以阳气内微,不能胜冷,故欲着复衣;十一月之时,阳气在里,胃中烦热,以阴气内弱,不能胜热,故欲裸其身。"此注论点明确,论据充分,易于理解。

② 【注文浅释】
张氏认为:"属腑者,不令溲数,溲数则大便鞕。"此处指热在太阳膀胱水府,治宜发汗,使邪从表解,津液运行正常。如利小便,则邪未去而津伤,故大便硬。自成一说,可参。

如油，阴精泄也；喘而不休，真气脱也；水浆不下，中土败也；形体不仁，血气尽也；乍静乍乱，阴阳离也，此为命绝也。又未知何脏先受其灾，夫肺主气而主皮毛，若汗出发润，喘不休者，此阴液上脱，生气下竭，此为肺先绝也。心为阳中之太阳，下交于坎水，可相济而不可独留，今阳反独留，有阳无阴也；形体如烟熏，色不荣于身也；心脉上系于目，心系绝故直视；火炎上而阳气孤，故摇头，此为心绝也。唇吻者，脾之开窍，反受木克而色青；四肢者，肝血所养，血液亡而四肢絷习，此为肝绝也。脾色华于唇四白，环口黧黑者，土不制其水也；柔汗发黄者，土虚水溢，真色外陈，此为脾绝也。少阴肾脏下水上火，主神机出入，溲便遗矢，水气泄也；狂言，神气亡也；夫水之精、火之神共凑于目，目反直视，精神失也，精神失而水火离决，此为肾绝也。夫五脏者，主藏精、神、魂、魄、志、意者也，又未知何脏阴阳先绝，当验死后身色之青赤，青色为阴，故主阴气后竭；赤色为阳，故主阳气后竭。阳气、阴气者，神气、精气也。不曰"绝"而曰"竭"者，有余不尽之意，故腋下温，心下热也。愚按：仲祖本序云："神明消灭，变为异物。"今必青、必赤、腋下温、心下热者，神明不消灭也。夫心下者，神所聚；腋下者，气所出，言神气从此归天，此即凝聚为精、流行为气、妙用为神之义[①]。

寸口脉浮大，而医反下之，此为大逆。浮则无血，大则为寒，寒气相搏，则为肠鸣，医乃不知，而反饮冷水，令汗大出，水得寒气，冷必相搏，其人即𩨲噎同。

合下二节言寸口、趺阳之脉浮大而虚，医者不宜汗、下也。寸口脉浮大是为阳气有余，而医反下之以泄其阴，此为大逆。夫气浮于外则血虚于内，故浮则无血；阳大于外则阴乘于内，故大则为寒。夫在内之寒与在外之阳气相搏，则中土虚而为肠鸣，是浮大之脉不可下也。而浮大之脉亦不可汗，医乃不知血虚内寒，而但知阳气有余，反饮冷水令汗大出，则里气本寒而水得寒气，两冷相搏，阴盛阳衰，经气内阻，故其人即饲。饲者，微呃无声之谓。^①

趺阳脉浮，浮则为虚，浮虚相搏，故令气饲，言胃气虚竭也。脉滑，则为哕。此为医咎，责虚取实，守空迫血，脉浮、鼻中燥者，必衄也。

此言趺阳经气相搏而为饲，气虚则哕，经虚则衄，医者不宜汗、下也。趺阳者，阳明之胃脉也。趺阳脉浮，阳明经脉之不足也；浮则为虚，阳明胃气之不足也。浮虚相搏，经脉之浮、胃气之虚两相搏激，故令气饲。又申言所谓虚者，言胃气虚竭也，胃气虚竭而脉滑则为哕，聚而忽沉曰滑，呃而有声曰哕。此为医咎者，言经气皆虚而医汗、下之所致也。责虚取实者，当责其虚而取其实，取实者，下之之意也。守空迫血者，守空于内而迫其血，迫血者，汗之之意也。夫胃气虚则哕，经脉虚则衄，若趺阳脉浮而鼻中燥者，必衄也。

诸脉浮数，当发热而洒淅恶寒，若有痛处，饮食如常者，畜积有脓也。

合下两节，此节言从肌表而入于经脉，故云"畜积有脓"；下节言从经脉而出于肌表，故云"不能作汗"，以征经气相通之意。诸脉浮数者，概三部而言也。浮为在表，数为在肌，故当发热而洒淅恶寒。若从肌表而入于经脉，血气凝滞故有痛处。饮食如常者，胃气无伤。经脉受邪，故畜积有脓也。愚按：太阳脉浮，少阳脉数，少阳属三焦，通会元真于肌腠，故数为在肌。

脉浮而迟，面热赤而战惕者，六七日当汗出而解。反发热者，差迟。迟为无阳，不能作汗，其身必痒也。

① **【注文浅释】**

张氏认为：脉浮属于血虚气浮于外，脉大属于中土虚寒，阳气外浮。中土虚寒与外浮之阳气相互搏激，则发肠鸣。医不知此为虚寒，以为是阳气盛，反饮冷水，两冷相搏，阴盛阳衰，饮邪上逆，咽喉噎塞。此处张注妥切。

宋版《伤寒论》28条"寒气相搏"作"寒气相抟"，集聚之意。义长。

医乃不知：《敦煌残卷》中"乃"作"反"。可参。

脉浮而迟者,阳气盛而阴血虚也。面热赤而战惕者,阳气盛故热赤,阴血虚故战惕。六七日乃从阴出阳之期,故当汗出而解。至此不解,反发热者,阳气偏胜,不能即痉,故曰"差迟"。差迟者,为阳气外浮而不加于里阴。无阳者,里无阳也,盖阳加于阴谓之汗,无阳则阴无以化,故不能作汗,夫不能作汗则经脉不外通于肌表,故其身必痒也。一说"差"当作"又",言反发热者,所又在迟脉①。

寸口脉阴阳俱紧者,法当清邪中于上焦,浊邪中于下焦。清邪中上,名曰洁也;浊邪中下,名曰浑也。阴中于邪,必内栗也,表气微虚,里气不守,故使邪中于阴也。阳中于邪,必发热、头痛、项强、颈挛、腰痛、胫酸,所谓阳中雾露之气,故曰清邪中上,浊邪中下。阴气为栗,足膝逆冷,便溺妄出,表气微虚,里气微急,三焦相溷,内外不通,上焦怫郁,脏气相熏,口烂食龂也。中焦不治,胃气上冲,脾气不转,胃中为浊,荣卫不通,血凝不流。若卫气前通者,小便赤黄,与热相搏,因热作使,游于经络,出入脏腑,热气所过,则为痈脓。若阴气前通者,阳气厥微,阴无所使,客气内入,嚏而出之,声嗢咽塞,寒厥相逐,为热所壅,血凝自下,状如豚肝,阴阳俱厥,脾气孤弱,五液注下,下焦不阖,清便下重,令便数、难,脐筑湫痛,命将难全。

合下三节皆论湿邪,首节言湿邪中于上下,次节言湿邪在中,末节言水停晚发而其脉皆阴阳俱紧也。寸口脉阴阳者,概左右三部而言也,三部俱紧则上下受邪,故法当清邪中于上焦,浊邪中于下焦。上中雾露之邪,故名曰洁也;下中湿浊之邪,故名曰浑也。中上、中下俱属乎阳,若阴中于邪,内干五脏三阴之气,必内栗也,夫三阳之表气微虚,三阴之里气不守,故使邪中于阴也。如阳中于邪,必发热、头痛、项强、颈挛而邪于上,腰痛、胫酸而邪于

①【医理探微】
张氏认为本条"脉浮而迟"病机为"阳气盛而阴血虚"。六七日邪气从阴出阳,故汗出而解。如果病气不除,病人反发热,是由于阳气盛于外而虚于内,可出现病愈的日期延迟情况。邪郁于肌表,因而肌肤瘙痒。此证可以麻黄附子细辛汤主之。

下，盖三阳之脉皆上络于头面颈项，而下循于腰膝足胫，俱所谓阳中雾露之气，故曰清邪中上，浊邪中下也。若阴中于邪，在太阴则阴气为栗，阴气者，太阴之所主也；在厥阴则足膝逆冷，足膝者，厥阴之所主也；在少阴则便溺妄出，前阴者，少阴之所主也。三阳表气微虚，以致三阴里气微急，微急者，正微而邪急也，夫正气内微、邪气外急，是以三焦之气不能从内达外，而三焦相溷，内外不通。夫所谓三焦相溷者，如上焦怫郁，不得阴气以相滋，则脏真之火气相熏，故口烂食龂，断齿根也。食者，如日月之蚀而缺伤也。如中焦不治，则胃气不能与之外达而上冲，脾气不能为胃转输而为浊，夫荣气出于中焦而主血，是以荣卫不通而血凝不流。夫三焦相溷不言下焦者，脏气相熏从下焦而上熏也。夫所谓内外不通者，若卫气前通于外，则里气未和，是以小便赤黄，与热相搏，此里热之在气分也。若涉于经脉、脏腑，则因热作使，游行出入，热气所过，则为痈脓，此里热之在血分也。若阴气前通于内，在外之阳气厥微，夫阳在外阴之使也，厥微故阴无所使，阴不能使阳，故客邪之气内入于肺，嚏而出之，肺气虚矣；声嗢咽塞，心气虚矣；寒厥相逐于外为热所壅于内，则血凝自下而状如豚肝，肝气虚矣；脾为孤脏，中央土以灌四旁，今阴阳俱厥，灌溉无从，脾气孤弱而虚矣；肾主五液，从下而上，今五液注下，下焦不阖，肾气虚矣。五脏者，三阴之所属也，邪入三阴故清便下重，令便数、难，言大便清而复下重，令人便数而仍难，此正虚邪陷，故脐筑湫痛，土气败而三阴绝，是以命将难全。夫命将难全犹未即死，医误治之，丧无日矣。①

脉阴阳俱紧者，口中气出，唇口干燥，蜷卧足冷，鼻中涕出，舌上苔滑，勿妄治也。到七日以来，其人微发热，手

①【注文浅释】
张氏认为"寸口脉阴阳俱紧"，指寸关尺三部俱紧，是由于湿邪入侵肌表所致。无论是中上，还是中下，都是属于阳。如果三阳之气不足，三阴之气不能内守，湿邪入侵三阴，必然自觉体内寒冷。如果湿邪侵入三阴经，因三阳经脉皆上络于头面颈项，而下循于腰膝足胫，所以可出现发热、头痛、项强、颈挛、腰痛、胫酸等邪干人体上下的症状。如果邪中三阴，在太阴则内栗，在厥阴则足膝逆冷，在少阴则便溺妄出。正气内微而邪气外急，三焦之气不能从内达外。如上焦不通，阳气怫郁，火气相熏，可见口烂、齿根断；中焦不治，胃气上冲，脾气不通，浊气不降，荣卫不通而血凝不流。如果卫气先通，热在气分，游于经络，出入脏腑，小便赤黄，发为痈脓。阴气先通，阳气衰微，阴无所使，阴寒内盛，则嚏嚏、咽部噎塞。寒热壅塞，血凝自下。状如豚肝。脾为孤脏，中央土以灌四旁，今阴阳俱虚，灌溉无从，脾气孤弱；肾主五液，肾气虚衰，下焦不阖，则五液注下，大便清谷而下重，小便频数而涩滞脐部冷痛。土气败而三阴绝，病情危重。本条内容繁杂，张氏此注不仅晓畅明理，如将"食龂"释为"断齿根"，认为"食"通"蚀"，缺伤，准确易明；且医理亦多有发挥，如从三阳经脉的循行解释湿邪外袭诸证，容易掌握；从"上焦怫郁""中焦不治""下焦不阖"归纳三焦证候，理明辞达，多为后世医家所采用。

足温者,此为欲解;或到八日以上,反大发热者,此为难治。设使恶寒者,必欲呕也;腹内痛者,必欲利也。

此承上文之意而言浊邪在中也。脉阴阳俱紧者,浊邪在中,上下相持也。口者,脾之窍,胃脉挟口环唇,口中气出,唇口干燥,病伤脾胃也。土气不能旁达于四肢,故蜷卧足冷。太阴脾肺不交,故鼻中涕出。脾脉连舌本,散舌下,湿邪在内,故舌上苔滑。此邪干中土,病伤脾胃,非外感之邪,勿妄治也。到七日以来,其人微发热者,阳明土气自和也;手足温者,太阴土气自和也,故曰"此为欲解"也。或到八日以上,反大发热者,阳气外驰,非土气柔和之热,故曰"此为难治"。夫未到八日,而设使恶寒者,乃胃络外行于肌表,必欲呕也,呕则谷饪之邪从上出矣;腹内痛者,乃脾气内逆于中土,必欲利也,利则湿浊之邪从下出矣。[①]

脉阴阳俱紧,至于吐利,其脉独不解,紧去入安,此为欲解。若脉迟至六七日,不欲食,此为晚发,水停故也,为未解。食自可者,为欲解。病六七日,手足三部脉皆至,大烦而口噤不能言,其人躁扰者,必欲解也。若脉和,其人大烦,目重脸,内际黄者,此欲解也。重,平声。

此承上文之意,而言水停晚发,必土气强、经脉盛而后解也。脉阴阳俱紧,至于吐利,承上文而言也。"其脉独不解"三语,言虽吐利,必紧脉去而内始安、外始解。若紧去脉迟,至六七日,不欲食,恐中土内虚,湿邪晚发,水者,湿之类也,故曰"此为晚发,水停故也,为未解"。食自可者,土气强而水受制,为欲解。病至六七日,紧脉去而三部脉皆至,此经脉之气内盛也,大烦口噤不能言,其人躁扰者,此胃络、脾络皆从心脉而达于四肢,故必欲解。若紧去脉和,其人大烦,目重脸,内际黄,为经脉和而土色见于中央，目重睑者，眼包之下，位属中央，故为欲解，虽受湿浊之邪，不虑水停晚发矣。

脉浮而数，浮为风，数为虚，风为热，虚为寒，风虚相搏，则洒淅恶寒也。

合下三节，首节言风伤气，次节言热伤经脉，末节言寒伤形脏也，此言风伤气而表阳不和也。本篇云："诸脉浮数，当发热而洒淅恶寒。"故浮为风而属于热，数为虚而属于寒，风虚相搏则洒淅恶寒，言表阳之气为风邪所伤，而虚寒也[①]。

脉浮而滑，浮为阳，滑为实，阳实相搏，其脉数疾，卫气失度，浮滑之脉数疾，发热汗出者，此为不治。

此言热伤经脉，而阳气外亡也。脉浮而滑，浮为阳者，阳气盛也；滑为实者，阴气实也。阳实相搏，则阴阳皆盛，故其脉数疾，数疾则阳气盛、经脉伤，卫气失其循行之常度，故卫气失度。又申言浮滑之脉而兼数疾，则经脉血气乖错于内，其外发热汗出，则经脉之气不通于肌表，肌表之气不归于经脉，故曰"此为不治"。

伤寒咳逆上气，其脉散者死。谓其形损故也。

此言寒伤形脏而气无所归也。咳逆上气者，肺脏受邪，上下不通，表里不和也。夫肺朝百脉，其脉散者，诸经之气不能上归于肺也，故死。又申明所以致死者，谓其咳逆上气，形脏内损也[②]。

以上辨脉计四十则。

《辨脉法》终。

平脉法

辨，分别也。平，衡平也。篇名辨脉、平脉者以此。

①【注文浅释】

张注特别指出："表阳之气为风邪所伤，而虚寒。"说明"虚"字是正与邪相对而言，并非真正的虚弱。

②【注文浅释】

久咳导致肺脏损伤，肺损气无所归，故见散脉，仍病情处于危重阶段，非一般风寒外袭、寒饮犯肺之浮紧、弦紧脉可比，故称"死"。

上气：气壅于上，不得下行。

脉散：指浮散无根，轻按有分散零乱之感，中按渐空，重按则无之脉。主元气离散，胃气衰败，气血消亡，精气将绝。

问曰：脉有三部，阴阳相乘。荣卫血气，在人体躬。呼吸出入，上下于中，因息游布，津液流通。随时动作，效象形容，春弦秋浮，冬沉夏洪。察色观脉，大小不同，一时之间，变无经常，尺寸参差，或短或长。上下乘错，或存或亡。病辄改易，进退低昂。心迷意惑，动失纪纲。愿为具陈，令得分明。师曰：子之所问，道之根源。脉有三部，尺寸及关。荣卫流行，不失衡铨。肾沉、心洪、肺浮、肝弦，此自经常，不失铢分。出入升降，漏刻周旋，水下百(古本二)刻，一周循环。当复寸口，虚实见焉。变化相乘，阴阳相干。风则浮虚，寒则牢坚；沉潜水畜，支饮急弦；动则为痛，数则热烦。设有不应，知变所缘，三部不同，病各异端。太过可怪，不及亦然，邪不空见，中必有奸，审察表里，三焦别焉，知其所舍，消息诊看，料度脏腑，独见若神。为子条记，传与贤人。

此节乃平脉之总纲，言营卫血气有生始之根源，有循行之道路。三部上下应呼吸而呈象，浮沉迟数随四时以更张，脉度循环合漏刻，虚实变化审阴阳，究之衡铨不失、铢分不爽。所谓色脉者，上帝之所贵，先师之所传，非其人勿授，故曰"传与贤人"。按：水下百刻，古本系二刻。一周循环者，人身经脉合手足之六阳六阴与跷脉、督脉、任脉计长十六丈二尺，人一呼一吸为一息，一息则脉行六寸，一日十二时，子午二时每十刻，余俱八刻，则十二时共百刻，以合漏水之下，水下一刻，人一百三十五息，计脉行八丈一尺，水下二刻，人共二百七十息，则脉行十六丈二尺，周于身矣，此为小周也。一日一夜共五十周，所谓五十度而大周于身，计共一万三千五百息，漏水下百刻而脉行八百十丈，大周于身则营卫二气交相逆顺而行，行阳二十五度，行阴二十五度，总在此十六丈二尺之中，即所谓荣卫流行而不失衡铨之脉度也。①下文"呼吸者，脉之头"，盖言脉度之行，而又以人之呼吸为首，诊脉之道亦即呼吸出入而上下于中之义也。高子曰："感风寒湿热之病，而见浮沉牢数之脉，设有脉病不相应，当知变之所缘，世医但曰脉证不相应，不审其所以不应之缘，此为粗工，不明经义，故不知审变耳。"

师曰：呼吸者，脉之头也。初持脉，来疾去迟，此出疾入迟，名曰内虚外实也。初持脉，来迟去疾，此出迟入疾，名曰内实外虚也。

此言平脉准于呼吸，审其来去之迟疾，则知内外之虚实。夫脉者，周身经脉之气会聚于两手之寸关尺，因息而动，故曰"呼吸者，脉之头"，言以呼出吸入之气，而为脉之肇端也。初持脉者，所以平脉也。平脉者，犹秤物而得其平也。来疾去迟，此出疾入迟，出主外，疾主有余，是为外实；入主内，迟主不足，是为内虚，故名曰内虚外实也。若初持脉，来迟去疾，此出迟入疾，出主外，迟主不足，是为外虚；入主内，疾主有余，是为内实，故名曰内实外虚也。此平脉而得其内外之虚实也。愚按：脉度虽有去来，而诊脉之法，但诊其来，不诊其去，且来疾则去亦疾，来迟则去亦迟，今曰"来疾去迟""来迟去疾"者，盖以呼出为来，吸入为去，人病则呼吸长短不均，而有来去迟疾之各异，是以呼吸而为脉之头者如此②。

问曰：上工望而知之，中工问而知之，下工脉而知之，愿闻其说。师曰：病家人请云，病人若发热，身体疼，病人自卧。师到，诊其脉，沉而迟者，知其差也。何以知之？若表有病者，脉当浮大，今脉反沉迟，故知愈也。假令病人云，腹内卒痛，病人自坐。师到，脉之，浮而大者，知其差也。何以知之？若里有病者，脉当沉而细，今脉浮大，

---

① 【医理探微】

引自《灵枢·五十营》："岐伯答曰：天周二十八宿，宿三十六分；人气行一周，千八分，日行二十八宿。人经脉上下左右前后二十八脉，周身十六丈二尺，以应二十八宿，漏水下百刻，以分昼夜。故人一呼脉再动，气行三寸，一吸脉亦再动，气行三寸，呼吸定息，气行六寸；十息气行六尺，日行二分。二百七十息，气行十六丈二尺。气行交通于中，一周于身，下水二刻，日行二十五分。五百四十息，气行再周于身，下水四刻，日行四十分。二千七百息，气行十周于身，下水二十刻，日行五宿二十分。一万三千五百息，气行五十营于身，水下百刻，日行二十八宿，漏水皆尽，脉终矣。"

五十营是《灵枢》对人体内经脉长度、气血运行的一种认识模型，其主要内容是：经气运行的速度为每息 6 寸，人体一昼夜呼吸 13500 次，故经气昼夜共行 810 丈；经气运行于 28 脉之中，28 脉总长 16 丈 2 尺，一昼夜经脉之气在人体内运行 50 周次，故称"五十营"。

---

② 【注文浅释】

张氏认为"诊脉之法，但诊其来，不诊其去，且来疾则去亦疾，来迟则去亦迟"，所以条文中"来疾去迟""来迟去疾"是以呼出为来，吸入为去，从呼吸时脉搏的快慢来分析内外虚实。

故知愈也。

合下三节,首节言脉而知之,次节言问而知之,末节言望而知之。病家云发热、身体疼,病人云腹内卒痛,所谓问也,夫惟问之是以告之;病人自卧、病人自坐,所谓望也。然虽问、望,必以脉之沉迟、浮大为凭,所谓脉而知之者如此。①

师曰:病家人来请云,病人发热,烦极。明日师到,病人向壁卧,此热已去也。设令脉不和,处言已愈。设令向壁卧,闻师到,不惊起而盼视,若三言三止,脉之,咽唾者,此诈病也。设令脉自和,处言汝病大重,当须服吐下药,针灸数十百处。

病家人来请云,所谓问也,问而告之,知其病矣,故以发热、烦极之证而至向壁卧,则知热烦已解。以发热、烦极之证,师到当惊起盼视、出言不休、津液不和,今三言三止而咽唾,是为诈病,即诊其脉,不以脉凭,所谓问而知之者如此。

师持脉,病人欠者,无病也。脉之,呻者,病也。言迟者,风也。摇头言者,里痛也。行迟者,表强也。坐而伏者,短气也。坐而下一脚者,腰痛也。里实护腹,如怀卵物者,心痛也。强,去声。

师持脉者,犹言师但持脉而不问也。欠者,阳引而上,阴引而下,此阴阳自和,为无病也。呻者,气道不利故太息,以呻出之,此为病也。言迟为风者,风伤气,气机不捷则言迟也。摇头言为里痛者,人之声音由肾间之动气而发,里痛则苦于发声,故摇头言也。行迟为表强者,太阳主筋、主表,筋不柔和,表气强急,则行迟矣。坐伏为短气者,呼吸之气,发原在下,气短则上下不相接续,故坐而伏也。下一脚为腰痛者,腰之筋脉与髀骨相连,腰痛则脚不能俱伸，故坐而下一脚也。护腹心痛者，正虚于内，邪实于里，恐人按之，故护腹如怀卵物，乃心气不能转舒，故曰心痛也。此皆察人之神情得人之病机，虽持脉而不凭脉，所谓望而知之者如此。愚按：扁鹊望齐侯之色而知生死，华佗闻呻吟之声而取毒蛇，此望闻之神者矣。然二子咸得异术，能洞见五脏，湔浣肠胃，神异之术，父不能喻之子，师不得授之弟，是以后世无传焉。若本论之所谓望闻乃简而易，易而难，中庸之道也。闻声、望形得其病情，何异于洞见五脏？汤丸散剂切中肯綮，何异于剖腹、濯肠？仲祖之遗书，千古垂教之圣经也。曹氏曰："望闻之理，自古有之，乃以我之虚灵而照彼之病情也。"《脉要篇》云"视精明，察五色，观五脏有余不足，六腑强弱，形之盛衰，以此参伍，决死生之分"者是也。[①]

师曰：伏气之病，以意候之，今月之内，欲有伏气。假令旧有伏气，当须脉之，若脉微弱者，当喉中痛似伤，非喉痹也。病人云：实咽中痛，虽尔今复欲下利。

此一节言伏气发病，始则从阴出阳，既则从阳入阴也。伏气之病者，春之风气，夏之暑气，秋之湿气，冬之寒气，感之则潜匿于募原、肌腠之中，不形于脉，故当以意候之。今月之内，欲有伏气者，是以意候之也。如三春风盛，九夏暑盛，医者当知今月之内，时令太过，欲有伏气，感之则潜匿于形身而为伏气之病矣。假令旧有伏气，今时乃发，当须脉之，若脉微弱者，中土内虚风木之邪相克也。故当喉中痛似伤，喉者，天气也，痛似伤者，火气也，此伏邪从阴出阳也。非喉痹者，言非阴寒内闭之喉痹也。病人云实咽中痛者，喉主天气为阳，咽主地气为阴，先病喉痛，后病咽痛，是先病阳而后病阴也。虽尔今复欲下利者，言虽咽痛当复下利，所以申明咽主地气之意。伏气始

①【注文浅释】
前条强调望问切三诊合参，本条凭借单一望或闻诊断病情，自相矛盾，极不科学。原文过简，后世注文多望文生义，过于牵强，张注亦如此。

如"行迟者，表强也"，张注："太阳主筋、主表，筋不柔和，表气强急，则行迟矣。"风寒外袭可以引起行迟，试问老年气血不足、中风后遗症、外伤腰痛，哪一个不会导致行迟？故临床应当四诊合参，才能正确分析病情。

"今月之内,欲有伏气",张氏认为是伏气感受之时,即当季时令太过,感邪后潜匿于体内而为伏气之病。

对脉微弱、喉中痛下利的病机:张氏认为是"中土内虚,风木之邪相克"。喉痹是厥阴伏火,脉微、下利是中土本虚,肝风乘脾土,本条属于肝旺脾虚、上热下寒之证,临床并不鲜见。张氏此注言之有理,自成一说。

病则从阴出阳,既病则从阳入阴者如此。^①

问曰:人恐怖者,其脉何状? 师曰:脉形如循丝,累累然,其面白脱色也。

合下三节言脉起于肾、生于胃而主于心也,此节言脉起于肾。人恐怖则肾气伤,肾气伤则精不上交于心,故脉形如循丝之微而累累然,其面白脱色而不光荣也。

问曰:人不饮,其脉何类? 师曰:脉自涩,唇口干燥也。

此节言脉生于胃。《经》云:"谷入于胃,脉道乃行;水入于经,其血乃成。"人不饮者,胃气虚也,胃虚故脉自涩,津液内竭不荣于唇口,故唇口干燥也。

问曰:人愧者,其脉何类? 师曰:脉浮,而面色乍白乍赤。

此节言脉主于心。心之所藏者,神也。人愧则神气消阻,故脉浮。浮者,虚浮也。心气内歉,故面色乍白乍赤。乍白乍赤者,恍惚而无定也。

问曰:经说,脉有三菽、六菽重者,何谓也? 师曰:人以指按之,如三菽之重者,肺气也;如六菽之重者,心气也;如九菽之重者,脾气也;如十二菽之重者,肝气也;按之至骨者,肾气也。假令下利,寸口、关上、尺中,悉不见脉,然尺中时一小见,脉再举头者,肾气也。若见损脉来至,为难治。

合下两节,以五脏五行而论脉也。此言诊法有以浮、中、沉候五脏之脉者,有以寸、关、尺候五脏之脉者,皆为平脉之法也。菽,豆也。三菽者,以指按脉,形如三菽之重,言其轻取而可得也,六菽、九菽、十二菽由轻而重,由举而按,以至于骨也。肺气、心气、脾气、肝气、肾气,其部位自上而下,故诊法由轻而重,由举而按,此以浮、中、沉候五脏之脉者如此。然诊法又有以寸、关、尺为候者，故假下利以申明之。假令下利，寸口、关上、尺中，悉不见脉，是因下利无脉也，然尺中时一小见，脉再举头者，因尺中小见而三部之脉得以再举，尺脉主肾，故曰"肾气也"。夫尺主肾气，则关主肝、脾之气，寸主心、肺之气，可不烦言而意会矣。又申言脉再举头，一息二至，是为损脉，若见损脉来至，则为难治。此以寸、关、尺候五脏之脉者如此^①。

问曰：脉有相乘、有纵、有横、有逆、有顺，何谓也？师曰：水行乘火，金行乘木，名曰纵；火行乘水，木行乘金，名曰横；水行乘金，火行乘木，名曰逆；金行乘水，木行乘火，名曰顺也。

五脏者，五行也。故上文论五脏，此节论五行。脉有相乘者，言经脉相乘、血气不和而为病也。有纵、有横、有逆、有顺者，言相乘而当则为纵、顺，相乘不当则为横、逆也。水行乘火，金行乘木，己所胜者而复乘之，则放纵自如，故名曰纵；火行乘水，木行乘金，己所不胜者而反乘之，则横行无忌，故名曰横；若水行乘金，火行乘木，生我者而我反乘之，名曰逆也；金行乘水，木行乘火，我生者而我因乘之，名曰顺也。夫五脏属五行，经脉不和而为病者如此。

问曰：脉有残贼，何谓也？师曰：脉有弦、紧、浮、滑、沉、涩，此六者名曰残贼，能为诸脉作病也。

合下两节言脉有残贼，脉有灾怪，为诸脉作病，名曰残贼；变异无常，名曰灾怪也。夫脉弦则为减^②，脉紧则为寒，脉浮为虚，脉滑为实，沉为纯阴，涩则无血，故弦、紧、浮、滑、沉、涩六脉皆为残贼之脉，能为诸脉作病，此其所以为残贼也。

①【注文浅释】
张氏认为"然尺中时一小见，脉再举头者"，指尺脉中时见一小脉，则三部之脉可以再现。因为涌气未绝。再现之三部脉如一息二至称为损脉，是肾气将绝。此注说理清楚，符合医理。

②【医理探微】
本条注文平允可参。唯"弦则为减"不易理解。前文"脉弦而大，弦则为减，大则为芤。减则为寒，芤则为虚"，是从脉的形状而言。本条是指病象改变的机制，脉弦是体内阳气外浮与体外阳气相应，故体内阳气不振，而不断衰减。

问曰：脉有灾怪，何谓也？师曰：假令人病，脉得太阳，与形证相应，因为作汤。比还送汤如食顷，病人乃大吐，若下利，腹中痛。师曰：我前来不见此证，今乃变异，是名灾怪。又问曰：何缘作此吐利？答曰：或有旧时服药，今乃发作，故名灾怪耳。

脉得太阳与形证相应者，如"太阳之为病，脉浮，头项强痛而恶寒"，此脉与形证之相应也。大吐下利，腹中痛，前来原无此证，今卒然变异，是名灾怪。或有旧时服药，今乃发作者，言送汤如食顷，所投之药未周于经，故必旧时服药之故矣。

问曰：东方肝脉，其形何似？师曰：肝者木也，名厥阴，其脉微弦濡弱而长，是肝脉也。肝病自得濡弱者，愈也。假令得纯弦脉者，死。何以知之？以其脉如弦直，此为肝脏伤，故知死也。

合下四节，言三阴内合五脏，皆以胃气为本。前三节只言东方肝木、南方心火、西方肺金，末节举木得金脉而总结之，申言他皆仿此者，谓书不尽言，当以类推之意。夫五脏外合五行，故曰"肝者木也"。五脏上合三阴，故曰"名厥阴"。其脉微弦濡弱而长，是肝脉而得木体之条达也。肝病自得濡弱者，得胃气也，故愈；得纯弦脉者，不得胃气也，故死。《平人气象篇》曰："春胃微弦曰平，弦多胃少曰肝病，但弦无胃曰死。"此之谓也[1]。

南方心脉，其形何似？师曰：心者火也，名少阴，其脉洪大而长，是心脉也。心病自得洪大者，愈也。假令脉来微去大，故名反，病在里也。脉来头小本大，故名覆，病在表也。上微头小者，则汗出；下微本大者，则为关格不通，不得尿。头无汗者可治，有汗者死。

心病自得洪大者，言心病而脉洪大，自得其位，为有

①【注文浅释】
运用《素问·平人气象篇》"春胃微弦曰平，弦多胃少曰肝病，但弦无胃曰死"，注解肝脉的平脉、病愈脉及死脉，非常贴切。

胃气,故愈。假令脉来微去大,则来去不伦,夫心者火也,火性上炎,脉当来大去微,今来微去大,反其火性,故名反,此心气内郁不充于外,故病在里也。脉来头小本大则上下不均,夫心者火也,火性上炎,脉当头大本小,今头小本大,是下者反上,上者反下,故名覆,此心气外虚不荣于内,故病在表也。上微而脉头小者,心气外虚,故汗出;下微而脉本大者,心气内郁,故关格不通,不得尿。夫关格不尿,若头无汗者,津液内藏,故为可治;若头有汗者,津液上泄,故死。王氏曰:"此言小便不利,名为关格,与后章'关则不得小便,格则吐逆'及'食不得入,名曰关格'者,少有差别也。"曹氏曰:"按《素问·刺禁篇》曰:'心部于表,肾治于里。'病在表者,病在心也,病在里者,病在肾也,心肾皆名为少阴也。"

西方肺脉,其形何似? 师曰:肺者金也,名太阴,其脉毛浮也,肺病自得此脉。若得缓迟者,皆愈;若得数者,则剧。何以知之? 数者南方火,火克西方金,法当痈肿,为难治也。

毛浮者,肺金之本脉也,故肺病自得此脉。又曰"若得缓迟,皆愈"者,言肺病自得毛浮者愈,若肺病得缓迟者皆愈也。夫肺病而脉缓迟,既得太阴脾脏之本脉,又得土金之相生,故愈;若得数脉,则金受火刑,故法当痈肿。《经》云:"热胜则肿。"又云:"诸病胕肿,皆属于火。"① 火克肺金,故为难治。

问曰:二月得毛浮脉,何以处言至秋当死。师曰:二月之时,脉当濡弱,反得毛浮者,故知至秋死。二月肝用事,肝属木,应濡弱,反得毛浮脉者,是肺脉也。肺属金,金来克木,故知至秋死。他皆仿此。

上文三节,首节言肝脉濡弱,末节言肺脉毛浮,此言

① **【注文浅释】**
"热胜则肿",出自《素问·阴阳应象大论》:"风胜则动,热胜则肿,燥胜则干,寒胜则浮,湿胜则濡泻。"
"诸病胕肿,皆属于火",出自《素问·至真要大论》:"诸病胕肿,疼酸惊骇,皆属于火。"

脉当濡弱之时而得毛浮之脉，所以承上文而总结之。又言他皆仿此者，言三时皆仿此相克之义而类推之，所以示人引申之法也。高子曰："上文三节，以东方肝木归于厥阴，南方心火归于少阴，西方肺金归于太阴，夫三阴合五脏，五脏合五行，五行主五方，辞未尽而义已周，学者所当意会者也。"曹氏曰："金来克木，故知至秋死，咸谓至秋金旺，肝木气绝而死；不知春得秋脉，则肺虚其本位，至秋则金气虚竭不能自旺，故死于金，不死于木，此即岁运胜复之义。所谓'春有惨凄残贼之胜，则夏有炎暑燔烁之复'，至秋死者，火气下流于秋，三十日而烁金也。三时皆仿此义，而推之则得之矣。"

师曰：脉，肥人责浮，瘦人责沉。肥人当沉，今反浮；瘦人当浮，今反沉，故责之。

合下三节，以五行生克、四时旺气而决其死生也，此言人形合脉，宜于生旺，不宜于克贼也。脉，肥人责浮者，以土行敦厚之人而得如水漂木之浮脉，木克土矣，故肥人责浮；瘦人责沉者，以木行条干之人而得质重如金之沉脉，金克木矣，故瘦人责沉，此以人形合脉而言其克贼也。肥人当沉者，土生金也；瘦人当浮者，木气旺也，此以人形合脉而言其生旺也。夫生旺相宜，故曰"当"；克贼不宜，故曰"反"，以其反也，故责之。①

师曰：寸脉下不至关，为阳绝；尺脉上不至关，为阴绝。此皆不治，决死也。若计其余命死生之期，期以月节克之也。

此言阴阳水火不交会于中土，遇月节相克②而死也。寸脉为阳火也，尺脉为阴水也，关为阴阳之中土也。寸脉下不至关，为阳火之气绝于上；尺脉上不至关，为阴水之气绝于下。夫阴阳水火俱交会于中土，今上下皆不至关，

① 【医理探微】
大多注家认为本条论胖、瘦之人的平脉与病脉，即胖人多见沉脉，瘦人多见浮脉。一旦胖人见浮脉、瘦人见沉脉，应当考虑疾病因素。
张氏则从五行生克理论认为本条"言人形合脉，宜于生旺，不宜于克贼"，提出：胖人见沉脉是土生金，见浮脉是木克土；瘦人见浮脉是木气旺，见沉脉金克木。自成一说。

② 【注文浅释】
月令季节和疾病相克。

则阳绝、阴绝，土气孤危，故皆不治，决死也。若不即死而
余命苟延，期以月节克之而死也。

师曰：脉病人不病，名曰行尸，以无王气，卒眩仆不识
人者，短命则死。人病脉不病，名曰内虚，以无谷神，虽困
无害。

旺气者，五行主四时，木、火、土、金、水四时相生之旺
气也；谷神者，中土水谷之精而充于形身也。脉病人不
病，是形体无伤而经脉有亏，故名曰行尸，所以名行尸者，
以无四时生旺之气，无旺气者，春木不生夏火，夏火不生
季土，季土不生秋金，秋金不生冬水，故卒然眩仆不识人
者，若短命则死。人病脉不病，是形体有亏而经脉无伤，
故名曰内虚，所以名内虚者，以无中土水谷之神，无谷神
者土气虚也，阴阳合化而谷神自生，故虽困无害。所以申
明旺气而生此谷神者如此。夫人以后天为本，是谷神能
生旺气也；人以先天为始，是旺气能生谷神也。五行相生
之理，阴阳合化之微，其义如此。①

问曰：翕奄沉，名曰滑，何谓也？师曰：沉为纯阴，翕
为正阳，阴阳和合，故令脉滑。关尺自平，阳明脉微沉，食
饮自可，少阴脉微滑。滑者紧之浮名也，此为阴实，其人
必股内汗出，阴下湿也。

合下两节论滑脉、紧脉之所由来，此言阳交于阴则翕
奄沉而脉滑，阴交于阳则紧之浮而脉滑也。翕，聚也。
奄，忽也。翕奄沉者，脉体聚而忽沉，名曰滑也。沉为纯
阴者，少阴也；翕为正阳者，阳明也；阴阳和合者，阳明之
阳、少阴之阴，两相和合，戊癸合化，故令脉滑也。关尺自
平者，关脉属阳明，尺脉属少阴，阴阳和合而脉滑，故关尺
自平。阳明脉微沉，食饮自可，则关脉平矣；少阴脉微滑，
则尺脉平矣。此言阳交于阴而为滑脉者如此。夫阳明关

①【注文浅释】
张氏训"王气"为"旺气"，即
人体内五脏生长之气。所谓"行
尸"是形体无伤而经脉有亏。指
形体尚未发生改变，但体内五脏
已无生长之气，即元气受损，可突
然发生眩仆、不识人，或寿短卒
死。"无谷神"：土气虚。张氏此
注虽繁复，但义理清楚。最后一
句，说明人体内先天与后天之间
的相互滋生关系，对临床补先天
以治后天，以及补后天以治先天，
具有启发意义。

脉微沉是阳交于阴,少阴尺脉微滑是阴交于阳,故承少阴微滑而申言滑者,乃紧之浮名也。夫阴阳相持,其脉则紧,紧之而浮,乃从阴出阳,非若翕奄沉之从阳入阴也,此为少阴阴气内实,其人必股内汗出,阴下湿,是乃阴实之征。此言阴交于阳而为滑脉者如此。①

问曰:曾为人所难,紧脉从何而来?师曰:假令亡汗、若吐,以肺里寒,故令脉紧也。假令咳者,坐饮冷水,故令脉紧也。假令下利,以胃中虚冷,故令脉紧也。

此言紧脉从阴出阳则由下而上,从阳入阴则自上而下,其大义与滑脉相同,故三言"假令"以申明之。亡汗者,阳气外驰;若吐者,膈气上逆。假令亡汗、若吐,以肺里寒之所致,是寒邪从阴出阳,由下而上,故令脉紧也。咳者,奔气促迫。假令咳者,坐以饮冷水之故,是寒邪从阴出阳,由下而上,故令脉紧也。假令下利,以胃中虚冷之所致,是寒邪从阳入阴,由上而下,故令脉紧也。夫阴阳邪正相持,其脉则紧,脉紧未必亡汗、若吐、咳与下利,故曰"假令"。所以承上文滑脉,而言紧脉之所由来者如此。

寸口卫气盛,名曰高。荣气盛,名曰章。高章相搏,名曰纲。卫气弱,名曰惵。荣气弱,名曰卑。惵卑相搏,名曰损。卫气和,名曰缓。荣气和,名曰迟。缓迟相搏,名曰沉。

合下六节,以寸口论荣卫,以趺阳论中土,皆宜和缓而不宜强实也,此节以寸口论荣卫之高章有余,惵卑不及,缓迟和平也。寸口卫气盛、荣气盛者,言荣卫之气盛而有余,皆出乎阳,故名曰高、名曰章,谓崇高而章著也。高章相搏,名曰纲者,荣卫气盛总持一身之大纲也②。卫气弱,名曰惵,惵,怯也。荣气弱,名曰卑,卑,下也。惵卑相搏，名曰损者，荣卫气弱而减损于中也。卫气和，名曰缓。缓，徐缓也。荣气和，名曰迟。迟，舒迟也。缓迟相搏，名曰沉者，荣卫和平，沉实而不虚浮也。此以寸脉论荣卫之有余、不及、和平者如此。愚按：以下凡二十节论寸口、趺阳、少阴之脉，脉之大会在于寸口，故以寸口论荣卫，言三焦藉荣卫之气而游行出入，荣卫不相将则三焦无所仰，上则宗气不和，下则少阴脉不出，内则经脉断绝，外则身体痹不仁，始则从阴而阳，既则从阳而阴，且阴常在，绝不见阳，有无声无臭而归于太极之义。

寸口脉缓而迟，缓则阳气长，其色鲜，其颜光，其声商，毛发长；迟则阴气盛，骨髓生，血满，肌肉紧薄鲜鞭。阴阳相抱，荣卫俱行，刚柔相得，名曰强也。

此节申明上文缓迟之义。寸口脉缓而迟，承上文而言也。上文云："卫气和，名曰缓。"夫卫为阳而主气，故缓则阳气长，其色鲜，其颜光，卫气充于外也；其声商，毛发长，卫气盛于内也。上文云："荣气和，名曰迟。"夫荣为阴而主血，故迟则阴气盛，骨髓生，血满，荣血盛于内也；肌肉紧薄鲜鞭，荣血充于外也。夫卫气和而缓，荣气和而迟，则阴中有阳、阳中有阴、阴阳相抱，阴阳相抱则荣行脉中、卫行脉外，故荣卫俱行，阴阳相抱、荣卫俱行，则刚柔相得而运行不息，故名曰强也。强，健也，不息也。

趺阳脉滑而紧，滑者胃气实，紧者脾气强。持实击强，痛还自伤，以手把刃，坐作疮也。

寸口之脉主气血，故以寸口论荣卫；趺阳之脉主中土，故以趺阳论脾胃。此言趺阳脉滑而紧，主胃实脾强，而自贻其害也。趺阳脉滑则土气有余，故为胃气实；趺阳脉紧则阴阳相持，故为脾气强。夫既滑且紧，是持胃气之实而击脾气之强，两土相击，痛还自伤，犹之以手把刃而

① 【注文浅释】

胃气强，指邪实。脾气强，指正气盛。所谓"持实击强"，即邪正相互搏击，正邪相争，故云"痛还自伤，犹之以手把刃而自作刀疮也"。后文言"此承上文强健之意，而言不可过强者如此"，将"持实击强"注为正气过旺欠妥。

另有注家认为"持实击强"是脾胃之邪相互搏击，不符合医理。

② 【注文浅释】

张注强调关格为阴阳不相交接，格阴是阴不得阳热化于下，则小便不得；格阳为阳热格阻于上，得不到阴液的资助，火性炎上，则吐逆。这样注释有助于加深对关格的理解。

自作刀疮也。此承上文强健之意，而言不可过强者如此。①

寸口脉浮而大，浮为虚，大为实。在尺为关，在寸为格。关则不得小便，格则吐逆。

此承上文过强之意，而言阴阳不相交接则为关格也。寸口脉浮而大，主正虚邪实，故浮为正气虚，大为邪气实。浮大之脉在于尺，则阴气不能上交而关阴于下，故名曰关；浮大之脉在于寸，则阳气不能下交而格阳于上，故名曰格。夫关阴而不得阳热之化，则不得小便；格阳而不得阴液之资，则吐逆。此承寸口、趺阳而并论尺脉者如此。②

趺阳脉伏而涩，伏则吐逆，水谷不化，涩则食不得入，名曰关格。

上文以寸尺论关格，此以趺阳论关格也。趺阳者，胃脉也。趺阳脉伏而涩，则胃气不行，故伏则吐逆而水谷不化，涩则食不得入而水谷不内，亦名曰关格。王氏曰："'南方心脉节'言不得尿之关格，上节言不得小便而吐逆之关格，此节言吐逆、不得食之关格，学者得其经脉而治之游刃有余地矣。"

脉浮而大，浮为风虚，大为气强，风气相搏，必成隐疹，身体为痒。痒者名泄风，久久为痂癞。

此覆申明浮大之脉见于寸口，则为泄风、痂癞，非必如上文之吐逆也。脉浮而大，即上文"寸口脉浮而大"也。上文"浮为虚"者，正气虚也；此言浮为风虚者，正气虚而风薄之也。上文"大为实"者，邪气实也；此言大为气强者，风邪在表而气机强盛也。风气相搏于皮肤肌腠之间，故必成隐疹而身体为痒。痒者，阳也。风乃阳邪，外干皮腠，故名泄风，久久则从皮肤肌腠而入于经脉，故为痂癞。痂癞者，厉风也。此申明浮大之脉非但在寸为格，且从皮

腠入于经脉而为泄风、痂癞者如此。^①

寸口脉弱而迟，弱者卫气微，迟者荣中寒。荣为血，血寒则发热；卫为气，气微者，心内饥，饥而虚满不能食也。

合下四节，前二节言荣卫内行中土而下合少阴，后二节言膈气内行中土而下合少阴也，此言荣卫不归中土而不能食也。弱者卫气微，言寸口脉弱而卫气虚微也；迟者荣中寒，言寸口脉迟而荣内虚寒也。夫荣为血，其气外交于卫，故血寒则发热于外矣；卫为气，其气内交于荣，故卫微者心内则饥矣，此言荣卫之相交也。夫荣卫相交，归于中土，今卫微荣寒，不归中土，故饥而虚满不能食也。由是而知荣卫之内归于中土矣。^②

趺阳脉大而紧者，当即下利，为难治。当，去声。

此言中土不下合于少阴而为难治也。趺阳者，胃脉也。戊癸合化，下交少阴。趺阳脉大而紧者，胃气虚而邪气实也。阳明戊土不与少阴癸水相交，故当即下利。水阴下泄，土不柔和，故为难治。由是而知中土之下合于少阴矣。^③

寸口脉弱而缓，弱者阳气不足，缓者胃气有余。噫而吞酸，食卒不下，气填于膈上也。

此言气填膈上而不归于中土也。寸口脉弱者，上焦阳气不足也；寸口脉缓者，中焦胃气有余也。夫阳气不足，不和于上，则噫而吞酸；胃气有余，不和于中，则食卒不下。吞酸、不食由气填于膈上而不归于中土之所致也。由是而知膈气内归中土，不但荣卫之归于中土矣。

趺阳脉紧而浮，浮为气，紧为寒。浮为腹满，紧为绞痛。浮紧相搏，肠鸣而转，转即气动，膈气乃下。少阴脉不出，其阴肿大而虚也。

①【注文浅释】
张氏通过本条与上条对比，提出浮大之脉不仅可见于关格，亦可见于隐疹。说明同一种脉可见于不同的病证，体现了《伤寒论》辩证精神。
张氏注"痂癞者，厉风"，认为痂癞是由于厉风所致，不妥。因为前已申明隐疹是由风邪反复不愈，引起肌肤皮肤溃烂结痂，与厉风无关。

②【注文浅释】
张氏认为：脉迟为营血不足，虚寒内生。血虚卫气外浮，故体表有热象。卫气不足，同时见饥饿，但胀满不能食，说明荣卫不足是由脾胃虚弱所致。张氏充分揭示了营卫不足与脾胃虚弱之间的关系。

③【医理探微】
张氏从戊癸合化理论说明下利的原因。趺阳脉大而紧，脾胃气虚而阴寒内盛。由于阳明戊土与少阴癸水不能合化，少阴虚寒，水阴下泄，土不柔和，故难治。张氏之注有助于对"难治"二字的理解。

此言膈气下行，少阴之脉不上交于中土，而为阴肿也。趺阳脉紧而浮，乃寒邪内入而阳气外出。故浮为气，阳气外出也；紧为寒，寒邪内入也。浮为腹满，阳气外浮而土虚也；紧为绞痛，寒邪内入而相持也。浮紧相搏，阳气、寒气两相搏击也。肠鸣而转，阳气、寒气从中土而行于大肠也。夫肠胃皆属于土，少阴君火之气从膈而下，少阴肾水之气从阴而上，皆归中土，转即气动，膈气乃下，是君火之气下归中土。少阴脉不出，其阴肿大而虚，是肾水之气不归中土，水气不上，聚水而从其类，故阴器肿大而虚浮也。由是而知少阴之脉，上出于中土，不但中土之下交于少阴矣。^①

寸口脉微而涩，微者卫气不行，涩者荣气不足。荣卫不能相将，三焦无所仰，身体痹不仁。荣气不足，则烦疼，口难言；卫气虚，则恶寒数欠。三焦不归其部，上焦不归者，噫而酢吞；中焦不归者，不能消谷引食；下焦不归者，则遗尿。

合下四节，前二节言荣卫内合三焦归于中土而游行出入，后二节言荣卫内合心包亦归中土而上行外达也，此言三焦藉荣卫之相将而游行出入也。寸口脉微，则卫气虚而不行，不行者，不行于脉外也；寸口脉涩，则荣弱而不足，不足者，不足于脉中也。夫荣行脉中，卫行脉外，则荣卫相将，荣卫相将则三焦藉荣卫之气外通肌腠。今荣卫不能相将，则三焦之气不能外出，故无所依仰而身体痹不仁。夫荣主血脉，内通于心，荣气不足而身体痹，则烦疼、口难言；卫主皮腠，下交于阴，卫气虚而身体痹，则恶寒数欠。始之三焦无所仰，则三焦不能外出，至此身体荣卫皆病，则三焦不能内入，夫三焦所出之处，即三焦所归之部。上焦出胃上口，故上焦不归者，噫而酢吞；中焦并胃中，故中焦不归者,不能消谷引食;下焦注膀胱,故下焦不归者,则遗溲。此荣卫不相将,致三焦之不能游行出入者如此。①

　　跌阳脉沉而数,沉为实,数消谷。紧者,病难治。

　　此言三焦内合中土而游行出入也。跌阳脉沉而数,沉则土气不虚,故沉为实;数则火气有余,故消谷。上文云:"中焦不归者,不能消谷引食。"今数消谷是中焦内归中土。然三焦之气贵乎游行出入,若阴阳相持而脉紧,则入而不出,故又言"紧者,病难治"。此三焦内归中土以消谷,尤贵游行出入者如此。

　　寸口脉微而涩,微者卫气衰,涩者荣气不足。卫气衰,面色黄;荣气不足,面色青。荣为根,卫为叶。荣卫俱微,则根叶枯槁,而寒栗咳逆,唾腥吐涎沫也。

　　此言荣卫内合心包之血液,从经脉而充于皮肤也。寸口脉微者,卫气衰微也;寸口脉涩者,荣气不足也。夫气主煦之,血主濡之,卫气衰、荣气不足,不能合心包之血液从经脉而高章于上,故面色青黄。青黄者,血虚而不华泽也。夫荣主内,故荣为根;卫主外,故卫为叶。今荣卫俱微,则根叶皆病,故根叶枯槁。枯槁者,气血并竭也。而寒栗咳逆者,卫气不充于皮肤也;唾腥吐涎沫者,荣血不充于经脉也。此荣卫皆虚,心包血液不能从经脉而外充于皮肤者如此。曹氏曰:"同是'寸口脉微而涩',上文言荣卫内合三焦之气,此言荣卫内合心包之血,荣卫俱微不从包络而奉心化赤,故唾腥吐涎沫也。"②

　　跌阳脉浮而芤,浮者卫气虚,芤者荣气伤,其身体瘦,肌肉甲错,浮芤相搏,宗气衰微,四属断绝。

　　此言中土主荣卫阴阳之气,中土内虚不能上循宗气、外行四属也。愚按:上文皆以寸口论荣卫,跌阳论中土,此节以跌阳论荣卫者,言中土主荣卫阴阳之气也。跌阳

①【注文浅释】
　　张氏认为荣卫运行通过三焦而运行于全身,营卫虚弱,以致三焦失常,而出现各种病证。张氏强调本条属于营卫虚弱,不能将相,三焦无所依,十分中肯,可参。
　　相将:相互扶持、相互协调。
　　不仁:失去知觉,不知痛痒寒热。
　　酢(cù)吞:即吞酸。"酢",古与"醋"通。

②【注文浅释】
　　张氏认为本条病机属于:营卫虚弱,不能充养心包之血液,卫气不充于皮肤,则"寒栗咳逆";荣血不充于经脉,则"唾腥吐涎沫"。于理亦通,但终不如黄元御所注"卫生于胃,卫衰则戊土虚而面色黄;荣藏于肝,荣不足则乙木枯而面色清。荣为卫根,卫为叶荣,荣卫俱微,则根叶枯槁,而寒栗咳逆、唾腥吐涎诸证皆作,以土败不能生金故也"简洁明了,要言不烦。

脉浮者，卫气虚而不归于中土也；趺阳脉芤者，荣气伤而不归于中土也。中土主荣卫阴阳之气循行于身体之肌肉，今脉浮芤，故其身体瘦。瘦者，卫气不充也。肌肉甲错，甲错者，荣气不充也。浮芤相搏，中土内虚，不能上行而循宗气，故宗气衰微；不能外达而行四肢，故四属断绝，不曰"四肢"，而曰"四属"者，言四肢属于身体，因身体瘦、肌肉甲错之所致也。

寸口脉微而缓，微者卫气疏，疏则其肤空；缓者胃气实，实则谷消而水化也。谷入于胃，脉道乃行；水入于经，其血乃成。荣盛，则其肤必疏，三焦绝经，名曰血崩。

合下三节，上节言荣血不和于卫，名曰血崩；次节言胃土不合于肺，则为短气；末节言少阴主气、主血，心血虚而微烦，阳气虚而厥逆也。此言荣血秉水谷之精而外行于肤表也。上章两言"寸口脉微而涩"主荣卫皆虚，此言"寸口脉微而缓"主卫气疏而荣血不和。故微者卫气疏，疏则其肤空，是卫主气而外行于肤表矣；缓者胃气实，实则谷消而水化，是荣血藉胃中之水谷而蒸变矣。故申言谷入于胃而消，则脉道乃行；水入于经而化，则其血乃成。夫荣卫贵乎相将，若荣盛不和于卫，则其肤必疏，是荣卫不相将矣。三焦绝经，是三焦无所仰，不循经外出矣。夫荣血秉水谷之精而成，外不和于卫，内不合于三焦，故名曰血崩。崩，堕也，言不能循经脉而外行也。[1]

趺阳脉微而紧，紧则为寒，微则为虚，微紧相搏，则为短气。

此言中土虚寒，不能上合于肺以司呼吸，则为短气也。趺阳者，阳明之胃脉也。以寒邪而病阳明，故紧则为寒。中土虚而脉微，故微则为虚。既虚且寒，则阳明中土之气不能上合于肺以司呼吸，故微紧相搏则为短气。

①【注文浅释】
营卫重在协调，营强卫弱，外则卫虚不固，气津外泄；内则三焦无所依，血不循经外溢。
堕（huī）：同隳，毁坏、崩毁之意。

少阴脉弱而涩，弱者微烦，涩者厥逆。

此承上文血崩、短气之意，而言少阴主气、主血也。少阴脉弱，则心血内虚；少阴脉涩，则生阳不足。弱者微烦，心血虚而内烦也；涩者厥逆，生阳不足而厥逆也。少阴下为生气之原，上主心包之血，故主血而主气者如此。^①

跌阳脉不出，脾不上下，身冷肤鞕。

合下三节，首节言"跌阳脉不出"，次节言"少阴脉不至"，末节言"知阴常在，绝不见阳"，以明阳归于阴，阴归于纯阴，无声无臭而归于太极之义。跌阳者，中土也，五脏六腑之所归也。跌阳脉不出，则脏腑之气不归中土而外出，故脾不上下，身冷肤鞕。夫胃为阳土，脾为阴土，相为上下，行于周身，达于肤腠，今跌阳脉不出则脾脏之气亦不上下，而身冷肤鞕者如此。

少阴脉不至，肾气微，少精血，奔气促迫，上入胸膈，宗气反聚，血结心下，阳气退下，热归阴股，与阴相动，令身不仁，此为尸厥。当刺期门、巨阙。

此言少阴主心肾、阴阳、气血，少阴脉不至而归于纯阴也。少阴之脉，心肾主之。少阴脉不至，主肾气微而精血少。肾气微则上下不交，致奔气促迫，上入胸膈，不能合宗气而司呼吸，故宗气反聚，由是则肾气、宗气不相交合矣。少精血则心肾不交，血结心下者，肾气不交于心，心主之气不循经周遍而血为之下结也。阳气退下，热归阴股者，肾气不交于心，阳热之气不循经周遍而反退归于阴也，由是则阳入阴中而惟阴无阳矣，故但与阴相动，动而不和故令身不仁。身不仁者，其状若尸，故曰"此为尸厥"。当刺期门、巨阙者，刺期门以启冲脉之气，刺巨阙以启任脉之气，冲脉、任脉皆起于胞中，从中极而上，刺之则下陷之阳庶可从经而上，此假尸厥以明阳归于阴而为纯

①**【医理探微】**

张注"涩者厥逆"的病机是阳虚。《伤寒论译释》云："就一般脉而言，阳不足应是脉微，血寒应是脉细，四逆汤证脉微，当归四逆汤证脉细微欲绝，可资佐证。"由此可见，"涩者厥逆"当属血少脉涩，故张注欠妥。

阴者如此。①

寸口脉微，尺脉紧，其人虚损多汗，知阴常在，绝不见阳也。

此承上文"阳气退下，热归阴股"之意，而言绝不见阳乃归于太极之静而不动、浑然合一之义。寸口脉微，阳气虚于上也；尺脉紧，阳气加于阴也。阳气虚于上，故其人虚损；阳气加于阴，故其人多汗。虚损多汗，则知阴气常在。夫阳生于阴，由静而动，知阴常在，则动静皆阴，无声无臭，浑然太极，绝不见阳也。但曰"绝不见阳"，无有后文，其义深且神矣，谁谓仲祖之书而可以糟粕求之耶？

寸口诸微亡阳，诸濡亡血，诸弱发热，诸紧为寒。诸乘寒者，则为厥，郁冒不仁，以胃无谷气，脾涩不通，口急不能言，战而栗也。

合下三节论后天水谷之气以生先天之阴阳、血气而为脉，所以通结辨脉、平脉之义。此论寸口诸脉而资生于脾胃之谷气也。寸口者，两手气口之脉也。论寸脉之微、濡、弱、紧而曰"诸"者，承通篇寸脉而言也。夫寸脉不和为病，不一概而言之。寸脉属肺，肺主气，故诸微为亡阳；寸脉属心，心主血，故诸濡为亡血；弱为阴虚，阴虚则阳盛，故诸弱发热；紧为邪入，与正相持，故诸紧为寒。诸乘寒者，言寒邪内乘，正气不与相持，则内外皆寒，故为厥。厥者，手足逆冷也。郁冒不仁，阳气虚而内逆，不行于上则郁冒，不出于外则不仁。夫脉资生于胃，借后天谷精之气注于脾，行于心，出于肺，以生先天之脉气，今手足厥冷、郁冒不仁，以胃无谷精之气，不能内注于脾则脾涩不通，不能上行于心则口急不能言，不能外出于肺则战而栗也。由是而知先天之脉气，藉后天之水谷以生者如此②。

问曰：濡弱何以反适十一头？师曰：五脏六腑相乘故令十一。

此承上文谷气之意，而言胃脉濡弱为五脏六腑之所资也。濡弱者，胃土柔和之脉也。十二经中，胃气为先，故问濡弱之胃气何以反适为十一头。师曰：十一者，五脏六腑也，五脏六腑皆借胃气以生，是相乘于胃，故令其为十一头，由是不必疑其反适矣。[①]

问曰：何以知乘腑，何以知乘脏？师曰：诸阳浮数为乘腑，诸阴迟涩为乘脏也。

此以脉之阴、阳而言胃气之乘于脏、腑也。何以知乘腑，何以知乘脏者，承上文之意而问何以知胃脉之乘于六腑，何以知胃脉之乘于五脏也。师曰：三部之脉，浮数为阳，迟涩为阴，皆有胃气。诸阳脉而见浮数，为胃气乘于六腑；诸阴脉而见迟涩，为胃气乘于五脏也。上文论脏腑之气乘于胃，此言胃气之乘于脏腑。盖左右三部之脉内合五脏六腑，外合三阴三阳，前论阴阳合一、归于太极，此复论后天水谷以生阴阳、血气。夫自始至终，终而复始，皆无中生有之元机、先后二天之妙用，此伊、黄、伯、仲相传之心法，而医教垂统之正脉也。[②]

以上《平脉》计四十五则。

伤寒论本义附卷末

向有王叔和《序例》，旧本混列于前，新本附列于后，今以无补本论且相矛盾，应删去之，而附本义九则焉。[③]

仲祖著《伤寒》原名《卒病论》，本于五运六气、《阴阳大论》，故释人之阴阳应天地之五运六气。

①【注文浅释】
张氏认为胃脉濡弱之因是受到五脏六腑之气的濡养，同样五脏六腑亦需要凭借胃气以生，强调了脉以胃气为本，符合经旨。
反适：反而适合。头：先。
相乘：相加。
《伤寒论译释》认为本条论五脏六腑相克为病，以有胃气为贵。义理亦通，可参。

②【注文浅释】
张氏联系上文，认为："上文论脏腑之气乘于胃，此言胃气之乘于脏腑。"他提出："诸阳脉而见浮数，为胃气乘于六腑；诸阴脉而见迟涩，为胃气乘于五脏也。"即不论阴脉阳脉，均应见到脉有胃气的情况，甚得本条要领。诚如张令韶所说："《素问》千言万语，总以胃气为本，而《伤寒》自始至终，又无不归重于胃气。《伤寒》《素问》，先圣后圣，其揆一也。"

③【注文浅释】
张氏认为"叔和序例，自称热病证候，既非条例，又非大纲，与本论且相矛盾，混列其中，殊为不合"，主张将其删去。

①【注文浅释】
古帝号。一说即神农，另一说即帝尧。此指神农。

②【注文浅释】
语出自林亿新校正。《周礼》一书原有六官之纪，即"天官冢宰""地官司徒""春官宗伯""夏官司马""秋官司寇""冬官司空"。但后者早佚。据说西汉时期，河间献王刘德修学好古，喜欢收集先秦经典，为购求此篇，曾费千金而不得，不得已乃以《考工记》补之。

《考工记》是先秦时期一部重要的科技专著，作者及成书年代不详，一般认为是春秋战国时代齐人所著。其是中国先秦时期的手工艺专著，反映了当时中国所达到的科技及工艺水平。此书原无名称，《考工记》之名亦为汉人手笔。

③【医理探微】
张氏认为《伤寒论》六经实际是贯穿了五运六气中的"三阴三阳"。六经六证的本质是三阴三阳之气所化，主张"六气辨证"，而非"六经辨证"，给《伤寒论》的研究提供了新的思路与方法。

④【注文浅释】
原文出自《素问·热论》："巨阳者，诸阳之属也，故为诸阳主气也。"督脉为阳脉之海，阳维脉维系三阳经，二者总会风府而与太阳经脉相连，所以太阳经脉能统率人身之阳气。

巨阳，即太阳。属，统率、聚会之义。

按仲祖撰《伤寒》本于《灵枢》《素问》《阴阳大论》，扩先圣之所未尽而补益之，上承伊耆氏①之草木昆虫，品分五运六气，再继轩岐氏之阴阳气血，通贯三阴三阳，集方造论，亦继立之圣人也。其《序》本论云："撰用《素问》九卷、《阴阳大论》"。宋·林亿等校正云："《素问》第七卷亡已久矣。"而晋·皇甫士安、《隋·志》梁《七录》、隋人全元起俱云"止存八卷"。惟唐宝应中王冰自为得旧藏之本，补足《素问》九卷。今观《天元纪大论》《五运行大论》《六微旨大论》《气交变大论》《五常政大论》《六元正纪大论》《至真要大论》七篇，篇卷浩大，皆论五运六气、司天在泉，而《阴阳应象》《六节脏象》二篇，乃五运六气之总纲，不与前后篇卷等，故皆为大论，其余七十余篇止云"论"而不云"大"也。夫王氏取大论之文，以补所亡之卷，"犹《周官》亡《冬官》，而以《考工记》补之②之类也。"仲祖采方治病，亦本神农经义。夫人与天地相参，与日月相应，故撰用《阴阳大论》，谓人之阳气应天气之在外，五脏五行应五运之在中，升降出入，环转无端，若为风寒所伤，始见外内浅深之病，故学者当于大论中之五运六气求之，《伤寒》大义思过半矣③。

太阳应天道而运行于三阴三阳之外。

《经》云："太阳者，巨阳也，为诸阳主气。"④言阳气之咸归于太阳也。故太阳应天道之居高卫外，夫阳因而上，卫外者也。阳因而上者，天体居高而在上。卫外者，环绕于地之外。而太阳之气亦如之。《著至教》云："三阳，天为业。"三阳者，太阳也，谓太阳之功业犹天也，故五脏六腑之俞皆归于太阳。通体之内，太阳在肤表之第一层，六气在皮腠之第二层，故论中有通体之太阳、有分部之太阳，通体之太阳犹天，分部之太阳犹日，所谓"阳气者，若天与日"①之义。又肺气合太阳于皮毛,肺属于金而主天,心气为阳中之太阳,心合君火而主日,则太阳天日之义益明矣。夫"风寒暑湿燥火,天之阴阳也,三阴三阳上奉之",太阳主天之阴阳,运行于六气之外,六期环会,七日来复,是太阳之中有六气也。

太阳之气,若天道之运行于地外,而复出入于地中。

《五运行大论》曰:"天垂象,地成形,七曜纬虚,五行丽地。地者,所以载生成之形类也。虚者,所以列应天之精气也。地为人之下,在太虚之中,大气举之也。"此言地居天之中,而天道运行于地之外,日随天道环转,故有昼夜之开阖晦明。又曰:"天气下降,气流于地;地气上升,气腾于天。"故燥胜则地干,暑胜则地热,风胜则地动,湿胜则地泥,寒胜则地裂,火胜则地固。天气主司天在泉,运行于五运之外,而复通于地之中,是以有寒暑往来,行生长收藏之令。夫五脏者,地之五行也,地之五行化生人之五脏,三阴之气,五脏之所生也。是以三阳在外,三阴在内,太阳之气外行于三阳,内行于三阴。又《灵枢经》云:"太阳主外,太阴主内。"五脏三阴之气在太阴所主之地中。朱夫子曰:"天之形虽包于地之外,而其气常行于地之中。"

膀胱所藏之津液,随太阳之气运行于肤表,犹司天之应泉下,天气之下连于水也。

《经》云:"怯然少气者,是水道不行,形气消索也。"②此言膀胱之津水随太阳之气运行于肤表,润泽于皮毛,如水道不行则毛膝夭焦矣。《灵兰秘典论》曰:"膀胱者,州都之官,津液藏焉,气化则能出矣。"谓膀胱所藏之津液随太阳气化而出行于肤表,非溲溺也③。故太阳气有所阻,则水亦结于胸胁矣。至于小便通利,乃三焦之气

①【注文浅释】

语出《素问·生气通天论》。张注:"言人之阳气,又当如天与日焉。若失其所居之位,所运之机,则短折其寿而不能彰著矣。"

②【注文浅释】

出自《素问·示从容论》。张注:"夫在泉之水,随气而运行于天表,是以怯然少气者,乃水道不行,故使形气之消索也。"

③【注文浅释】

膀胱者,州都之官,津液藏焉,气化则能出矣。"州都"本指水中可居之处,此可理解为水液聚集之处。王冰注:"位当孤府,故谓都官。居于内空,故藏津液。若得气海之气施化,则溲便注泄;气海之气不及,则闭隐不通。故申曰气化则能出矣。"张介宾注:"膀胱位居最下,三焦水液所归,是同都会之地,故曰州都之官,津液藏焉……津液之入者为水,水之化者由气,有化而入,而后有出,是谓气化则能出矣。"而张氏则认为"膀胱所藏之津液随太阳气化而出行于肤表,非溲溺也",颇有新意。

化,三焦主决渎之官也。又《灵枢·口问篇》曰:"液者,所以灌濡空窍者也。故液竭则精不灌,精不灌则目无见,补天柱经挟颈。"此言膀胱之津液上濡空窍,若液竭于上则目无所见,故补太阳经之天柱于挟颈间。由此推之,则太阳之应司天在泉,如天气之下连于水,义可知矣。

六气各有所主之分部,故有直中之风寒。

《灵枢·脏腑篇》曰:"诸阳之会,皆在于面。邪气之中人也,方乘虚时,及新用力,若饮食汗出腠理开,而中于邪。中于面则下阳明,中于项则下太阳,中于颊则下少阳。中于阴者,常从臂胻始。夫臂与胻,其阴皮薄,其肉淖泽,故俱受于邪,独伤其阴。"① 此言三阴三阳各随经而有所主之皮部也。太阳之脉起于目内眦,上额,交巅,从巅下项,挟脊抵腰,是太阳经络所循之外,乃太阳阳气所主之分部也。阳明之脉起于鼻交頞中,下循鼻,外挟口,环唇,从大迎下人迎,下乳,挟脐,循腹以下足,是从面以下膺胸,皆阳明所主之分部也。少阳之脉起于目锐眦,出耳前后,循颈至肩上,下腋,过季胁,出膝外以下足,是少阳经络所循之外,乃少阳阳气所主之分部也。三阴之脉循臂之臑内,腿之胻内,是三阴之气,分主于臂胻之内廉,其在内之阴皮薄,故俱受于邪,独伤其阴,三阴三阳分主于皮腠之第二层,是总归于太阳所主之毫毛内也。《刺要论》曰:"刺毫毛腠理者,无伤皮;刺皮者,无伤肉。"当知太阳之气主于毫毛,而内通于腠理,三阴三阳之气在于皮与肉也。夫邪之中人,必先于毫毛,故凡病皆从太阳始,然有从毫毛而不伤太阳之气者,是以六经有直中之风寒也② 。

阴阳六气皆从地而出,故循足而上,然病六气而不涉于六经。

《阴阳离合论》曰："圣人南面而立,前曰广明,后曰太冲,太冲之地,名曰少阴,少阴之上,名曰太阳,太阳根起于至阴,结于命门,名曰阴中之阳。中身而上,名曰广明,广明之下,名曰太阴,太阴之前,名曰阳明,阳明根起于厉兑,名曰阴中之阳。厥阴之表,名曰少阳,少阳根起于窍阴,名曰阴中之少阳。是故三阳之离合也,太阳为开,阳明为阖,少阳为枢。三经者,不得相失也,搏而弗浮,命曰一阳。夫外者为阳,内者为阴,然则中为阴,其冲在下,名曰太阴,太阴根起于隐白,名曰阴中之阴。太阴之后,名曰少阴,少阴根起于涌泉,名曰阴中之少阴。少阴之前,名曰厥阴,厥阴根起于大敦,阴之绝阳,名曰阴之绝阴。是故三阴之离合也,太阴为开,厥阴为阖,少阴为枢。三经者,不得相失也,搏而弗沉,名曰一阴。"①

故三阴三阳之气皆从地而出,由下而上,未出地者,命曰阴处,名曰阴中之阴;则出地者,名曰阴中之阳。是阴阳六气从足而上合于手者也。仲祖撰《伤寒》止论太阳

①【注文浅释】

《素问·阴阳离合论》说明阳经所以别为太阳、阳明、少阴,是根据该经所在的部位而定的:部位在少阴之上的称为太阳;部位在太阴之前的称为阳明;部位在厥阴之表的称为少阳。阴经所以别为太阴、少阴、厥阴,亦是根据该经在部位而定的:部位在冲脉之上的称为太阴;部位在太阴之后的称为少阴,部位在少阴之前的称为厥阴。

因《素问·阴阳离合论》原文中涉及多个概念,除三阴三阳外,还有广明、太冲、中身、地、前、后、上、下等多方位概念。对此段原文,古今有许多不同的见解。张维波等人认为:三阴三阳的位置是以观察者即"圣人"自身的角度来确定的,有南面而立和仰卧朝上两种姿势,根据经脉的循行位置可理解《素问·阴阳离合论》对三阴三阳位置的描述;并通过建立准极坐标系及由半笛卡尔坐标

系和半极坐标系构成的"圣人坐标系",对三阴三阳的位置进行数学描述,较全面准确地解释了广明、太冲、中身、地、前、后、上、下等位置概念,可作参考。

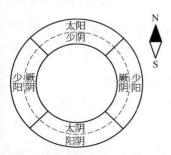

图1　观察者南面而立时,足六经在人体躯干分布示意图(俯视图)

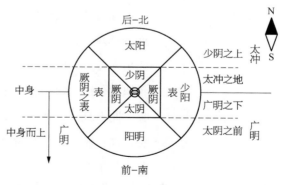

图2　圣人南面而立时,三阴三阳位置示意图的俯视图及仰卧时的内视位置

(摘自《〈黄帝内经〉三阴三阳概念的空间解析》,作者张维波)

之为病,曰"脉浮",曰"头项强痛",此首明太阳之气有通体、有分部也;至于阳明之为病,曰"胃家实",谓阳明主燥热之气也;少阳之为病,曰"口苦,咽干,目眩",谓少阳主相火之气也;太阴之为病,曰"腹满而吐",谓太阴主湿土之气也;少阴之为病,曰"脉微细,但欲寐",谓少阴有标本寒热之气化也;厥阴之为病,曰"消渴,气上撞心,心中疼热",谓厥阴从中见少阳之火化也。此皆论六气之化本于司天在泉、五运六气之旨,未尝论及手足之经脉,即《热病论》论伤寒之在足经者,以阴阳六气本于地之所生,皆循足而上也。《灵枢经》云"其有躁者在手",言阴中之动象也。又云:"六腑皆出于足之三阳,上合于手者也。"①

太阳之环绕、出入、部署与卫气相合,盖太阳主表,卫行脉外,其义一也。

太阳之气运行于通体之肤表,主周身八万四千毛窍而环绕于外;又出则外行肌表,入则内归中土,常从胸膈以出入;又上行头项中,抵腰脊,循尾闾,下入膀胱,散胞中,为经脉循行之部署。其卫气之行,行于脉外充遍周身,一如太阳之通体运行而环绕于外矣;昼行阳二十五度,夜行阴二十五度,一如太阳之外行肌表,内入地中而为出入矣;一日一夜大会于风府,循膂而下注于伏冲,出于缺盆,一如太阳经脉之上行头项,下挟膀胱而为部署矣。此人身经气循行,《灵》《素》《本论》互为发明,先圣后贤理同一辙,若只知荣行脉中,卫行脉外,只知太阳属膀胱而行于头项,胶柱以鼓瑟,未许论《伤寒》②。

天之六气为本而在上,人身之三阴三阳为标而上奉之,所谓天有此六气,人亦有此六气也。

《天元纪大论》云:"寒暑燥湿风火,天之阴阳也,三阴三阳上奉之;木火土金水火,地之阴阳也,生长化收藏下应之。"六气主司天而在外，五行主五运之在中，"周天气者，六期为一备，终地纪者，五岁为一周"。"太阳之上，寒气治之，中见少阴；阳明之上，燥气治之，中见太阴；少阳之上，火气治之，中见厥阴；太阴之上，湿气治之，中见阳明；少阴之上，热气治之，中见太阳；厥阴之上，风气治之，中见少阳。寒暑燥湿风火，所谓本也。本之下，中之见也，见之下，气之标也。""少阳太阴从本，少阴太阳从本从标，阳明厥阴不从标本，从乎中也。故从本者化生于本，从标本者有标本之化，从中者以中气为化也。""根于外者命曰气立，根于中者名曰神机。""出入废则神机化灭，升降息则气立孤危。"盖少阴主出入，太阳主升降，少阴、太阳标本相合，故太阳经中有少阴，少阴经中有太阳，从本、从标故太阳有附子证，少阴有急下证，是以太阳、少阴有标本水火之分，阳明、太阴有天地土金之分，少阳、厥阴有风火寒热之分，合则同归于一气。三阴三阳上奉天气在外，故病在太阳而六期环转，三阴主五运而在太阴之地中，故少阴之神机从中土以出入①。所谓六经伤寒者，病在六气而见于脉，不入于经俞，有从气分而入于经者，什止二三，此《伤寒》之大关目，学者所当体认者也。

伤寒六气会通论略

《经》云："阴阳者，有名而无形。"是以三阴三阳有出、有入、有合、有离，不知阴阳之经常变易，不可与论《伤寒》矣。夫三阳在外，太阳主天气而常行于地中，阳明主阖而居中土，少阳主枢而内行于三焦，此三阳在内而内有阴阳也。三阴在内，太阴为开而主皮肤之肉理，少阴主枢而外浮于肤表，厥阴为阴中之少阳而通会于肌腠，此三阴在外

① 【医理探微】
张氏运用"标本中气"解释太阳有附子证，少阴有急下证。少阴本热而标寒，太阳本寒而标热，标本异气，既可从标而化，亦可从本而化。太阳从本而化，故可见附子证；少阴从标而化，故有少阴三急下之证。这有助于灵活掌握六经辨证的精神实质。

①【注文浅释】

此论为六经的"开阖枢"理论。《素问·阴阳离合论》云:"帝曰:愿闻三阴三阳之离合也……是故三阳之离合也,太阳为开,阳明为阖,少阳为枢……是故三阴之离合也,太阳为开,厥阴为阖,少阴为枢。"开阖枢理论主要说明阴阳二气在体内聚散离合的基本规律。

②【注文浅释】

《素问·阴阳应象大论》云:"积阳为天,积阴为地。"阳气在上,阴气在下,但阴阳之气又要周布全身,阴阳二气必须要有"开阖枢"的不同运行,才能有阴阳的交会,达到阴阳和谐。阳气必须要下入于里,不能全浮于上;阴气必须要升达于上,而不能全沉于下,故云"搏而弗浮,命曰一阳"者,太阳也;"搏而弗沉,名曰一阴"者,少阴也。此先天之阴阳也。

而外有阴阳也①。夫太阳主司天在泉,运行于六气之外,而三阴三阳上奉之,故病在太阳,六气相传,七日来复,病气仍在太阳之高而止头痛,此太阳合三阴三阳之在外也。夫天气运行于地之外,地居于天之中,大气举之,无所凭依而天气又常行于地中,是以有先发汗而复下之,有先下之而复发汗,此病气随天气之有入有出也。故有病三阴三阳之气在外,而见寒热燥湿之在内者,此五运六气之相通也。夫三阴乃五脏五行之气应五运之在中,而病在太阴,有可发汗之桂枝汤证;病在少阴,有在表之麻黄附子细辛汤证,有在外之麻黄附子甘草汤证;病在厥阴,有先厥后发热之外证,此三阴主内而气通于外也。夫"搏而弗浮,命曰一阳"者,太阳也;"搏而弗沉,名曰一阴"者,少阴也,此先天之阴阳也②。太阳主天,运行于六气之外;太阴生地,主五运之在中,此后天之阴阳也。故曰:"少阳属肾,肾上连肺,故将两脏。"肾上连肺者,天一之水也;少阳属肾者,地二之火也。盖太极判而生两仪,故人之成形,先生两肾,水中之天,太阳之气也。太阳病见皮毛肺主之喘证,故用利肺气之杏子,清肺气之黄芩;少阴病有咽痛不差、胸满、心烦之肺证,故用达表之猪肤,利肺之桔梗,此太阳太阴少阴太阴之相合也。"太阳病,初服桂枝汤,反烦不解,先刺风池、风府",此太阳与少阳之合于外也。"太阳与少阳合病,自下利者,与黄芩汤",此太阳与少阳之合于内也。"服桂枝汤,大汗出,大烦渴不解,脉洪大者",此太阳与阳明之合于外也。"伤寒无大热,口燥渴,心烦,背微恶寒者",此太阳与阳明之合于内也。"太阳病十日已去,脉浮细而嗜卧者,外已解也","脏结无阳证,不往来寒热者,不可攻也","病发于阴而反下之,因作痞",此少阴主神机出入,太阳与少阴之合于外也。"脉浮而紧而复下之,紧反入里则作痞","小结胸病,正在心下,按之则痛","但满而不痛者,此为痞,柴胡不中与之,宜半夏泻心汤",此太阳与少阴之合于内也。"少阴病,始得之,反发热,脉沉",此少阴与太阳之合于外也。"少阴病八九日,一身手足尽热者,以热在膀胱,必便血",此少阴与太阳之合于内也。"太阳病,头痛,至七日以上自愈者",太阳合六气于外也。太阳病,有"咽中干,烦躁,吐逆"之甘草干姜汤证、芍药甘草汤证、调胃承气汤证,有"默默不欲食,心烦,喜呕,或渴,或咳"之小柴胡汤证,此太阳之气入于地中,与五脏三阴之气合于内也。夫在地为水,在天为寒,太阳主司天在泉而寒水主气,故有小青龙寒水之证,此因标而病本也。水天之气上下环转,故病则有水结在胸胁之大陷胸汤证,盖膀胱之津水随太阳之气运行于肤表,出入于胸膈者也。《经》云:"两阳合明,故曰阳明。"又曰:"两火合并,故为阳明。"①夫胃居中土,胃乃柔和之气,阳明乃燥金之气,而又有悍热之气别走阳明,故病悍热之气者,宜下,宜急下。病阳明之燥气者,又当审胃气之虚实,在可下、不可下之间,此病阳明之在内也。"阳明病,可发汗,宜桂枝汤","阳明病,发汗则愈,宜麻黄汤",此病阳明之在外也。夫阳明、太阴阴阳相合,故阳明病有"系在太阴"者,有阳与阴绝,"胃气生热"者,以阳明从中见太阴之气化也。太阴病有不得阳热之化而"脏有寒"者,有"胃气弱,当行大黄芍药宜减之"者,此太阴阳明互为中见之气化也。少阳之上,相火主之,故病则"口苦,咽干,目眩",与厥阴风木相为表里,故"少阳中风,两耳无所闻"也。夫两阴交尽是为厥阴,阴之极也,阴极而一阳复生,故厥阴不从标本,从中见少阳之火化,故病在厥阴,有寒、有热、有气、有血、有死、有生,此六气会通之大略也。故

①【注文浅释】
"两阳合明,故曰阳明",出自《素问·至真要大论》:"帝曰:阳明何谓也?岐伯曰:两阳合明也。"
"两火合并,故为阳明",出自《灵枢·阴阳系日月》:"丙主左手之阳明,丁主右手之阳明。此两火并合,故为阳明。"

病在外有随气而入于内者，入于内有随气而复出于外者。夫天地之气，高下相召，升降相因，病则有不交之痞证矣，有交通不表之逆证矣。夫水火之气上下相济，病则有不通之关格矣，有寒气水邪之奔逆矣，有君火在上之热病矣，有阴寒在下之厥冷矣。夫胃合海水中气，应潮汐之消长，病则随潮而发热矣。人之经脉，应经水之流行，病则留滞而为脓为血矣。是以圣人顺天之道，法地之理，察升降出入，审气运周旋，寒者热之，热者寒之，抑者散之，燥者润之，衰者补之，强者泻之，分立汗、下、和解之方，配合补正却邪之品，其中有补泻、寒热并用之妙，此承统伊黄之学脉，以补《内经》之未尽，故学者当体认先圣之深心，参合《灵枢》《素问》，融会贯通，庶不致糟粕相承而无五过四失之罪业矣。夫先天之气本于少阴，后天之气本于阳明，阳明、少阴互相资生，如病在三阴生气将绝而胃气尚在者，犹可冀其回生，故治伤寒者，当以胃气为本也。